赵莉娟临床经验集

主编　赵莉娟　陈筱云

编委（以姓氏笔画为序）

田望旺　孙　茹　张志俊

徐晶晶　路燕琴

科学出版社

北京

内 容 简 介

本书为山西省名中医赵莉娟教授学术思想与临床经验的汇集之作。全书分为上篇和下篇两部分，上篇为赵教授从医经历、学术思想及学术成果；下篇为临证特色，主要介绍了赵教授对糖尿病及其并发症、内分泌及呼吸系统方面疑难杂症的诊治思路，并精选了部分医案，同时对经典方剂应用提出了独到见解。书中理论与实践结合，经方与时方互参，辨证与辨病相合，中西医理论互为印证，既有对现代医学的吸收与借鉴，也有对中医文化的继承与发展，更有对具体用药的发挥，具有很好的学习和参考价值。

本书可供中医临床工作者、中医院校学生阅读，也可供中医爱好者参考。

图书在版编目（CIP）数据

赵莉娟临证经验集 / 赵莉娟，陈筱云主编. —北京：科学出版社，2023.10
ISBN　978-7-03-076430-0

Ⅰ.①赵…　Ⅱ.①赵…②陈…　Ⅲ.①中医临床-经验-中国-现代　Ⅳ.①R249.7

中国国家版本馆 CIP 数据核字（2023）第 183211 号

责任编辑：刘　亚 / 责任校对：刘　芳
责任印制：徐晓晨 / 封面设计：陈　敬

科学出版社 出版
北京东黄城根北街 16 号
邮政编码：100717
http://www.sciencep.com
北京市金木堂数码科技有限公司印刷
科学出版社发行　各地新华书店经销
*
2023 年 10 月第　一　版　　开本：787×1092　1/16
2024 年 8 月第二次印刷　　印张：9 1/4
字数：210 000
定价：68.00 元
（如有印装质量问题，我社负责调换）

前　言

　　赵莉娟，山西省名中医，山西中医药大学附属医院内分泌科原主任，三级教授，主任医师。从事中医药工作四十余载，先后跟随周玉萍、林兰、李国勤、张华荣等中医大家学习中医经典理论及临床诊治思路，积累了丰富的临床实践经验，尤擅长治疗代谢功能紊乱、内分泌失调及过敏性疾病等疑难杂病。其在消渴病诊治方面研究颇深，提出脾虚是胰岛素抵抗之本，痰湿瘀阻是胰岛素抵抗不愈之症结，血瘀是糖尿病血管病并发症关键所在，并创制益气保津汤、化浊消糖饮等消渴病专用方，临床疗效显著。

　　在担任内分泌科主任期间，赵教授带领其团队取得了显著的成就，推动了科室的壮大发展，拓展了患者来源，并获得了省部级及国家级的重点专科认证。

　　本书主要根据赵莉娟教授临床经验及临证医案，由赵教授和同事、弟子共同编撰成册。在整理过程中，承蒙山西省中医药管理局、山西中医药大学附属医院、山西中医药大学等领导关怀以及陈筱云教授、彭宝虹教授、李晶教授等同志曾给予协助及提供宝贵意见，在此表示由衷感谢。

　　由于编者经验和水平有限，不足之处请读者批评指正。

赵莉娟名中医工作室

2023 年 8 月

目　　录

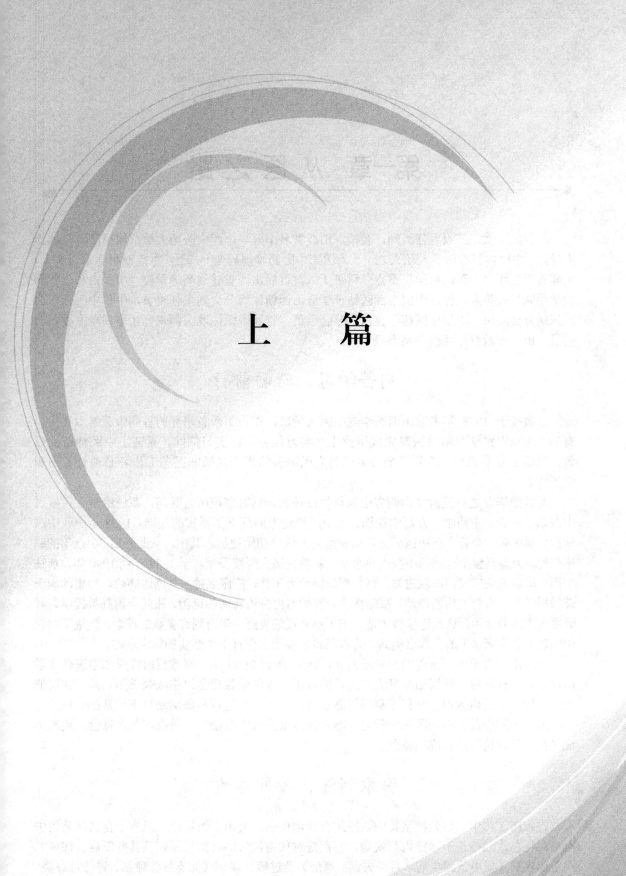

上　篇

第一章 从医之路

赵莉娟，女，三级主任医师，教授，山西省名中医，山西中医药大学附属医院首位硕士生导师、中医内科教研室创始人之一。为国家中医药管理局"十二五"重点专科学术带头人，山西省卫生厅"中医内科学"重点学科带头人，首届山西省普通高等学校"中医内科学优秀教学团队"带头人。曾任中国中西医结合学会山西糖尿病分会副主任委员，中华中医药学会糖尿病分会委员，中华中医药学会内科分会委员，首届中医住院医师规范化培训专家委员会委员，山西省教育厅党组联系高级专家。

刻苦学习，砥砺前行

赵教授于 1978 年考取山西医学院中医大学班，作为山西省培养的首届中医学本科生，有幸在南京中医学院附属医院完成毕业生产实习任务。在实习期间，见证了中医神奇的疗效，巩固了专业思想，培养了全心全意为人民服务的崇高品德和医务工作者必须具备的职业素养。

赵教授毕业之后就前往山西省中药材学校任教，同时兼校医。其间，系统给学生讲授过中医基础理论、中药学、方剂学课程，在中医理论方面打下了坚实的基础。1988 年山西中医学院附属医院（今称山西中医药大学附属医院）成立初始便加入其中，从此开启 30 余年的临床生涯。为提高整个医院的中医内科水平，赵教授接受医院委派，于 1989 年到 1990 年，前往中国中医研究院广安门医院进修，赵教授积极努力工作，广跟名师，其间跟随德高望重的周玉萍教授学习心血管疾病的诊治，跟随林兰教授学习内分泌疾病的诊治，跟随李国勤教授学习呼吸系统疾病的诊治，这次进修极大地开拓了赵教授的视野，学习到许多新的理念，促进了自己中医理论和临床水平的大幅度提高，为自己将来参加工作打下了坚实的临床基础。

作为山西省卫生厅培养的跨世纪人才，1999 年到 2000 年，赵教授前往成都中医药大学附属医院进行研修，除跟随医学大家王再谟教授、张华荣教授学习临床医学知识外，在研修期间还树立了科研意识，掌握了科研思路及方法，为日后进行科研活动打下了基础。

通过不同阶段、不同区域的学习，赵教授博采众长汲取精华，吸收南北之特色，逐渐形成了自己的理论观点和临床特色。

医术精湛，履职尽责

在临床工作中，赵教授坚持中西医结合诊治疾病，突出中医特色，形成了自己显著的中医专科特色，尤擅长于治疗内科疾病，特别是对代谢性疾病（如糖尿病及其并发症，痛风）、内分泌疾病（如甲状腺疾病，月经失调，痤疮）及过敏性疾病（如支气管哮喘、过敏性鼻炎，过敏性咽炎，过敏性肠炎）的治疗，积累了丰富的临床经验，收到了良好的疗效，并受到了患者、家属和社会的一致赞许。

赵教授长期担任医院呼吸内分泌科主任，在担任科主任期间，以患者为中心，以提高临床疗效为工作目标，重视团队建设，力求打造一支业务全面、工作热情、患者至上、疗效显著的优质团队。在作风上，赵教授遵章守纪、团结同事、务真求实、乐观上进，始终保持严谨认真的工作态度和一丝不苟的工作作风；在生活中，赵教授发扬艰苦朴素、勤俭耐劳、乐于助人、严于律己的优良传统，始终以高标准严格要求自己，起到了积极的模范带头作用；在工作中，她带领科室制定了优势病种的诊疗方案，完善了重点病种的中医临床路径，建立了中医治疗优势病种的疗效评价体系，显著提升了科室中医药防治疾病的整体技术水平和综合服务能力，从而使科室获得山西省卫生厅重点专科、国家中医药管理局"十二五"重点专科的荣誉称号。

"医患沟通"是全新的服务模式和思维模式，即将"以医疗为中心"的服务模式逐渐转变为"以患者为中心"的服务模式，在为患者治疗过程中，医患沟通是构建和谐医患关系的第一步。赵教授在医疗工作中，特别重视和尊重患者的"知情权、选择权、隐私权"，因此和患者建立了良好的医患关系。赵教授根据自己对"医患沟通"的体会和经验，参编了中国中医药出版社出版的普通高等教育"十一五"国家级规划教材《临床接诊与医患沟通技能实训》。

赵教授出色的工作能力和精湛的医术获得了许多同行的认可，于 2013 年获山西省卫生厅中医药"中医内科学"重点学科带头人荣誉称号，并获山西省教科文卫体工会颁发的山西省教科文卫体系杰出知识女性奖，2017 年 8 月被山西省人力资源和社会保障厅及山西省卫生和计划生育委员会授予第二批山西省名中医称号。

传道授业，教书育人

教学方面，赵教授担任着山西中医药大学中医临床学院中医内科教研室主任职位，多次给本科生系统地讲授了中医内科学、中西医结合内科学、中医急诊学等课程，获得学生的一致认可，并得到教学专家们的充分肯定。赵教授说，要当一名合格的人民教师，需要具有广博扎实的专业知识，在专业知识方面要做到"教一知十"、"教一知百"，另外，医学专业具有很强的实践性，中医内科学作为临床第一课，对培养学生医者思维至关重要。因此，在教学工作中，要不断探索新的教学模式，以提高中医临床大学生的思维能力、辨证能力、临床动手能力和分析问题、解决问题的能力。除此之外，赵教授也特别强调优秀的综合素质和高尚的医德医品在中医学生成长为中医医者过程中的重要作用，为此，赵教授在教学过程中注重培育学生良好的职业道德，既教学育人，又言传身教，以模范行为影响学生，进而对学生形成正确的人生观、价值观、世界观产生积极的促进作用。

在规培基地建立后，赵教授担任本院规培基地中医总带教，参加了成都、北京、上海等地组织的规范化培训，并于 2016 年 12 月作为首届中医住院医师规范化培训专家委员会委员去上海中医药大学附属龙华医院、浙江省中医院、杭州市中医院检查规培基地建设情况。赵教授于 2003 年获山西省普通高校师德师风建设先进个人称号，2004 年被评为山西省先进女教职工，2009 年担任山西省教育厅党组联系高级专家。

重视科研，不断进取

科研是先导，借助科研提高医疗技术水平和医疗质量，借助科研提高教学水平，科研是培养医学人才、促进医学发展的重要手段。赵教授十分重视科研，善于营造学术氛围，她告诫大家，科室人员养成严谨务实的科研作风，不但可以巩固已有的医学基础知识，还能总结临床实践经验，掌握和跟踪国际、国内最新医学发展动态和趋势，扩大知识范围，活跃思维方式。因此，她带领大家完成多项省部级科研项目，为形成科室的专科特色道路奠定了基础。

在教学工作中，赵教授带头进行课堂教学改革，潜心研究教材教法，探索新的教学模式。她认为中医经典是中医发展的源泉，中医理论是临床和创新的基础，善于汲取各家之精华，专心理论与临床的研究。在诊疗过程中，赵教授遵循师古而不拘泥于古、辨病与辨证相结合的原则，遵循"拓展中医临床辨治和临证诊疗方案"的思路，重中不忘西，以独特的思路治疗了不少疑难杂病。相关课题分别于 2005 年和 2010 年被山西省人民政府授予教学成果二等奖和三等奖，其具体做法也得到全国同类中医院校附属医院的借鉴和推广，为此，学校中医内科学课程被山西省教育厅评为首批山西省精品课程，赵教授成为首届山西省普通高等学校优秀教学团队"中医内科学"带头人。

工作以来，赵教授发表论文 30 余篇，主持省级课题 7 项，参与国家级课题 2 项，参与编写了国家级"十一五"、"十二五"、"十三五"高等中医院校规划教材 9 部，在全国中医药院校临床专业案例式教材《中医内科学》中担任副主编。其中参编的《中医内科学》（新世纪第四版）荣获首届全国教材建设奖全国优秀教材（高等教育类）特等奖。

医德高尚，勇于奉献

"医德高尚"、"医风良好"是患者对赵教授的评价。在她的带领下，科室制订了《医德规范及实施细则》，牢固树立服务意识，强调"有钱没钱，救命第一"的以人为本的理念。在工作中，合理用药，合理检查，减轻患者的负担，做到廉洁行医，让患者放心。

从"非典"到"甲流"，面对每一次"传染病"的突然袭击，作为呼吸内科主任，赵教授都不顾个人安危，勇往直前，总是冲锋在抗击疫情的第一线。2003 年 4 月，在"非典"病毒最为猖獗的时候，赵教授作为医院专家组成员，时刻坚守岗位，每当全封闭发热门诊遇到疑难病例时，赵教授总是以最快的速度出现在全封闭的发热门诊，对每一个疑似患者都认真对待、仔细询问、严格鉴别、妥善处置，圆满完成了上级要求的"无漏诊"、"无漏报"、"无迟报"和医护人员"零感染"的任务，赵教授也因此荣获了山西省卫生厅抗"非典"二等功。

第二章　学术思想及学术成果

第一节　学术思想

一、立足经典，守正创新

中医文化是中华文化的重要组成部分，来源于中国古代哲学，在实践中积累了丰富的临床经验，使其脱离于哲学，成为一门具有实践意义的学科。中医经典是中国古代哲学与社会医疗实践相结合的产物，凝聚了中华民族数千年的文化底蕴和医疗实践经验，是全人类不可多得的文化宝库。

赵教授认为中医经典是现代中医发展的动力和源泉，取之不尽、用之不竭，因此，传承好、发展好中医经典是每个中医人的使命和任务。立足经典，要做好以下几方面：一是要熟读经典、理解经典；二是要合理运用经典，遵古而不拘于古；三是要回归经典，大道至简。

熟读经典、理解经典为第一重境界，只有将经典内藏于心才有将其内化于心的可能。经典注解甚多，既要通读记忆原文，也要吸收各家对经典的注释，多方参考，合理归纳，理性对待。

合理运用经典，遵古而不拘于古是第二重境界，运用经典时既要遵循古意，严格按照相关症候、药物比例立法选方，但是由于环境、饮食等各方面因素的变化，又必须根据变化做出相应的调整；同时，现代药理对中药进行了更深层次的分析，为选药提供了一种现代化的全新思路，若是一味只沉迷于对具体药物的研究而失去对经典立法选方用药选择的把握，就会本末倒置，阻碍中医自身的发展。

回归经典、大道至简是第三重境界，运用经典的过程是发现问题、解决问题的过程，如果不能掌握经典的核心内涵，仅停留于对经典症候、方药的继承，在具体运用经典过程中，难免会出现"因时因势"变化的现象，进而产生弱化经典，甚至弃用经典的现象，因此，回归经典重在回归经典的"未病先防，既病防变"的治未病思想；以及相应的核心"治法"、"用药思路"、配伍比例等方面的内在核心要素，如果掌握经典的"核心内涵"，那么用方才能收缩自如、四两拨千斤；用药才能如鱼得水，不拘一格；配伍才能千变万化，环环相扣。

创新是立足经典基础上的发展，中医要发展，必须要与时俱进，因时而变。中医创新是多方面的，多层次的，多角度的。目前中医创新过于局限，仅停留在药物分析、数据挖掘等简单的机械化的研究当中，相关临床研究也缺乏推广价值，虽然从横向上细化了中医的分类，规范了中医的标准，拓宽了中医的视野，推动并加速了中医走向世界的步伐，但是在纵向上却只停留在微观研究方面，难以在中医思想理论方面推动中医沿着传统发展轨迹持续前进，因此，在中医思维的中医理论创新方面，我们基本属于停滞不前状态。推动中医思维及思想理论的发展是继承古代中医经典的必由之路，只有不断丰富中医基于古代经典的相关学术思想，才能保证中医从根本上不中断。只有推动广大中医传承人从根本上认可中医理论体系，认可中医经典，才能保证中医文化守正创新，不会人为导致中医文化的消亡。

二、辨识体质，顾护脾胃

体质是由先天遗传和后天获得所形成的，人类个体在形态结构和功能活动方面所固有的、相对稳定的特性，与心理、性格密切相关。个体体质的不同，表现为在生理状态下对外界刺激的反应和适应上的某些差异性，以及发病过程中对某些致病因子的易感性和疾病发展的倾向性。所以，对体质的研究有助于分析疾病的发生和演变，为诊断和治疗疾病提供依据。

中医认为体质就是机体由于脏腑、经络、气血、阴阳等的盛衰偏颇而形成的素质特征。身体的素质特征是复杂的，根据脏腑气血阴阳的功能状态以及邪气的有无，体质可以分为正常体质与异常体质两大类。异常体质又可按邪正盛衰分为虚性体质、实性体质和复合性体质三类。王琦院士将体质分为平和质、气虚质、阳虚质、阴虚质、痰湿质、湿热质、血瘀质、气郁质、特禀质共九大类，全国名中医李乾构教授认为加入"血虚质"这一体质则更加全面。

赵教授认为体质学说为中医辨病辨证论治提供了一种更多的参考，体质学说相比中医辨病辨证，更强调"人"本身在疾病中所扮演的角色，体质在很大程度上决定疾病的最终发展方向以及预后情况，因此，在人本身的体质基础上进行辨病辨证可以从根本上避免在治疗上的失治。中医治病讲究"急则治其标，缓则治其本"，当急症发作时，其所处的病证阶段可能与体质及疾病的表现大相径庭，此时，更应重视体质对人体的整体作用，在采取治疗措施时既要重视急症所带来的风险，也要考虑过度关注急症措施对体质的影响，切不可因重视眼前而忽视疾病的预后发展，也不能过于保守而耽误最佳的治疗时机。因此，在具体治疗过程中，要权衡利弊，合理选择，以人为本，争取治疗效果的"最大公约数"。

《素问·经脉别论》曰："脾胃为后天之本。"又曰："饮入于胃，游溢精气，上输于脾。脾气散精，上归于肺，通调水道，下输膀胱。水精四布，五经并行，合于四时五脏阴阳，揆度以为常也。"以上皆说明脾胃对调节人体阴阳，维持人体正常运转具有不可替代的作用。

赵教授认为不管治疗什么病，顾护脾胃总是第一位的，脾胃盛则正气足，正气足则邪不可干。赵教授擅长治疗消渴，她认为治疗消渴从脾胃论治是关键。从病因上看，消渴多由禀赋不足，饮食失节，恣食肥甘，情志过极，房事不节，热病之后，劳欲过度等原因导致，在临床诊疗过程中发现，大多数消渴患者皆有饮食不洁，嗜食肥甘厚味病史，男性兼有大量吸烟饮酒史或者素体脾胃虚弱的病史，这说明在很大程度上脾胃功能的健全是影响消渴发生发展的重要因素。从辨证分型上看，赵教授将消渴分为阴虚燥热、气阴两虚、痰湿中阻、肝郁脾虚、脾肾阳虚、瘀血内阻、湿热中阻七型，相比较传统的分型（肺热津伤、胃热炽盛、肾虚精亏），更强调消渴临床的实际应用。虽然分型众多，但是赵教授从脾论治的基本思路始终贯穿于各个证型，如阴虚燥热证中选用麦冬、竹叶等药生津益胃；气阴两虚证中选用生脉散和四君子汤益气养阴；痰湿中阻证中选用二陈平胃散健脾化湿；肝郁脾虚证中选用白术、党参健脾益气；脾肾阳虚证中选用理中汤温阳健脾；瘀血内阻中选用当归、三七等消补并用；湿热中阻证中选用茯苓、白术等健脾祛湿。

顾护脾胃是治疗消渴的基本大法，只有促进脾胃功能的正常运转，才能为人体其他组织器官恢复正常生理功能提供动力源泉，从更合理、更持久的角度解决消渴本身所具有的特性问题。

三、中西结合，多法并用

赵教授认为中西医结合治疗是现代医学发展的趋势。作为一名中医医生，不仅要掌握最传统的中医经典和中医理论，还要掌握现代医学的全部基础知识，甚至要达到与西医同等的知识水平，只有这样才能满足现代医学发展的需求，更好地为患者服务。

赵教授擅长治疗内分泌疾病，包括糖尿病、甲状腺疾病等相关疾病。糖尿病分为1型和2型，对于1型糖尿病而言，胰岛素治疗是唯一真正有效的选择。在传统医学中，糖尿病只能根据证型分类，无法从生物学角度进行分析治疗，因此，往往不能针对微观病因进行治疗。而在现代医学的推动下，微观层面的研究为糖尿病患者提供了更精确、更有效的治疗手段，这是传统医学所无法比拟的。但是，传统医学是从宏观角度（即整体观念）通过调和人的阴阳来实现人体各功能的正常运行，这是传统医学的优势所在。同时，西医对糖尿病有更精确的诊疗手段，为诊断和治疗提供最客观的证据。西医对糖尿病的明确诊断，为中医实现病证结合论治提供了技术上的可能性，同时，西医对糖尿病整个病程的划分为中医实现"未病先防，既病防变"提供了一定的理论基础。

实现中西医结合治疗的关键在于中医和西医各自发挥自身的优势，通过联合治疗从多方面、多层次干预疾病，进而达到治疗疾病的目的。

治疗思路多角度，治疗方法多层次，治疗手段多样化是赵教授经常强调的治疗原则。在治疗疾病过程中，既要遵循经验，又要敢于打破经验思维，在方药多次不能取效的前提下，及时调整治疗思路，摸索出一条适合患者的治疗思路。要勇于提出新观点、新思路，更要积极实践新观点、新思路，通过实践将新观点、新思路总结成行之有效的治疗方法。联合治疗是现代医学发展的新思路，西医与西医的联合治疗，中医与中医的联合治疗，中医和西医的联合治疗，以及相关辅助手段的联合治疗，为多法并用创造了条件。在治疗方法多样化的情况下，选择合理的、科学的联合治疗方法至关重要，因此，通过精细化排列组合治疗方法，为患者提供更精细化的治疗方案。目前而言，西医与西医的联合治疗相对成熟，但是中医与中医的联合治疗、中医和西医的联合治疗尚不成熟，比如在什么情况下可以针药联合治疗，在什么情况下可以药灸结合，什么情况下要禁用针灸，还需完善。联合治疗并不是采取粗犷的方式不加分析就全部运用在患者身上。

中西医结合是我国独有的医疗模式，其发展壮大将为推动中医走向世界提供契机，同时全方面探索中西医结合的新模式、新思路将极大推动现代医学的进步发展，可为广大患者提供更优、更多样化的治疗方案。

第二节 学术成果

一、对糖尿病的认识及辨治经验

糖尿病的发生往往与胰岛素抵抗有密切的关系。赵教授认为，本病的发生，可以是脾气虚弱或脾阳不足，脾虚不能正常运化水谷，精微则无以生，生化之源因而不足。本病可以由脾运化水液功能失常，水液不能布散而停滞体内，产生湿、痰、饮等病理产物，而痰湿阻于血脉，血流不畅，易形成瘀血，日久痰瘀互结，水谷精微更难于输布，反随浊气下流而导致。

在治疗上，可以分期治疗，早期一般无临床症状或症状轻微，多于体检时发现，此时应注重生活方式调节。中期主要病机特点为脾失健运，痰气郁结，肝脾不调，故治疗上以健脾疏肝、理气化痰为法。晚期脏腑功能由盛转虚，此时主要病机为脾肾阳虚、肝肾阴虚、肝脾肾三脏失调，累及心肺，气血阴阳失衡，痰浊瘀阻日甚，终致损及脉道，出现血管病变，如冠心病、脑血管病及肾脏疾患。治以补肾健脾、补气养血、滋补肝肾、阴阳双补。

赵教授在对糖尿病的中医治疗中，突破传统的"三消"辨证，认为脾虚是胰岛素抵抗之本，痰湿瘀阻是胰岛素抵抗不愈之症结，重视血瘀与糖尿病血管病并发症的相关理论学说，强调人体是"气常不足，血常有瘀，消渴之人尤甚"，消渴无论阴虚燥热，气阴两虚，抑或阴阳两虚皆兼血瘀。加之消渴病程日久，所谓"百病皆生于瘀"、"久病入络为瘀"、"怪病多瘀"，临证所见，多数患者表现为舌质淡黯和黯红，舌下静脉青紫怒张、指甲色泽紫黯、肌肤甲错、肢体或麻木或疼痛等瘀血征象。而瘀血作为致病因素，阻滞气机，津液不布，加重病情，导致变证百出。但是，临床上不应该在变证出现时才使用活血化瘀药物，而应根据糖尿病多瘀、必瘀之特点将活血化瘀贯穿病程的始终，具体治疗要遵守"气以通为补，血以和为贵"的传统观点，不要滥用破血攻气药，通瘀不应伤正，即"消而勿伐"。

糖尿病的并发症是导致患者生活质量下降及致残致死的原因，控制并发症的发生发展是中医的优势。赵莉娟教授在糖尿病合并下肢动脉硬化性闭塞症、糖尿病合并神经病变、糖尿病合并骨质疏松、糖尿病合并便秘等方面有自己独特的治疗方法，并带领研究生进行相关研究，如糖骨康胶囊治疗糖尿病合并骨质疏松；糖痛方治疗糖尿病性周围神经病变；兰术胶囊治疗糖尿病胰岛素抵抗；通痹方治疗糖尿病下肢动脉硬化症；祛脂毒茶治疗代谢性肥胖等。

糖尿病便秘发生在糖尿病基础上，赵莉娟教授认为糖尿病便秘的病机以气阴两虚为本，以燥热气滞血瘀为标，病位在大肠，与肺、脾、胃、肾密切相关。燥热内结，津伤液耗，使肠失濡润，大便干结难解；气机郁滞，郁而化火，火盛伤津，肠道干涩而大便难解；消渴日久，气阴耗伤，气虚则大肠传导无力，阴虚则无水行舟，大便留滞肠中而成便秘；久病多瘀，经络阻滞，脏腑失养，气机不畅，津液不行而发生便秘；脾虚失运，气血津液运化失常，血液津液亏虚则肠道干涸，气虚则大肠传导无力，最终发为便秘。故治疗上需同时兼顾益气养阴、疏肝健脾、清热通腑，佐以润肠通便，达到标本同治的效果，另外，考虑到久病多瘀的疾病发展特点，选用一些活血药物，既能缓解已有的血瘀表现，又能起到预防作用，亦体现了"先安未受邪之地"的学术思想。

二、对妇科疾病的认识及辨治经验

中医理论认为，在生理上，水血本同源，相济并倚行。在病理上，"血不利则为水"，这种证候反映的是血滞水停证，其证候本质是血气与水气的失和。赵莉娟教授认为妇女由于月经、妊娠、产育、哺乳等生理特点，需时时得血以柔养，若肝血不足，失之柔养，则肝郁不疏，气滞血瘀；肝郁乘脾，脾气虚弱，水湿不运，湿聚成痰。痰湿属阴，重着黏滞，影响血之畅行，可加重血瘀，瘀阻于冲任，则引发妇女月经不调，而且"瘀血形成不单有血液循环的障碍，同时也有水液代谢的障碍"，这些研究进一步说明血和水在病理上具有"瘀阻则水停，水蓄则血凝"的关系，所以在妇科疾病治疗上，从活血与利水的关系着手，活血促利水，利水促活血，以当归芍药散肝脾两调，血水同治。可在原方基础上加泽兰辛散温通，活血祛瘀利水；枳实化痰散痞，破气散结；莪术、生蒲黄、五灵脂、延胡索等活血化瘀止痛；加川牛膝既有补肝肾的作用，又有活血祛瘀散结之功，且能引诸药下行。

三、对多囊卵巢综合征的认识及辨治经验

多囊卵巢综合征是生殖功能障碍同时伴有糖代谢异常的一种内分泌紊乱综合征，其往往同时存在着胰岛素抵抗。

胰岛素是体内胰岛 B 细胞所分泌的正常生理激素，从中医角度，赵莉娟教授认为胰岛素是人体的"血气"，胰岛素抵抗的病理过程即为"化失其正，则脏腑病，津液败，而血气即成痰涎"的形成过程。对胰岛素抵抗患者来说，食欲旺盛，并不表示脾胃功能正常，相反则是处于"胃强脾弱"的一种病理状态。胃纳过旺，势必加重脾运负担，久则脾运不及，易积湿生痰，痰湿蕴热，复困脾胃，二者之间恶性循环，导致人体脂质代谢紊乱。加之很多多囊卵巢综合征患者平日过食肥甘厚味，而且多半缺乏运动，导致摄入能量过多而消耗过少，影响了脾胃的运化功能，水液在体内运行不畅，停滞而成痰湿。脾胃中焦为经血化生之源，且脾统血，如果脾虚，则经血化生乏源，血脉失充而不利，故血虚亦可致血瘀。若脾气虚甚至脾阳虚，阳虚寒凝，致血行不畅，进而形成血瘀。若脾虚而生痰湿，则痰湿阻络，使血液运行不畅，也会加重血瘀。一旦瘀阻胞宫，便会使妇女的月经和生育功能失调。

所以，多囊卵巢综合征在临床上可表现出肥胖，部分患者面有痤疮或有皮肤溢脂现象，还有体毛增粗增多，月经后期，经血色黯等征象。我们认为这些症状的出现与肝、脾、肾三脏失调有关，存在着气滞、血瘀、痰湿内阻。基于上述认识，本病在辨证论治时注意健脾祛湿，化痰消瘀，依此辨证形成的自拟"化痰消瘀汤"，将活血与化痰之法最大限度地发挥。

四、对过敏性鼻炎的认识及辨治经验

过敏性鼻炎是最常见的呼吸道过敏性疾病，可季节性发作，也可常年发作，或在气候突变和异气、异物刺激时阵发性发作。过敏性鼻炎属于中医"鼻鼽"的范畴，赵莉娟教授认为过敏性鼻炎的基本病机为脾肺气虚，痰瘀阻滞鼻络，治疗多采用肺脾同治，兼散风、通窍、止涕、活血等方法，取得了较好疗效。赵莉娟教授认为，脾虚必导致肺虚，因为脾与肺为母子关系，母子相生，脾气虚弱，土不生金，可演变成肺气虚弱，致肺脾精气俱虚，肺失宣降，脾失健运的病理变化。故临床中不必将肺气虚和脾气虚严格区分，应当脾肺同治，常用药物有生黄芪、黄精、太子参、百合、细辛、白芷、辛夷等。

过敏性鼻炎部分患者与气滞血瘀、痰瘀互结等有关，故还要加活血药物如川芎、赤芍、桃仁、红花等。当鼻塞严重，下鼻甲增生明显时，需要加入散结、化痰药物，如橘核、荔枝核、土贝母、莪术、牡蛎。

过敏性鼻炎为发作性疾病，部分患者往往因风热犯肺引起，治以散风宣肺、清热解毒为主，多用鱼腥草、败酱草。鼻塞和肺脾有关，肺气失宣，邪滞鼻窍，是鼻塞的主要原因，路路通、丝瓜络等有通络、通窍作用，对鼻塞较重者常用。

调整过敏体质是治疗过敏性鼻炎的关键，赵莉娟教授重视辨病、辨证相结合，临床体现在将辨证用药和西医学的病理知识合参，在辨证选方的同时，适当加入一两味具有抗过敏作

用的中药，如黄芪、白术、防风（玉屏风散）；银柴胡、五味子、乌梅（脱敏煎）；以及蝉衣、荆芥、徐长卿、干地龙、石榴皮等。另外还可选用干祖望的脱敏汤，该方由茜草、紫草、墨旱莲三味组成，此三味作为血分凉药，具有活血凉血之药性，既泻热，又脱敏，在此可谓一箭双雕。

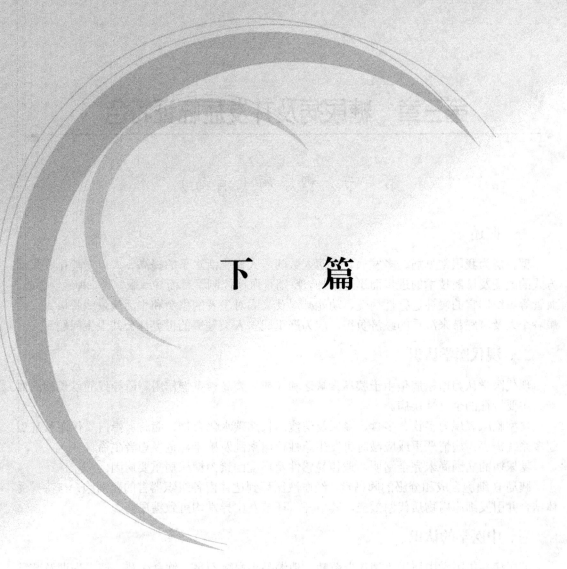

下　篇

第三章 糖尿病及并发症临证特色

第一节 糖尿病（消渴）

一、概述

糖尿病为我国常见病、多发病。患病人数随着人们生活水平的提高、人口老龄化、生活方式的改变及诊断技术的进步而迅速增加。特别是血糖控制不良而导致眼、肾、神经、心脏、血管等组织器官的慢性进行性病变、功能减退及衰竭对患者的生命和生活质量威胁极大，给患者个人及家庭带来沉重的经济负担，成为严重威胁人类健康的世界性公共卫生问题。

二、现代医学认识

现代医学认为糖尿病是由于胰岛素缺乏和（或）胰岛素生物作用障碍导致的以长期高血糖为主要特征的全身性疾病。

典型临床表现为多饮、多食、多尿及消瘦。长期碳水化合物、脂肪、蛋白质代谢紊乱引起多系统损害，病情严重或应激时可发生急性代谢紊乱及感染，危及患者生命。

糖尿病的病因尚未完全阐明，遗传易感性及环境因素为糖尿病重要病因。

胰岛 B 细胞合成和分泌的胰岛素，经血液循环到达体内各组织器官的靶细胞，与特异受体结合并引发细胞内物质代谢效应，其中任一环节发生异常均可致糖尿病。

三、中医学的认识

糖尿病在中医学中属于"消渴"范畴。消渴是指禀赋不足、饮食失节、情志失调及劳欲过度等导致肺、胃（脾）、肾功能失调，出现阴虚燥热，久则气阴、阴阳两虚或兼血瘀、痰浊、湿热等所引起的以多饮、多食、多尿、形体消瘦、乏力、尿浊、尿有甜味为主要临床表现的病证。

消渴病名首见于《素问·奇病论》，其曰："其气上溢，转为消渴。"历代医家多以《黄帝内经》为据，将它分为上中下三消而论，认为上消在肺、中消在胃、下消在肾，或以阴虚燥热立论。临床上发现，众多患者的"三消"症状往往会同时出现，只是程度上有轻重不同，而部分患者"三多一少"症状又不明显，给临床的辨证分析增加了难度。现代中医学者辨证模式多样，采用脏腑辨证、三消辨证、六经辨证、辨病辨证等多种辨证指导临床。

四、赵莉娟教授心得

赵教授参古今医家经验，结合现代糖尿病患者的发病特点及自身多年临证经验，对该病认识总结如下。

（一）消渴发病常与血瘀有关

在糖尿病的漫长病史中，瘀血阻络贯穿发病始终，或燥热愈甚则阴愈虚，阴愈虚则燥热愈甚，耗灼阴血，阴血亏损则脉道不充、血行不畅，血行涩滞，留而为瘀；或津亏则无以载气，气为血帅，气行血行，气虚推血无力，血滞不前，亦为血瘀；抑或阴损及阳，阳虚生寒，寒凝血脉则为瘀血。加之消渴病程日久，所谓"久病入络"、"久病必瘀"，可见瘀血乃消渴必见之证。《血证论·瘀血》说："瘀血在里则口渴，所以然者，血与气本不相离，内有瘀血，故气不得通，不能载水津上升，是以发渴，名曰血渴。瘀血去则不渴矣。"故认为，消渴无论阴虚燥热、气阴两虚，抑或阴阳两虚皆兼血瘀。

（二）胰岛素抵抗是 2 型糖尿病的重要病机之一

赵莉娟教授认为与胰岛素抵抗对应的中医病机为痰瘀互阻，重视活血化痰法在胰岛素抵抗中的应用。

赵莉娟教授认为人体血液中的葡萄糖、血脂作为血液的组成部分，属于中医学的精气、津液范畴，是维持人体生命活动的物质基础，有濡养脏腑组织、四肢百骸的功能，应有常有序，保持动态平衡。《医学溯源》曰："盖造化之机，不可无生，亦不可无制。无生则发育无由，无制则亢而为害。"大量的临床观察发现，糖尿病及其并发症发生发展的过程中，患者的"生"、"制"平衡状态常常被破坏，出现血糖、血脂异常。正如《素问·奇病论》曰："此肥美之所发也，此人必数食甘美而多肥也，肥者令人内热，甘者令人中满，故其气上溢，转为消渴。"过食肥甘，损伤脾胃，滋生痰湿与邪热，脾胃运化失职，积热内蕴，化燥耗津，阴津受损，肝肾阴亏，阴不制阳，肝阳上亢，阴虚燥热内炽，炼液成痰，痰阻经络而致瘀血发为消渴。采用活血化痰法通经络祛痰浊，则四肢百骸功能有序，可改善胰岛素抵抗，进而改善血糖。

（三）重视体质辨识在消渴患者中的应用

中医认为人体有不同体质，如阳虚质、阴虚质、气虚质、痰湿质、湿热质、血瘀质、气郁质[1]。

（1）阳虚质　阳气不足，表现为畏寒怕冷、手足不温、肌肉松软不实，喜热饮食，大便溏薄，小便清长，舌淡胖嫩，脉沉迟。感邪易从寒化。

（2）阴虚质　阴液亏少，表现为口燥咽干，喜冷饮，面色潮红，手足心热，大便干燥，舌红少津，脉细数。感邪易从热化。

（3）气虚质　元气不足，以疲乏、气短、自汗等气虚表现为主。平时气短懒言，容易疲乏、精神不振，易出汗，舌淡红，舌体胖大，边有齿痕，脉象虚缓。

（4）痰湿质　痰湿凝聚，以形体肥胖、腹部肥满、口黏苔腻等痰湿表现为主要特征。皮肤油脂较多，多汗且黏，胸闷，痰多，口黏或甜，舌苔白腻，脉滑。

（5）湿热质　湿热内蕴，以面垢油光、口苦、苔黄腻等湿热表现为主要特征。鼻部油腻或油光发亮，易生痤疮或疖疮，口苦或嘴里有异味，皮肤易瘙痒，大便黏滞不爽，小便短赤，舌质偏红，苔黄腻，脉濡数。

（6）血瘀质　血行不畅，以肤色晦暗、舌质紫黯等血瘀表现为主要特征。平素面色晦暗，易出现褐斑，黑眼圈，胸闷胸痛，女性可出现痛经、闭经或经血紫黑有块，舌质黯有点、片状瘀斑，舌下静脉曲张，脉象细涩或结代。

（7）气郁质　气机郁滞，以精神抑郁、忧虑脆弱等气郁表现为主要特征。胸胁胀满，心烦，爱生闷气，常感闷闷不乐，情绪低沉，易紧张焦虑不安，易多愁善感，肋部乳房胀痛，咽部有异物感，舌红，苔薄白，脉弦。

不同体质患者罹患糖尿病后表现的症状及舌脉均有不同，临证亦不相同。且阴虚质、气虚质和痰湿质更易罹患糖尿病。结合体质学说及临床观察，赵莉娟教授认为糖尿病常见证型有阴虚燥热、湿热阻滞、气阴两虚、肝郁脾虚、脾肾阳虚、瘀血阻滞、痰浊中阻等。

（1）消渴阴虚燥热证（消渴早期）　烦渴多饮，口干舌燥，心烦畏热，多食易饥，夜尿频多，心悸失眠，倦怠乏力，便秘。舌脉：舌红少津，或质暗有瘀斑，苔薄黄；脉弦细或细数。

（2）消渴湿热阻滞证（消渴早期）　腹胀纳呆，口中黏腻，肢体麻木，胸闷脘痞，不思饮食，口渴不欲饮，夜尿频多，心悸失眠，呕恶，大便稀薄或黏滞不爽。舌脉：舌暗，边有瘀点，苔腻；脉滑数。

（3）消渴气阴两虚证（消渴中期）　口渴喜饮，倦怠乏力，气短懒言，腰膝酸软，胫酸膝软，自汗或盗汗，消瘦，精神不振，头晕耳鸣，多食与便溏并见，或饮食减少。舌脉：舌红或舌体胖大，苔薄白或少苔；脉弦细或细数。

（4）消渴肝郁脾虚证（消渴中期）　长期情志抑郁或因精神刺激而诱发血糖升高，焦虑烦躁易怒，脘腹胀满，大便或干或溏，女性多伴有月经不调。口渴不欲饮，胸胁胀满不适，纳食不香，倦怠乏力。舌脉：淡暗，苔薄白；脉弦。

（5）消渴脾肾阳虚证（消渴后期）　畏寒肢冷，腰膝冷痛，乏力倦怠，面色㿠白，腹泻肠鸣或五更泄，尿少水肿，或小便清长，或夜尿频多。舌脉：舌淡胖，苔薄白或水滑；脉沉迟无力。

（6）消渴瘀血阻滞证　胸闷刺痛，肢体麻木或疼痛，疼痛不移，肌肤甲错，唇舌紫暗；健忘心悸，心烦失眠，或中风偏瘫，语言謇涩，或视物不清。舌脉：质暗，有瘀斑，舌下脉络青紫迂曲，苔薄白；脉弦。

（7）消渴痰浊中阻证　形体肥胖，呕恶，眩晕，身重困倦，口干口渴但饮水量不多，口黏痰多，食油腻则加重。水肿，泡沫尿或尿浊，泄泻或便溏。舌苔：舌质淡暗，苔厚腻；脉濡滑。

（四）古方今用

《金匮要略·消渴小便不利淋病脉证并治》云："渴欲饮水，口干舌燥者，白虎加人参汤主之。"此乃阳明燥热伤津，出现口干口渴，欲饮之证。糖尿病患者好饮多食，积滞酿热，阳明经热盛，迫津外泄，故蒸蒸汗出，心胃火旺，心烦易急，多食易饥；热劫津液，故口渴、便干、溲黄；舌红苔黄少津，脉滑数，系阳明热盛之征。糖尿病早期的患者常有热盛津伤的表现。上方中石膏辛甘大寒，入肺胃气分，尤善清阳明气分大热，清热不伤阴，亦能止渴除烦，为君药；与苦寒质润之知母相须为用，为清阳明气分热盛之最佳配伍。

《金匮要略·消渴小便不利淋病脉证并治》言："脉浮，小便不利，微热，消渴者，宜利小便，发汗，五苓散主之。"此乃病发于表，水停于中，表邪未去而发热，气化不利则为消渴，宜用五苓散治疗。

《金匮要略·消渴小便不利淋病脉证并治》曰："男子消渴，小便反多，以饮一斗，小便一斗，肾气丸主之。"肾气丸从阴中温养其阳，使阴阳合，肾气生，上蒸津液以制消渴。肾气虚弱是糖尿病肾病的基本病机，糖尿病患者先天禀赋不足，后天消渴，病损及肾；或失治误治，损伤肾中精气，导致肾精亏虚、肾气不固，则精微下流；或肾气虚弱，气化不畅、开阖失司、湿浊停聚，因此可见蛋白尿、夜尿频、氮质血症等表现。

《金匮要略·消渴小便不利淋病脉证并治》中有："厥阴之为病，消渴，气上冲心，心中疼热，饥而不欲食，食则吐蛔，下之利不止。"厥阴病乃阴尽阳升，阴阳失调，以乌梅丸调和阴阳。在糖尿病发展许多阶段，尤其是慢性并发症体弱多衰时，寒热错杂，阴阳失调，可选用乌梅丸。该方以酸、苦、辛药居多，酸可胜甘，苦可清热坚阴，辛可散郁透达，对糖尿病及其并发症大有裨益。

《金匮要略·惊悸吐衄下血胸满瘀血病脉证治》云："病者如热状，烦满，口干燥而渴，其脉反无热，此为阴伏，是瘀血也，当下之。"此为久病及瘀，郁而化热，以致燥渴。瘀血贯穿于糖尿病的全过程，并随着病情的发展，致瘀因素越来越多，瘀血也越来越重。临床上常用抵当汤，或抵当丸加桃仁、水蛭、三七粉、土鳖虫等活血化瘀药物辨证施治。

此外，还有文蛤散清热润下、生津止渴，治疗气不化津的消渴、小便不利；瓜蒌瞿麦丸润燥生津、温阳利水，治疗下寒上燥的口渴、小便不利；猪苓汤渗利水湿、清热养阴，治疗水热互结、郁热伤阴的渴欲饮水，小便不利等。临床上，消渴症状复杂多变，赵莉娟教授结合现代患者证型特点，辨证施治，随证治之，古方今用，效如桴鼓。

（五）从脾肾论治糖尿病

《素问·经脉别论》述："饮入于胃，游溢经气，上输于脾，脾气散精，上归于肺，通调水道，下输膀胱，水精四布，五经并行。""脾为后天之本"，"气血生化之源"，脾居中土，是气机升降的枢纽，亦是津液精微升降输布的枢纽。脾为肺之母，脾虚土不生金，肺津生化乏源，故见口渴。脾在窍为口，脾气亏虚，脾失散精，故虽饮水增多，但饮入之水无以正常输布上乘口窍，故多饮而渴仍不止。

脾与胃相表里，二者阴阳燥湿相济，水谷纳运相得，气机升降相因。脾气受损，不能为胃行其津液，以致胃阴不足，胃热炽盛，故见消谷善饥。脾主一身之肌肉，脾气虚，水谷精微无以滋养四肢百骸，肌体失养，故虽多食却常见形体消瘦。主要表现为腹胀、便溏、神疲乏力，形体肥胖或消瘦，食欲不振等脾虚症状。这类患者治疗上当以益气健脾、升清降浊为主，方可选用参苓白术散加减。

"肾主水，二阴为其窍"，故医家多将下消责于肾。肾为先天之本，寓元阴元阳，为一身阴阳之本，正如《景岳全书·传忠录》所言："五脏之阴气，非此不能滋。五脏之阳气，非此不能发。"可见肾气对五脏功能的重要性。肾气虚，脏腑阴阳失调，易生他变，如《景岳全书·三消干渴》云："阳不化气，则水精不布，水不得火则有降无升，所以直入膀胱而饮一溲二，以致泉源不滋，天壤枯涸者，是皆真阳不足，火亏于下之消证也。"又如《医贯·消渴论》言："盖因命门火衰，不能蒸腐水谷，水谷之气，不能熏蒸水谷，上润乎肺，如釜底无薪，锅盖干燥，故渴。至于肺，亦无所禀，不能四布水津，并行五经，其所饮之水，未经火化，直入膀胱，正所谓饮一升溺一升，饮一斗溺一斗。"可见气血津液在五脏间运行、传输是一个动态的过程，要维持其平衡，固护肾气是关键。《医方集解》云："肾精不足，则志气衰，不能上通于心，故迷惑善忘也。"阐明肾与脑的关系紧密，糖尿病脑病为糖尿病引起的认知障碍和大脑的神经生理及结构改变。糖尿病患者多伴有脂质代谢紊乱，脾肾亏虚明显影响脂质代谢，健脾补肾是治疗脂质代谢紊乱的关键。

（六）辨证施治，专病专方

赵莉娟教授认为清代名医徐灵胎《兰台轨范》关于"一病必有一主方，一方必存一主药"的经验是切合实际的，其中所指的就是既要注意讲究辨证论治的整体性，也要切中病损的关键，立方遣药，要着眼于提高疗效。参考古方，结合临床经验，赵莉娟教授创立了一系列治疗糖尿病的专方，应用于临床疗效确切。

1. 益气保津汤

益气保津汤用于消渴气阴两虚证，由黄芪、太子参、生山药、鸡内金、生地黄、玄参、石膏、麦冬、石斛、苍术、知母、佩兰、桃仁、天花粉、五味子、葛根、红景天、荔枝核、鬼箭羽等组成。方中山药、黄芪、太子参用量较重为君，取其补脾固肾，益气生津之功，一则使脾气升，散精达肺，输布津液以止渴，二则使肾气固，封藏精微以缩尿[2-3]。石膏、知母、天花粉清热滋阴，知母质润性寒，能清热生津润燥；天花粉清肺胃之热，生津止渴；生地黄、麦冬、玄参、石斛生津润燥止渴，共为臣药。佐以葛根助黄芪升发脾胃清阳，输布津液而止渴；鸡内金助脾健运，运化水谷精微，化饮食中糖质为津液也；苍术助芪参健脾生津之功；鬼箭羽活血化瘀通络以防久病入络；五味子酸甘敛阴，益气生津，助山药补肾固精，收敛阴津以缩尿，使精微不至于下趋。该方药物共奏益气养阴、健脾补肾、活血化瘀之功。

2. 化浊消糖饮

化浊消糖饮用于消渴湿热阻滞证，由佩兰、白术、杏仁、白蔻仁、薏苡仁、桃仁、枳壳、竹茹、苍术、通草、黄连、陈皮、茯苓、姜半夏、厚朴、鬼箭羽等组成。该方由黄连温胆汤、三仁汤加减而来，三仁汤宣畅气机，清热利湿化浊；黄连温胆汤清热化痰。其中杏仁苦温宣畅上焦肺气；白蔻仁芳香化湿，行气宽中，宣畅脾胃；薏苡仁利湿清热而健脾，疏导下焦，配伍黄连清热利湿；竹茹清热化痰；姜半夏燥湿和胃，止呕除痞；厚朴行气化湿；枳壳行气消痰，使痰随气下；陈皮理气燥湿；茯苓、白术健脾渗湿；苍术燥湿健脾；佩兰芳香化浊。该方药物共有宣上畅中渗下、健脾祛湿清热之效。

五、医案精选

医案 1

张某，男，56岁，主因"口干、乏力7年，加重伴腹胀2个月"就诊。患者糖尿病病史7年，因口干、多饮、乏力就诊于某院，行相关检查后明确诊断为2型糖尿病，给予口服盐酸二甲双胍片0.5g，每日3次，控制血糖。未系统监测血糖，偶测空腹血糖8~9mmol/L，未予以重视。2个月前患者自觉口干口渴不欲饮、倦怠乏力加重，伴气短懒言，口中黏腻不爽，头晕，腹胀，纳呆，肢体酸软、麻木，偶有心慌胸闷，遂来院就诊。查体：患者形体肥胖，舌体胖，有瘀点、瘀斑，舌下静脉迂曲青紫，脉沉涩。

初步诊断   西医诊断：2型糖尿病。中医诊断：消渴。辨证：脾虚痰浊血瘀证。治则：健脾化痰，活血化瘀。

方用化浊消糖饮加减，处方如下：佩兰 9g，白术 12g，杏仁 9g，白蔻仁 6g，薏苡仁 30g，桃仁 9g，苍术 15g，黄连 6g，陈皮 9g，茯苓 15g，姜半夏 9g，厚朴 12g，鬼箭羽 15g。

7 剂，水煎服，每日 1 剂，早晚温服。

二诊　服药后，口黏腻不爽、头晕、腹胀纳呆、乏力改善，时有心烦眠差，加用茵陈 9g、栀子 9g，余同前，予以 7 剂。

三诊　服药后，上述诸症改善，心烦眠差改善，空腹血糖 7mmol/L，餐后 2 小时血糖 10mmol/L，守方续服两周，巩固疗效。

【按语】活血化瘀，健脾化痰是治疗糖尿病的基本方法之一，依此辨证形成的"化浊消糖饮"将活血与化痰之法最大限度地发挥。该方由佩兰、白术、杏仁、白蔻仁、薏苡仁、桃仁、苍术、黄连、陈皮、茯苓、姜半夏、厚朴、鬼箭羽等组成。方中的佩兰味香性散，使津液升发上布而能治消渴。诚如《本草纲目》云"其气清香，生津止渴，润肌肉，治消渴胆瘅"，"治消渴生津饮，用兰叶，盖本于此"。《素问》云："五味入口，藏于胃，脾为之行其精气。津液在脾，故令人口甘也，此肥美所发也……其气上溢，转为消渴，治之以兰，除陈气也。"白蔻仁、薏苡仁有健脾消食化湿之效，与杏仁配伍共奏三仁汤之宣畅气机，清利湿热之功。杏仁降气化痰，兼行气活血；桃仁的主要功用是破血行瘀；姜半夏燥湿和胃，止呕除痞；厚朴行气化湿；陈皮理气燥湿；茯苓、白术健脾渗湿；苍术燥湿健脾；鬼箭羽活血化瘀。在辨证论治的基础上，共奏健脾化痰，活血通络之功。

医案 2

张某，男，46 岁，主因"口干、多饮、乏力 1 年余"就诊。1 年前于我院行口服葡萄糖耐量试验：空腹血糖：9.23mmol/L，2 小时血糖：18.21mmol/L；HbA1c：8.3%。明确诊断为 2 型糖尿病，给予口服二甲双胍 0.5g，每日 3 次，磷酸西格列汀片 100mg，每日 1 次控制血糖；空腹血糖波动在 6～7mmol/L，餐后 2 小时血糖波动在 8～11mmol/L。现症见：神疲，乏力，面色萎黄，口干多饮，多痰，色白质稀，易汗出，脘腹胀满，纳呆，眠差，大便不成形，小便调。查体：形体偏胖，舌淡胖，边有齿痕，苔白腻，脉细滑。

初步诊断　西医诊断：2 型糖尿病。中医诊断：消渴。辨证：脾虚湿蕴。治则：健脾祛湿。

方用参苓白术散加减，处方如下：党参 30g，山药 15g，白术 15g，茯苓 15g，薏苡仁 15g，夜交藤 30g，白扁豆 9g，陈皮 9g，桔梗 9g，砂仁（后下）6g，炙甘草 6g。

7 剂，水煎服，每日 1 剂，早晚温服。

西医降糖方案同前，嘱配合饮食、运动控制血糖。

二诊　精神改善，汗出减少，腹胀缓解，胃纳转佳，二便正常，仍时有乏力感。自测空腹血糖波动在 4～6mmol/L，餐后 2 小时血糖波动在 8～10mmol/L。上方加黄芪 30g，7 剂。

三诊　乏力明显改善，无自汗盗汗、咳痰，无腹胀，口干喜饮较前缓解，纳眠可，二便调。自测空腹血糖波动在 4～6mmol/L，餐后 2 小时血糖波动在 6～8mmol/L。中药于前方基础上予党参、黄芪各减 15g，去山药，连服 7 剂巩固疗效，血糖平稳，精神可。

【按语】患者平素饮食不节，喜食肥腻之品，损伤脾胃，脾气虚弱不能正常运化水谷精微，脾失散精，津液不能正常输布，聚湿成痰，故患者表现为口干多饮、肥胖、腹胀、纳呆、神疲乏力、多痰、大便异常、舌淡胖、苔白腻、脉细滑等脾虚湿蕴之象，而无糖尿病典型的多食、多尿、消瘦症状。治以健脾祛湿，方选参苓白术散加减。参苓白术散是培土生金法的代表方，方中以党参、黄芪、炙甘草补益脾胃之气；配以茯苓、白扁豆、薏苡仁、山药之甘淡；辅助白术，既可健脾，又能渗湿；加砂仁之辛温芳香醒脾；陈皮理气化痰，以助中州运化，使上下气机贯通；考虑患者眠差，予夜交藤养心安神；桔梗引药上行。诸药合用，使脾气旺而运化健，脾阴足而精自生，中焦气机畅达，则饮食之精微通五脏，达六腑，四肢百骸皆得其濡养。服药两周，精神、胃纳及腹胀症状均明显好转。服药1个月，神疲乏力、自汗盗汗、腹胀等不适症状已无，纳眠正常，口干多饮明显缓解，提示脾气逐渐恢复，党参、山药减量，服用两周后，已无明显不适，守方续服巩固疗效。其间各不适症状均得到改善，血糖控制平稳。

医案3

赵某，男，44岁，干部。主因"口干、多饮、多尿、多食易饥半年"就诊。患者平素工作压力大，半年来出现口干舌燥，烦渴引饮，小便量多，多食易饥，形体消瘦，体重下降5千克左右，倦怠乏力，烦躁易怒，头晕，眠差，于我院行糖耐量试验及胰岛素释放试验，支持糖尿病诊断。空腹血糖15mmol/L，服糖后2小时血糖25mmol/L。胰岛素释放试验示胰岛素分泌不足。皮下注射门冬胰岛素联合甘精胰岛素降糖，血糖改善，1个月后自行停药症状如故。空腹血糖14.55mmol/L，尿糖（＋＋＋），血压160/96mmHg，脉沉细而弦数，舌质红，苔黄厚。

初步诊断 西医诊断：糖尿病。中医诊断：消渴。辨证：阴虚燥热。治则：滋阴清热。

方用白虎汤合六味地黄汤加减，处方如下：生石膏30g，知母15g，生地黄30g，山药20g，山萸肉20g，牡丹皮15g，茯苓15g，泽泻15g，甘草3g，夏枯草3g，天麻12g，钩藤15g。

7剂，水煎服，每日1剂，早晚温服。

二诊 头晕、烦躁好转，口渴减轻，饮食得到控制，血压160/90mmHg。血糖11mmol/L，尿糖（＋＋），脉细数，舌质红，苔薄白。上方去夏枯草、钩藤，加麦冬15g，葛根15g。嘱其若无大的变化，可持续服用。

三诊 2个月后，各症逐渐好转。血压140/90mmHg，血糖8.66mmol/L，尿糖（＋＋），口渴不甚，烦躁减轻，脉沉细，舌质淡，苔薄白。处方：生地黄24g，山药18g，山萸肉18g，牡丹皮9g，茯苓9g，泽泻9g，麦冬15g，葛根15g。

服上方1个月后，无口渴，复查血糖6.93mmol/L，尿糖（＋），脉沉细，舌质淡，苔薄白。

【按语】该案乃肾水亏虚，胃火炽盛，水不涵木，肝阳上亢之证，治宜补水降火，平肝潜阳。以白虎汤降胃火，六味地黄汤补肾水。以甘寒之品泻火生津，白虎汤恰中病机，再合六味地黄汤，标本同治，既能较快解除症状，又有釜底抽薪的作用，血糖、尿糖均可改善。

医案4

王某，男，50岁，干部。患糖尿病10余年，间断口干多饮乏力，平素皮下注射诺和灵30R（胰岛素注射液）控制血糖，未系统监测血糖，偶有低血糖发生。半年来患者身体日渐消瘦，体重下降5kg，遂就诊，症见：口渴喜热饮，夜尿频多，尿中泡沫多，疲乏无力，纳呆，大便溏薄，晨起面肿，四肢不温，畏寒喜暖。查体：面色少华，语声无力，舌质淡，苔白滑，脉沉细无力。

初步诊断 西医诊断：2型糖尿病。中医诊断：消渴。辨证：脾肾不足，阳气亏虚。治则：补肾健脾温阳。

方用肾气丸加减，处方如下：熟地黄20g，山萸肉20g，山药15g，茯苓15g，泽泻10g，莲子肉15g，淫羊藿15g，补骨脂10g，制附子6g，肉桂3g，党参10g，丹参15g，砂仁6g。

14剂，水煎服，每日1剂，早晚温服。

西医治疗继续予以胰岛素降糖，同时嘱患者调整饮食结构，适当运动，监测血糖。

二诊 服药半个月，口渴改善，胃纳略增，夜尿减少而清，大便成形，日1次。原方去莲子肉、补骨脂，加车前子15g、怀牛膝10g。

三诊 继服半个月，口渴无，水肿消，血糖改善。空腹血糖：7mmol/L，餐后2小时血糖9mmol/L。

四诊 治疗半年，诸症均明显改善，无口干，无体重减轻，乏力改善，精神可，血糖平稳，无低血糖发生。

【按语】患者消渴日久，气阴不足，日久损阳，故见口渴喜热饮，夜尿频多，尿中泡沫多，疲乏无力，纳呆，大便溏薄，晨起面肿，四肢不温，畏寒喜暖等症，属于脾肾阳虚证，治疗上给以肾气丸补肾温阳，调补阴阳，阴中求阳，同时方中加入健脾药物，脾肾同治。消渴日久，阴损及阳，常见阳虚表现。也有初病即见阳虚者，但较少见。临床症见面色白，怕冷，腰酸软，口多饮，小便频多而浑，男子阳痿，女子闭经，甚则水肿，大便溏薄，舌淡白，细无力等症。

医案5

刘某，男，65岁，糖尿病病史5年，平素间断口干、多饮、多尿，曾口服参芪降糖颗粒、玉兰降糖片等控制血糖，口干多饮等症状稍改善，但血糖仍高，曾就诊于我院门诊建议胰岛素降糖，患者拒绝。发病以来体重下降5kg左右，就诊前2周于家中自测空腹血糖14mmol/L，遂就诊，刻下症见：体型消瘦，乏力感，时有口干，头昏沉，手稍颤，舌尖红，苔薄，脉弦细。查空腹血糖12.17mmol/L，尿糖（＋＋）。

初步诊断 西医诊断：糖尿病。中医诊断：消渴。辨证：气阴两虚。治则：益气滋阴。

处方：黄芪30g，太子参20g，生山药30g，生地黄30g，枸杞子20g，天冬20g，知母15g，牡丹皮15g，苍术15g，玄参20g，葛根15g，玉竹20g。

14剂，水煎服，每日1剂，早晚温服。

西医治疗予以格列美脲2mg，每日1次，阿卡波糖50mg，每日3次，嘱糖尿病饮食，混合餐，餐后适当运动，监测血糖，随身携带甜食，避免低血糖发生。

二诊 服上方14剂，乏力改善，脉弦，舌淡红，苔白，时有口干。空腹血糖9mmol/L，上方加天花粉15g，沙参15g。

三诊 无口干，纳眠可，体重无减轻，无头昏沉。空腹血糖7mmol/L，餐后2小时血糖9mmol/L，继续口服本方巩固。

【按语】临床就诊的消渴患者，院外口服多种中西药治疗，无典型三多一少症状，但追问病史，往往合并乏力倦怠，时有口干等症，结合舌脉等，支持气阴两虚证诊断。宜用益气滋阴治疗。方中太子参、黄芪益气补五劳虚损、生津止渴；玉竹、生地黄、枸杞子、玄参补肾滋阴；玉竹补中益气止消渴、润心肺；生地黄凉血生血、补肾水；山药、枸杞子补肝肾，生津益气；玄参滋阴清热；知母、牡丹皮防相火妄动。诸药合用具有补益肝肾、滋阴润燥、益气生津之作用，治疗糖尿病日久气阴不足者效可。

（张志俊）

参 考 文 献

［1］王琦. 中医体质学［M］. 北京：人民卫生出版社，2009.

［2］马雷雷，田春雨，常宏，等. 施今墨常用对药治疗 2 型糖尿病的药理作用［J］. 中国中医药现代远程教育，2019，17（24）：130-133.

［3］吕景山. 施今墨对药［M］. 4 版. 北京：人民军医出版社，2017.

第二节　糖尿病周围神经病变（消渴痹证）

一、概述

糖尿病周围神经病变（diabetic peripheral neuropathy，DPN）是糖尿病患者常见的慢性并发症之一，且自我感觉明显，属于糖尿病所有并发症中直接危及患者的生存、生活质量的一种疾病。本病一旦疏于管控，发展至不可逆阶段极易导致患者截肢，严重影响患者生活质量，因此对糖尿病周围神经病变有效的防治具有重大的临床意义，本病在临床上必须予以重视。

二、现代医学的认识

糖尿病周围神经病变是糖尿病合并周围神经病变，此并发症是在口干、多食、多饮、多尿等"三多一少"症状以及血糖、尿糖升高的基础上，同时合并肢体的感觉异常，如四肢末端麻木、疼痛，疼痛可呈现电击样、针刺样、烧灼样，下肢多于上肢，夜晚加重，甚至有肌肉萎缩及行走无力等症状。神经传导速度测定检查显示神经传导速度减慢，神经系统检查显示深、浅感觉减退及跟腱反射、膝反射减弱或消失。糖尿病周围神经病变的药物治疗包括糖尿病基础疾病的治疗和对因治疗，对因治疗包括使用甲钴胺等修复神经、硫辛酸等抗氧化应激、前列腺素 E_2 等改善微循环、依帕司他改善代谢紊乱、单唾液酸神经节苷脂等营养神经及对症治疗。但部分患者治疗效果不甚理想。

三、中医学的认识

（一）古代中医学的认识

糖尿病周围神经病变，相当于中医学"血痹"、"痹证"、"痿证"等范畴。在《黄帝内经》、《伤寒杂病论》中多有记载。血痹渊源于《黄帝内经》，"血痹"一词出自《灵枢·九针》，其曰："邪入于阴则为血痹。"《素问·五脏生成》云："卧出而风吹之，血凝于肤者为痹。"张仲景在《金匮要略·血痹虚劳病脉证并治》中论述了血痹的成因，脉象和治法，指出："问曰：血痹病从何得之？师曰：夫尊荣人骨弱肌肤盛，重因疲劳汗出，卧不时动摇，加被微风，遂得之。但以脉自微涩，在寸口关上小紧，宜针引阳气，令脉和紧去则愈。"又云："血痹阴阳俱微，寸口关上微，尺中小紧，外证身体不仁，如风痹状，黄芪桂枝五物汤主之。"所谓"骨弱肌肤盛"是指外表肌肉丰盛，但实际上筋骨脆弱，营卫不足，腠理不固，素体阴阳气血不足，稍事劳动则易汗出，复感风邪，因而导致血行痹阻。在治疗方面，仲景提出轻证可以"针引阳气"，即以针刺的方法治疗，重者则根据《灵枢·邪气脏腑病形》"阴阳形气俱不足，勿取以针，而调以甘药"之义，改针为药，以黄芪桂枝五物汤益气通阳，和营通痹。由此可见，血痹是一种因气血不足、感受风邪、血行阻滞所导致的病证。

《医学纲目·消瘅门》论述："盖肺藏气，肺无病则气能管摄津液，而津液之精微者收养筋骨血脉，余者为溲。肺病，则津液无气管摄，而精微者亦随溲下，故饮一，溲二。"肺为燥所伤，肺的升发肃降功能失常，则津液不能布散于上，反之向下，途经肾随小便出，故小便数而量多；同时肺不布津，上焦津液耗伤，则口干多饮。《诸病源候论·卷一·血痹候》说："血痹者，由体虚邪入于阴经故也。血为阴，邪入于血而为痹，故为血痹也。气血亏虚，筋脉失养，肌肤不荣故觉肌肤麻木疼痛。"

（二）现代中医家的认识

现代医家根据本病常见临床表现和发病特点，多将其归于祖国医学"消渴血痹"、"消渴痹证"、"消渴痿证"等的范畴。多认为其由饮食不节、情志失调、劳欲过度、素体阴虚引起。病因机制可概括成以下四种。

1. 气阴两虚学说

传统医学认为，消渴久则阴津亏损、气血两虚。气血虚而气血运行无力，血行不畅而致血络瘀滞，不通则经脉失养，故而有肢端麻木、灼痛、疼痛与温度感知渐弱等。故而糖尿病周围神经病变的病机为阴虚燥热为本，随着病程发展则成为气阴两虚之证[1-2]。

2. 阳虚寒凝学说

消渴日久，肾阳虚，寒邪侵袭，气血运行不畅，经络不通，且肾阳不足，阳不达于四肢末端而四肢寒凉，阳不化气，则四肢失于温养而致发凉、麻木、疼痛等症，阳虚寒凝是本病的关键[3]。

3. 瘀血内阻学说

糖尿病患者长期糖毒积深，可生阴阳失调之证。血瘀既是病理结果，又是致病因素[4]。若阳虚寒盛而致血行凝涩，或阴虚内热，耗伤阴血，或气血不足而致血行不利，都可导致血络不通，瘀血内阻[5]。

4. 分期论证学说

糖络病的发展归为四个阶段：郁、热、虚、损。临床根据各期的不同病机，佐以不同的方药，可以使患者得到有针对性的综合调理，不仅可以改善胰岛功能，降低血糖，对血脂及其他代谢病亦有同步治疗作用[6]。"郁"为糖络病前期或早期，多数糖尿病患者处于"中满"状态。"热"为糖络病的早、中期，中满患者在此基础上化生内热。"虚"为糖络病的中、后期，病性多为虚实夹杂，为热态的进一步发展，此时热势未消，导致津液受损，气阴耗伤。"损"为糖络病后期，虚损更重，阴损及阳，阴阳两虚。机体气血阴阳功能失调，导致痰浊瘀血等病理产物渐生。其中"糖络同治"思想在糖尿病微血管并发症中的应用广泛。

四、赵莉娟教授心得

（一）消渴痹证主要病机：气阴两虚，痰瘀痹阻

消渴合并痹证的基本发病机理是基于消渴发病日久，气阴耗损而致气阴两伤，阴损及阳，阴阳俱损，从而脏腑功能失调引起气机阻滞，湿浊内停，痰浊气血痹阻脉络，使皮肉筋骨、五脏六腑、四肢百骸等诸多脏器发生慢性并发症。脾虚则津停为痰，加之糖尿病患者饮食不节，好食肥甘寒凉厚味腥辣等物，更易结痰。本病为本虚标实之证，消渴日久损及肝肾而致气阴不足，兼内有虚热而为本虚；痰瘀交阻，血络瘀滞为标实。其中痰瘀交阻正是本病发病关键，痰瘀交阻，经络不通而致肢端麻木疼痛。

（二）虚和瘀是消渴痹证发生的病理因素

虚以阴虚、气阴两虚、阴阳两虚为主，而气阴两虚贯穿始终；瘀则为瘀血、痰浊等病理产物阻滞脉络，脉络功能失调，气血不能渗灌濡养，气络失养而发为本病。

（三）气虚是消渴合并痹证的重要致病因素

糖尿病病程日久，在五脏柔弱的基础上，脏腑愈虚，气虚则血行不畅，血脉瘀阻，气虚则水谷不能化生精微，血生化之源不足，阴血同源，阴虚则脉络失养，不通则痛，不荣则痛，而见肢体疼痛。可见其中补气法为其治疗方法的基本以及重中之重，气虚血瘀从本质上来说是以气虚为本，血瘀为标，是本虚标实的病因病机、证候与病证的概括与总结。众所周知，气为血之帅，血为气之母。气行则血行，气滞血亦滞。气虚可以导致血瘀，血瘀日久，络脉不通，血亏气损，也可更进一步导致气的亏损，因此在临床上需清楚气虚与血瘀的逻辑辩证关系，气的机能与血瘀密切相关。气虚血瘀的治则以补气行血，益气化瘀，标本兼顾为主，只有明确了解气虚与血瘀之间的关系从而指导临床用药，才可以取得更加满意的疗效。

（四）专病专方

赵莉娟教授以益气养阴，活血化瘀为法的"糖痛方"，在消渴痹证治疗方面开拓广阔的前景。糖痛方的基本成分为黄芪、白芍、当归、桂枝、延胡索、桃仁、鸡血藤、怀牛膝、银花藤，其中生黄芪用量最重，起到补气生血，且补气而不阻滞的作用；配白芍、当归养血和血，气血足则可养筋脉；桂枝温通筋脉，延胡索、桃仁活血通络，加之鸡血藤、怀牛膝引血下行且有通络作用，共助君药以达通脉止痛之功；银花藤可佐制其他药物的辛温之性；甘草调和诸药。全方阴阳兼顾、寒热并用、气血同调，补虚而不忘活血、养阴而不忘温阳、祛瘀而不忘通络，使气血得畅、脉络得通、肢体肌肤麻木疼痛得减。该方在临床治疗上取得了显著的疗效，为消渴合并痹证的治疗开启了新的思路，开辟了新的发展前景。

（五）传统医学与现代医学的结合

在糖尿病周围神经病变中神经电生理的检测不仅可以提示病变的性质，而且有助于明确神经受累的范围和程度。一般认为神经传导速度减慢反映脱髓鞘病变，波幅降低反映轴索损害，二者的异常均表明糖尿病患者周围神经严重受损。中医认为糖尿病周围神经传导

异常与消渴之血瘀证之间有一定关系，血流缓慢，瘀阻脉络，"不通则痛"，且糖尿病周围神经并发症患者可见肢体麻木，疼痛，有异样感，面色发暗，妇女月经色暗有块，舌质紫暗，舌有瘀斑，舌下静脉青紫或怒张，实验室检查往往见患者血液流变学异常，表现为血液黏稠，红细胞变形能力降低，血小板聚集性增强，微循环灌注不足等"无形之瘀"，故瘀血闭阻脉络是消渴早期周围神经并发症的主要发病机理。活血化瘀通络，可促进纤维蛋白溶解，具有抗凝、抑制血小板功能的作用，能有效地降低全血黏度，改善血液黏、聚、浓、凝的病理状态。患者在有效地控制血糖、血脂、血压的基础上，应用活血化瘀药物治疗，患者的麻木和疼痛等周围神经症状明显改善，治疗后运动神经传导速度及感觉神经传导速度明显加快。

（六）用药心得

1）气为血帅，糖尿病周围神经病变治疗中应该重视黄芪、太子参等药物的应用，且用药量宜大，多在30g以上。

2）重视养阴药物的应用，阴亏则血滞，血行不畅，注重养阴与养血的关系，方中可加入生地黄、麦冬、玄参、天花粉等药物。

3）重视养血活血，血足则脉络充盈，肢体得以濡养，可加入当归、赤芍、白芍、鸡血藤等。

4）补气养血养阴同时，不忘行气理气，补而不滞，行血行气通络，同时选药时注意平和，防止辛燥伤阴耗气，可选用川芎、香附等。

（七）注意疾病转归

气阴两虚，瘀血内阻是消渴痹证的主要病机，但临床面对纷繁复杂的患者，我们仍需辨证施治，注意疾病转归。气血相关，阴阳互根，气病延血，血病碍气，阴可及阳，阳可累阴，故随着疾病的迁延，病情往往复杂难辨，虚实夹杂，阴阳俱损，气血同病，需要把握病机，随证变通，避免失治误治。赵教授临证常选用当归四逆汤加减，对于疾病中后期，营血虚弱，寒凝经脉，血行不利所致者，治疗以温经散寒，养血通脉为主。素体血虚而又经脉受寒，寒邪凝滞，血行不利，阳气不能达于四肢末端，营血不能充盈血脉，遂呈手足厥寒、脉细欲绝。本方以桂枝汤去生姜，倍大枣，加当归、通草、细辛组成。方中当归甘温，养血和血；桂枝辛温，温经散寒，温通血脉，为君药。细辛温经散寒，助桂枝温通血脉；白芍养血和营，助当归补益营血，共为臣药。通草通经脉，以畅血行；大枣、甘草，益气健脾养血，共为佐药。重用大枣，既合归、芍以补营血，又防桂枝、细辛燥烈大过，伤及阴血。甘草兼调药性而为使药。温阳与散寒并用，养血与通脉兼施，温而不燥，补而不滞。

（八）重视中医外治疗法在消渴痹证中的应用

吴师机在《理瀹骈文》中有云"外治之理，即内治之理，外治之药，即内治之药，所异者法耳"，"枢也，在中兼表里者也，可以转运阴阳之气也"，"最妙，内外贯通在此"。可见外治法与内治法同等重要。中药足部熏洗、下肢按摩、穴位贴敷等外治法在改善糖尿病周围神经病变患者的症状及神经传导速度方面有优势[7]。

1）糖尿病周围神经病变患者多出现下肢尤其足部的凉、麻、痛感，中药熏洗可直接作用于病变部位，使腠理顿开，疏通经络、调整气血、活血止痛，是临床治疗糖尿病周围神经病变的有效方法之一。熏洗药方根据不同证型选用不同方药，如气阴两虚，瘀血阻滞证选用黄芪、桂枝、当归、桃仁、牛膝、鸡血藤、姜黄、苏木等药物益气养阴，活血通络。寒凝血瘀证选用制川乌、制草乌、桃仁、红花、乳香、没药、姜黄、鸡血藤、桂枝、透骨草等药物温经散寒通络。熏洗仪器可选用腿浴治疗器和足疗仪、智能型中药熏蒸汽自控治疗仪等。

2）按摩疗法通过经络的感应传导作用，沟通表里，使筋脉得以疏通和濡养，取穴太冲、太溪、足三里、三阴交、委中、承山，循双下肢膀胱、肝、胆、脾、胃、肾六条经络拍打能显著改善糖尿病周围神经病变的临床症状。

3）《五十二病方》中发现部分外治药方多为贴敷制剂，或直接贴于创面，或贴于局部刺激点处，是中医外治的重要组成部分。穴位贴敷疗法是以中医整体观念和经络学说为指导，根据治疗需要将药物制成相应的剂型，贴敷于患处或相应穴位上的一种治疗方法。此疗法既有药物本身的渗透吸收作用，又有药物对穴位的刺激作用以及经络穴位的传导功能。

五、医案精选

医案1

王某，女，62岁。糖尿病病史8年，平素口服二甲双胍、格列美脲片控制血糖，未系统监测血糖，血糖情况不详。2015年3月就诊，患者1个月前出现双手指麻木，进行性加重，遂就诊，症见：双手指麻木，逐渐加重，双手末端逐渐出现刺痛感，四肢不温，以双手为甚，遇冷加重，伴倦怠乏力，纳眠尚可，二便调，舌淡苔白，舌下脉络青紫，脉沉细。空腹血糖10mmol/L，尿糖（＋＋）。

初步诊断　西医诊断：糖尿病周围神经病变。中医诊断：消渴痹证。辨证：气血不和，阳虚血瘀。治则：益气活血，通络止痛。

方选黄芪桂枝五物汤加减：黄芪45g，桂枝9g，当归15g，赤芍15g，白芍15g，川芎12g，细辛3g，延胡索10g，大枣10g，鸡血藤20g，甘草6g。

7剂，水煎服，每日1剂，早晚温服。

二诊　四肢转温，双手指刺痛及麻木感减轻，乏力改善。空腹血糖8.2mmol/L，尿糖（＋）。上方桂枝改为12g，加枸杞子15g，山茱萸12g。7剂。

三诊　触碰冷水时双手指仍有疼痛、麻木感，乏力明显改善，舌淡红，苔薄，脉虽沉但有力。化验空腹血糖7.5mmol/L，餐后2小时血糖10mmol/L，尿糖（－）。上方去细辛，加淫羊藿12g，丹参15g，玄参15g，连续服药20余剂，随访1年未复发。

【按语】消渴日久，气血阴阳俱虚，气虚不能推动血液运行，血虚则脉络空虚，气血失和，络脉失于濡养则不仁；阴津亏虚，血流涩滞，筋脉失养；阴损及阳，阳虚不能通达四肢，则末梢刺痛遇冷加重，治宜益气活血温阳，通络止痛。方选黄芪桂枝五物汤加减。方中重用黄芪以补气，桂枝温通阳气以止痛，大枣补血，赤白芍调和气血，加入当归、川芎、细辛、鸡血藤以增强其活血通络止痛的作用。

医案2

李某，女，35岁。患者患1型糖尿病15年，平素皮下注射胰岛素控制血糖，血糖波动大，平素反复发生酮症酸中毒。近3年来反复出现双下肢皮肤刺痛，触之明显，入夜尤甚，难以入眠，遂就诊，症见：双下肢皮肤刺痛，触之明显，入夜尤甚，难以入眠，伴有双下肢末端不温，麻木明显，乏力感，形体消瘦，纳欠佳，眠一般，二便调。舌淡红，苔白，脉弦细。

初步诊断　西医诊断：糖尿病周围神经病变。中医诊断：消渴痹证。辨证：气血亏虚，经脉瘀阻。治则：益气养血，活血通脉。

方选黄芪桂枝五物汤加减：处方如下：黄芪 30g，白芍 30g，鸡血藤 30g，丹参 30g，桂枝 10g，当归 15g，细辛 3g，蜈蚣 2 条，炒白术 15g，延胡索 15g，茯神 20g。

15 剂，水煎服，每日 1 剂，早晚温服。

二诊　服 15 剂，疼痛明显减轻。上方去细辛，蜈蚣减至 1 条，加生地黄 30g。

三诊　服 15 剂，疼痛范围缩小，乏力改善，夜休改善，纳可。

【按语】患者青年女性，病程长，病情反复，目前合并糖尿病周围神经病变，素体禀赋不足，气阴亏虚，病情反复，耗损气阴，精血耗损，阴损及阳，经脉失养，不荣则痛。治疗上给予黄芪桂枝五物汤加减益气养阴，养血温阳通脉。方中加入蜈蚣加强通经之功；加用炒白术健脾助运，化生精微；加用延胡索对症止痛；茯神健脾，养心安神。服药后主症改善，去细辛，减蜈蚣，避免长期使用伤阴耗血，加生地黄以滋养阴液。

医案 3

范某，女，60 岁，退休职工。2 型糖尿病病史 10 年，平素间断口干、多饮、多尿，曾口服二甲双胍、阿卡波糖、瑞格列奈等多种降糖药物降糖，目前口服二甲双胍联合西格列汀控制血糖，餐前血糖 9mmol/L 左右，餐后 2 小时血糖 8～12mmol/L 左右。2020 年 5 月 10 日初诊，平素饮食不节，自诉半年来口渴、多食、消瘦、手足麻木明显，未予治疗。症见：口渴、多饮、日饮水量 4000～5000ml，夜尿多，消瘦，半年来体重下降 3.5～4kg，倦怠，手足冷、麻木，足底踩棉花感，大便时干，面色少华，舌淡，苔薄白，脉沉细无力。血压 90/60mmHg。心肺无异常。

初步诊断　西医诊断：2 型糖尿病，糖尿病周围神经病变。中医诊断：消渴痹证。辨证：气阴两虚。治则：益气养阴。

处方：西洋参 9g，麦冬 10g，黄芪 30g，山药 30g，葛根 30g，玄参 20g，苍术 10g。

20 剂，水煎服，每日 1 剂，早晚温服。

二诊　用药后口渴、多饮、多尿等症明显好转，精神转佳，空腹血糖 7mmol/L，尿糖（-）。仍有手足冷、麻木，足底踩棉花感，舌淡，苔薄白，脉沉细。调整处方为当归四逆汤加减。

处方：当归 15g，桂枝 10g，通草 5g，细辛 3g，豨莶草 10g，白芍 10g，葛根 30g，地龙 15g，淫羊藿 15g，鸡血藤 15g。

服用上方 20 剂，手足冷、麻木，足底踩棉花感等症改善，偶口干，精神改善。

【按语】糖尿病周围神经病变属中医学"血痹"、"寒痹"、"消渴痹证"范畴。主要病因病机为平素饮食不节，脾运失常，湿热内生耗损阴津，日久耗损正气，气阴两虚，故见口干、多饮等症；阴损及阳，阳虚寒凝，瘀阻脉络，肢体失养而手足冷、麻木。方先予以西洋参、黄芪、麦冬等益气养阴生津改善口干、多饮等症；症状改善后，予以当归四逆汤温经散寒、活血通痹，并加地龙、鸡血藤等以增活血化瘀通脉之力。豨莶草祛风寒、利筋脉，善治四肢麻痹、骨痛膝弱，有加强散寒通脉作用。淫羊藿补阳祛风、通络。

医案 4

刘某，男，53 岁，工人。患者多饮多尿 1 年，乏力半年。患者于 1 年前出差外地，饮食不慎，过度劳累，发现口干多饮，饮水后仍口渴，于当地医院检查空腹血糖：17.36mmol/L，尿糖（＋＋＋），诊断为糖尿病，建议胰岛素治疗，患者拒绝，后自行口服消渴丸、二甲双胍等多种药物降糖，未系统监测血糖。就诊前 1 周患者觉双腿麻木，小腿酸困，足尖针刺样痛，手凉肢冷，多饮，多尿，尿中有泡沫，视物模糊，时有盗汗及梦遗。遂就诊我院，查眼底检查：视盘边清，色正常，可见片状出血及硬性棉絮状渗出，血管瘤，诊断为糖尿病性视网膜病变。舌质暗淡，苔少，舌下静脉迂曲，脉沉细。

初步诊断　西医诊断：糖尿病合并周围神经病变、糖尿病视网膜病变。中医诊断：消渴痹证。辨证：气阴两虚，瘀血内阻。治则：益气养阴，活血通络。

处方如下：生黄芪 40g、生地黄 20g、生山药 30g、丹参 20g、地龙 6g、肉桂 6g、桂枝 12g、龟甲胶（烊化）15g、鹿角胶（烊化）15g、桑枝 15g、赤芍 15g。

15 剂，水煎服，每日 1 剂，早晚温服。

二诊　连服上方 15 剂，腿麻手凉减轻，刺痛缓解。足尖稍麻木，口干多饮改善，仍视物模糊。脉象沉细。舌质暗淡，苔少，舌下静脉曲张，脉沉细。上方加木瓜 10g、沙苑子 20g、枸杞子 20g。15 剂。

三诊　连服上方药 15 剂后，视物模糊改善，其余诸症均减轻。舌质淡红，略暗，苔少，舌下静脉迂曲减轻，脉沉细。时有盗汗及梦遗，上方加狗脊 15g、川牛膝 15g，继服 15 剂，诸症缓。

【按语】中医认为本病系消渴日久不愈，气阴两虚，气虚不能帅血，血行不畅，瘀血内停，气血不能运行至四肢末端，肌肉筋脉失于濡养所致。证属本虚标实，本虚为气阴两虚，标实为血行瘀滞。它与风寒湿所致之痹证的病机不同。风寒湿痹多为外邪侵入肌肤，阻滞经络而致病，其证多为邪实。因其病机不同，治则也迥然不同。本例患者为糖尿病并发周围神经病变、视网膜病变，病情较为复杂。中医四诊合参，辨证为气阴两虚，肝肾精亏，瘀血阻络。治疗上初以益气养阴，滋补肝肾，活血通络。方中生黄芪、生山药、生地黄益气养阴，丹参、桑枝、赤芍、地龙活血通络，龟甲胶、鹿角胶滋补肝肾阴精，少佐肉桂、桂枝以温通经络。诸药相合益气阴，补肝肾，活血通络，使四肢麻木、刺痛、发凉诸症均减，后据症状加减化裁加强补肝肾之功，同时继予以益气养阴，避免耗损阴津。

医案 5

白某，女，60 岁。主因"间断口干、多饮、多尿 4 年，手足麻木刺痛 2 年，加重 2 个月"就诊。患者 4 年前因口干、多饮、多尿于我院门诊就诊明确诊断为 2 型糖尿病，曾口服阿卡波糖、皮下注射诺和灵 30R 控制血糖，血糖波动较大，未重视，2 年来出现手足麻木刺痛感，未治疗，2 个月前自觉上述症状加重遂就诊，症见：口干、多饮，头晕乏力，手足麻木刺痛，夜间明显，伴视物模糊，尿中有泡沫，偶有心慌，纳眠可，大便偏干。心肺腹查体未见异常，神经系统查体：腱反射减弱；病理征未引出。下肢无水肿，足背动脉搏动减弱，皮温低。望诊：舌质暗，舌苔白腻。形体消瘦，皮肤干燥。闻诊：语声适中。切诊：脉细滑。

初步诊断　西医诊断：糖尿病周围神经病变、糖尿病下肢动脉粥样硬化症。中医诊断：消渴痹证。辨证：气阴亏虚，痰浊瘀阻。治则：益气养阴，化痰活血通络。

处方如下：黄芪 30g、桂枝 12g、白芍 15g、当归 20g、鸡血藤 20g、通草 5g、地黄 15g、牛膝 15g、生甘草 6g、忍冬藤 15g、茯苓 15g、姜半夏 9g、枳壳 12g、苍术 15g、川芎 15g、陈皮 12g。

10剂，水煎服，每日1剂，早晚温服。

二诊 口干、多饮改善，手足麻木刺痛改善，仍时有头晕乏力感，大便偏稀，上方黄芪增加至45g，去枳壳，当归减至10g，余治疗同前，继服10剂，患者诸症缓。

【按语】 糖尿病周围神经病变以凉、麻、痛、痿四大主症为临床特点。其主要病机是以气虚、阴虚、阳虚失充为本，以瘀血、痰浊阻络为标，血瘀贯穿于糖尿病周围神经病变的始终。临证当首辨其虚实，虚当辨气虚、阴虚、阳虚之所在；实当辨瘀与痰之所别，但总以虚中夹实最为多见。治疗当在辨证施治、遣方择药前提下，酌情选加化瘀通络之品，取其"以通为补"、"以通为助"之义。该患者病程长结合舌脉及症状，辨证为气阴亏虚，痰浊瘀阻，治疗中当标本兼治，黄芪、地黄益气养阴，白芍、当归、川芎调和气血，鸡血藤、川芎、当归活血通络，加用茯苓、姜半夏、苍术化痰，陈皮、枳壳化痰行气，"以通为补"、"以通为助"，攻补兼施，标本兼治。

（张志俊）

参 考 文 献

[1] 陈盛业，张兰. 糖尿病周围神经病变中医病机的集释 [J]. 中华中医药学刊，2008，（4）：818-820.
[2] 许成群. 糖尿病周围神经病变的中医病机探讨 [J]. 现代中医药，2003，（4）：55-57.
[3] 任爱华. 痹方治疗糖尿病周围神经病变临床观察 [J]. 中国中西医结合杂志，2002，20（7）：5.
[4] 王艳晓，崔云竹. 崔云竹教授中医治疗糖尿病周围神经病变经验 [J]. 世界最新医学信息文摘（连续型电子期刊），2018，18（24）：203，206.
[5] 田黎. 糖尿病周围神经病变中医血瘀证客观化研究 [J]. 中医学报，2015，30（7）：965-966.
[6] 夏冰，仝小林. 仝小林教授"糖络同治"探析 [C] //第四届国际中医糖尿病大会论文集.
[7] 李静，马丽. 中医外治法治疗糖尿病周围神经病变的研究进展 [J]. 新疆中医药，2019，37（6）：106-109.

第三节 糖尿病肾病（消渴肾病）

一、概述

目前糖尿病的患病率在全球范围内逐年增长，而糖尿病肾病作为糖尿病常见和主要的慢性微血管并发症之一，其发病率也呈上升趋势。糖尿病肾病早期主要表现为持续微量白蛋白尿，随后可发展为持续大量蛋白尿（多数患者蛋白尿程度达肾病综合征水平），随着病情进展影响到肾功能，血肌酐进行性进展，发展至终末期肾病尿毒症期需行肾脏替代治疗（目前研究显示糖尿病肾病患者进入肾脏替代治疗时期要早于非糖尿病肾病患者）。糖尿病肾病为糖尿病的重要死亡原因，且糖尿病患者死于肾病者为非糖尿病患者的17倍[1]。

二、现代医学的认识

（一）糖尿病肾病的病机

现在研究认为糖尿病肾病的发病主要是由遗传和环境等因素综合作用引起的，大量的实验研究已经证实了一些生物化学机制在疾病的发病过程中所起的作用，包括蛋白质非酶糖基化、多元醇通路、抗氧化机制、蛋白激酶 C（PKC）、细胞信号及细胞因子的作用等，足细胞损伤在糖尿病肾病早期发生中起关键作用。目前已经确定多种血流动力学及非血流动力学因素参与了本病的发生，其发生首先是以微血管的血流动力学改变为出发点，逐渐发展至肾小球硬化[2]。糖尿病肾脏病理改变包括弥漫性肾小球硬化、结节性肾小球硬化和肾小球动脉硬化等。

（二）糖尿病肾病的分期

糖尿病肾病根据其病理生理特点及其演变过程，分为 5 期，Ⅰ期为肾小球高滤过期，病变是可逆的，该期未出现组织学损害。Ⅱ期为正常白蛋白尿期，肾小球结构出现改变，肾小球毛细血管基底膜增厚和系膜基质增加，肾小球滤过率大于 150ml/min，尿白蛋白排泄率大于 30μg/min。Ⅲ期为微量白蛋白尿期，即早期糖尿病肾病期，出现微量白蛋白尿。Ⅳ期为临床糖尿病肾病期，或显性糖尿病肾病期，出现大量蛋白尿。Ⅴ期为肾功能衰竭期，此期肾小球滤过率多小于 15ml/min，进入肾衰竭期。

三、中医学的认识

（一）病名认识

中医学对糖尿病肾病的认识较早，论述也比较详细。中医学没有糖尿病肾病这一名称，但中医对糖尿病肾病的论述散在于消渴、肾消、水肿、癃闭、虚劳、眩晕、腰痛、关格等病证中。

关于本病的记载最早见于《黄帝内经》，《素问·奇病论》曰："帝曰：有病口甘者，病名为何？何以得之？岐伯曰：此五气之溢也，名曰脾瘅。夫五味入口，藏于胃，脾为之行其精气，津液在脾，故令人口甘也。此肥美之所发也，此人必数食甘美而多肥也。肥者令人内热，甘者令人中满，故其气上溢，转为消渴。治之以兰，除陈气也。"从病名、病因病机及治则等方面描述，指出本病由脾瘅日久发展而来。《灵枢·本脏》云："心脆则善病消瘅热中。"同时认为肺、脾、肝、肾"脆"则"善病消瘅易伤"。说明消瘅的产生与五脏虚弱有密切的关系。《圣济总录》云："消渴病久，肾气受伤，肾主水，肾气虚惫，气化失常，开阖不利，水液聚于体内而出现水肿。"提出了水肿这一病名，认为消渴日久引起肾气受损而发水肿。

现代多数中医学者认为水肿、眩晕、腰痛等病名只是糖尿病肾病的部分症状，并不具有代表性。部分医家认为在糖尿病肾病的早中期，可称为"消渴·尿浊"、"消渴·水肿"，进一步发展至疾病的晚期，即到肾衰竭时期时可归属于"消渴·肾劳"、"消渴·关格"等范畴。赵莉娟主任结合古今理论，并根据临床实际，参照国家中医药管理局中医优势病种方案认为"消渴肾病"这一病名能够比较全面涵盖本病的病因病位以及与消渴的关系。

（二）病因病机认识

中医关于消渴肾病病因病机的认识散见于各医籍中。《证治要诀》曰："三消久而小便不臭，反作甜气，在溺桶中涌沸，其病为重。更有浮在溺面如猪脂，溅在桶边如樵烛泪，此精不禁，真元竭矣。"认为本病的形成与肾元亏虚、精微下泄有关。《石室秘录》曰："消渴之证，虽有上中下之分，其实皆肾水不足也。"其指出本病与"肾阴亏虚"有关。《血证论》曰："瘀血发渴者，以津液之生，其根出于肾水，水与血交会转运，皆在胞中。胞中有瘀血，则气为血阻不得上升，水津因不能随气上布。"指出瘀血致病的机理。古代文献对本病的认识，强调本病病位主要在肾，病机以虚实夹杂为主。"脏腑亏虚"、"肾元亏虚"、"肾虚"、"肾阴虚"为其本虚，"内热"、"水泛"、"瘀血"为其标实。

现代医家多数认为本病的病理性质为本虚标实，本虚主要为肾、肝、脾等脏腑亏虚，以气阴亏虚为主；标实主要有瘀、热、湿、痰、燥、浊等邪实。一般本病初期多为肺胃燥热、阴津亏耗，多为正虚邪实证，病至后期，精气俱损、肝肾两伤，可发展为气阴两虚、肝肾阴虚、阴阳两虚、阳虚水泛，终致正衰邪实，阴竭阳亡。

四、赵莉娟教授心得

（一）脾肾亏虚为本病的基本病机

赵教授认为消渴肾病的发病与脾肾二脏有密切关系。脾为先天之本，肾为后天之本，二者在生理上相互作用，在病理上相互影响，脾虚则气血精液生化不足，无以濡养肾精肾气，则肾气不足；肾气虚则失于温煦推动，因而脾之生化功能也逐渐衰弱，消渴肾病常为脾肾二脏亏虚。肾气虚弱是消渴肾病的基本病机，糖尿病患者先天禀赋不足，后天消渴，病损及肾；或失治误治，损伤肾中精气，导致肾精亏虚、肾气不固，则精微下流；或肾气虚弱，气化不畅、开阖失司、湿浊停聚，因此可见蛋白尿、夜尿频、氮质血症等表现。脾虚是消渴肾病的始发因素，肾虚则是疾病发生根本原因，临床上脏腑虚损以气和（或）阴虚为主。在疾病发展过程中出现的湿热、浊毒、瘀血等病理产物，也是在脾肾亏虚的基础上发展而来的。

（二）瘀血贯穿于疾病发生发展过程始终

在消渴的漫长病史中，瘀血阻络贯穿发病始终，消渴肾病由消渴病久而致，所谓"久病入络"、"久病必瘀"，可见瘀血乃消渴肾病必见之证。多数消渴肾病患者表现为舌质淡暗或暗红，舌下静脉青紫怒张，指甲色泽紫黯，肌肤甲错等瘀血征象。由于消渴肾病病程漫长，瘀血由轻到重循序渐进，因此，不应该只有变证出现时才使用活血化瘀药物，而应根据疾病多瘀、必瘀之特点将活血化瘀贯穿疾病治疗的始终。

赵教授通过多年临床经验，总结瘀血在消渴肾病中的发病机制主要有热灼津亏、肾虚血瘀、气虚血瘀、痰瘀互结、瘀血水停等。

1）根据津血同源理论，津生血，血生津，阴虚燥热，热灼津亏，使血液黏稠而运行不畅不能载血循经而成血瘀。

2）消渴日久，使得肺脾肾三脏受损，而三脏之中关键在肾，肾阳虚衰，关门不利，气化失司，则水邪益甚，气损则血行无力，必致瘀血内生，肾虚夹血瘀乃消渴肾病的主要病理基础。

3）消渴肾病日久，耗气伤阴，气阴两虚，气为血之帅，是推动和调控血液运行的动力，气行则血行，气虚则运血无力，血行缓慢而成血瘀。

4）消渴肾病肺脾肾三脏受损，水液代谢障碍，内生水湿，日久不化，湿聚成痰，痰湿阻络，使得气血运行不畅，气滞而成血瘀。

5）或久病入络，影响水液代谢，而致水瘀互结。

（三）临证用药体会

1. 善用益气固摄之品

消渴肾病的基本病机为脾肾亏虚，尤以气阴亏虚为主，脾肾气虚则固摄失司，导致精微物质下泄，随尿排出，临床可有泡沫尿等表现。故在临证治疗时，根据病因病机特点，以补益脾肾之药为基础，随证加减：①健脾补气以四君子汤为主方进行加减，常用药物有黄芪、党参、白术、茯苓、山药、砂仁等。②补肾益气以六味地黄汤为基础方进行加减，常用药物有熟地黄、酒萸肉、牛膝，偏于肾阴虚者加女贞子、墨旱莲、枸杞子等。③尿素氮等属于机体代谢产物，在体内属于精微物质，而排出体外则属于病理产物，中医理论认为其为水湿、浊毒之邪，在辨证加减时常选用金樱子、芡实、仙鹤草、鹿衔草等益气固摄之品，同时注重化湿泄浊之品的运用，如土茯苓、鬼箭羽、白花蛇舌草等。

2. 祛瘀治疗贯穿于本病治疗始终

赵莉娟教授认为糖尿病进一步发展出现组织缺氧、血管壁损伤、基底膜增厚、高血糖、高血脂、糖化血红蛋白增高，以及血液黏度和凝固功能增高而导致的血液循环障碍，是糖尿病肾病重要的病理生理学基础，而这些与中医学"消渴瘀血"又有密切联系。瘀血是糖尿病肾病重要的病理基础，血液循环障碍则是糖尿病肾病瘀血的重要客观标志，瘀血贯穿于消渴肾病的发病过程中，因此祛瘀治疗亦贯穿于本病治疗始终[3]。

根据瘀血形成病机的不同，中医辨证施治主要有：①热灼津亏，治以养阴清热、生津化瘀，方用竹叶石膏汤加减；②血瘀水停，治以活血化瘀、行水消肿，方用调营饮加减；③脾虚痰瘀，治以健脾行水化瘀，方用桂枝茯苓丸合五苓散加减；④肾虚血瘀，治以益肾化瘀，方用六味地黄丸合当归芍药散加减；⑤气虚血瘀，治以益气活血，方用补阳还五汤加减；⑥瘀血阻滞，治以活血通络、祛瘀生新，方用桃红四物汤加减。

消渴肾病临床上常采用桃仁、红花、丹参、川芎、赤芍、当归等活血化瘀药物，但随着病情进展，瘀血程度会逐渐加重，故赵教授在辨证用药时善用虫类走行之药，如蝉蜕、水蛭、地龙等。因虫类药具有行走攻窜、入络剔邪、逐瘀化痰攻毒等特点，现代药理研究认为该类药大多数具有抗凝、抗血栓、抗炎、降血脂的作用，可有效改善肾脏血流量，减轻肾脏损害并抑制肾脏纤维化形成。因此，临床上多选用虫类药物来治疗消渴肾病。

五、医案精选

医案 1

张某，女，68 岁。于 2019 年 11 月 28 日入院。主诉：双下肢水肿 3 年余，加重半月。患者于 3 年前确诊为糖尿病，2019 年冬间断有轻度下肢凹陷性水肿，呈对称性，未予重视，之后水肿逐渐加重，以劳累后为著，头晕，视物模糊，并伴有间断性手足麻木刺痛。本次入院患者双下肢对称性凹陷性水肿，尿中多泡沫，自诉尿量较前有减少（具体不详），伴有头晕，视物模糊，腰膝酸软，倦怠乏力，脘腹胀满，舌质紫暗，舌体胖大，边有齿痕，苔白，脉沉弦。查体：脉搏 78 次/分，血压 135/82mmHg，慢性病容，颜面眼睑水肿，睑结膜苍白，双肺呼吸音粗，未闻及干湿啰音，心律齐，各瓣膜听诊区未闻及病理性杂音，腹软，无压痛、反跳痛及肌紧张，移动性浊音（-），双肾区叩击痛（-），双下肢凹陷性水肿。生理反射存在，病理反射未引出。化验：血常规示红细胞计数 $2.46×10^{12}$/L，血红蛋白 71g/L，余项正常；尿常规示尿糖（＋＋），尿蛋白（＋＋＋）；血生化示血糖 12.1mmol/L，肌酐 133.0μmol/L，尿素氮 4.76mmol/L。

　　初步诊断　西医诊断：糖尿病肾病。中医诊断：消渴肾病。辨证：脾肾阳虚，水瘀互结。治则：温补脾肾，利水化瘀。

　　方选金匮肾气丸合苓桂术甘汤加减：生地黄 24g，茯苓 24g，山药 15g，牡丹皮 10g，泽泻 10g，山萸肉 10g，附子 6g，肉桂 9g，白术 10g，芡实 10g，益母草 15g，当归 10g，川芎 10g，丹参 20g。

　　4 剂，水煎服，每日 1 剂，早晚温服。

　　二诊　眼睑水肿消失，下肢水肿减轻，脘胀纳呆，仍有尿蛋白 3.0g/L，故于上方加怀牛膝 20g，黄芪 20g，陈皮 10g，金樱子 15g。10 剂。

　　三诊　前方守服半月，水肿消失，尿蛋白 0.5g/L。

　　【按语】本病例中，患者老年女性，糖尿病病史 3 年，入院症见：双下肢水肿，小便短少，尿中多泡沫，头晕，视物模糊，腰膝酸软，倦怠乏力，脘腹胀满，舌质紫暗，舌体胖大，边有齿痕，苔白，脉沉弦。病机分析：患者老年女性，起病缓慢，病程较长，消渴病久，伤及脾肾，耗伤阳气，脾阳虚则运化无力，致水湿内阻，进而影响肾阳化气，阳虚不能温化水湿，故见双下肢水肿；肾主骨，腰为肾之府，肾阳虚衰则温煦功能失职，故见腰膝酸软；水湿日久不化，湿阻中焦，故见脘腹胀满；湿邪上扰清窍，使得清阳不升，而浊阴不降，故见头晕、视物模糊；脾主四肢，脾阳虚则四肢失于温煦而见四肢麻木刺痛；结合舌胖有齿痕、苔白、脉沉主阳虚水泛，舌质紫暗主瘀血内阻。

　　综上所述，本病病位主要在脾肾，病性属本虚标实，以脾肾阳虚为本，水湿、瘀血为标。中医诊断为消渴肾病，辨证为脾肾阳虚，水瘀互结。以"补虚泻实，标本兼顾"为原则，治以温补脾肾，利水化瘀。方用金匮肾气丸合苓桂术甘汤加减。方中附子、肉桂为君以温阳利水，旨在补肾阳之虚而助气化之复；生地黄、山萸肉、山药以滋阴补肾、填精化气、阴生阳长，即王冰所谓"益火之源，以消阴翳"之理；泽泻、茯苓利水渗湿而泄浊，合肉桂以温化痰饮；牡丹皮则可除血分之滞；苓桂术甘汤意在温阳化饮，健脾渗湿。赵莉娟主任在临床治疗中善用肉桂代桂枝，因其可入下焦而补肾阳，长于温里寒，消渴肾病患者久病耗伤阳气，致脾肾阳虚，故临床上以肉桂疗效为佳。患者二诊时眼睑及下肢水肿症状改善，说明祛除水湿之邪有效。因患者蛋白尿程度较重，故予黄芪、怀牛膝补益脾肾之气，予金樱子加强固涩之效，旨在减少尿蛋白的漏出；加用陈皮以理气健脾燥湿，旨在改善患者脘胀纳呆症状。综上所述，本病例中根据患者正虚邪盛的病机，治疗上以扶正祛邪为主，在补益振奋机体阳气的同时，予以利水化瘀以祛邪，从而达到缓解患者症状、治疗疾病的目的。

　　医案 2

　　李某，男，65 岁。于 2018 年 8 月 30 日就诊。主诉：双下肢水肿半年，加重 10 天。患者于半年前劳累后出现双下肢对称性可凹陷性水肿，伴活动后气短、胸闷、乏力、腰痛、心慌等症，未予重视，上述症状时轻时重。10 天前又因劳累后出现双下肢水肿加重，按之凹陷不起，活动后肿甚，伴脘胀纳呆，肢冷便溏，乏力气短，胸闷，口干渴，腰酸痛，尿中多泡沫，夜尿多，平均每晚 3～5 次。既往：糖尿病病史 6 年，高血压病史 4 年。查体：呼吸 22 次/分，血压 160/80mmHg，慢性病容，颜面无水肿，睑结膜略苍白，双肺呼吸音粗，未闻及干湿啰音，心律齐，各瓣膜听诊区未闻及病理性杂音，腹软，无压痛、反跳痛及肌紧张，移动性浊音（−），双肾区叩击痛（−），双下肢凹陷性水肿。舌暗有瘀斑，舌底脉络色暗，苔白腻，脉沉滑。化验：血常规示红细胞计数 2.92×10^{12}/L，血红蛋白 93g/L，余项正常；尿液分析示蛋白质（＋＋）；24 小时尿蛋白定量 5.0g/L；血生化示血肌酐 152.5μmol/L，尿素氮 9.14mmol/L，血糖 10mmol/L。

初步诊断　西医诊断：糖尿病肾病。中医诊断：消渴肾病。辨证：脾虚痰瘀。治则：健脾行水化瘀。

方用五苓散合桂枝茯苓丸为基本方加减：桂枝 6g，茯苓 15g，赤芍 10g，桃仁 10g，丹参 20g，白术 10g，车前子 20g，泽泻 12g，当归 10g，陈皮 10g，益母草 20g。

10 剂，水煎服，每日 1 剂，早晚温服。

二诊　患者双下肢水肿、胸闷、气短症状减轻，上方加地黄 15g、牛膝 15g，继服 10 剂。

三诊　患者症状明显好转出院。

【按语】本病例中，患者老年男性，糖尿病病史 6 年，入院症见：双下肢水肿，胸闷、气短，活动后明显，乏力、心慌、脘胀纳呆，肢冷便溏，口干渴，腰酸痛，尿中多泡沫，夜尿多，平均每晚 3~5 次。舌暗有瘀斑，舌底脉络色暗，苔白腻，脉沉滑。病机分析：患者老年男性，起病缓慢，病程较长，消渴病久，肺脾肾三脏受损，脾主肌肉四肢，脾气不足，气血生化乏源，肌肉四肢及全身失于气血的充养，可见乏力；脾气不足，运化失健，胃气亦弱，纳腐功能减退，故见脘胀纳呆；脾虚失运，水湿不化，清浊不分，并走肠中，故大便溏薄；脾虚失运，水湿、痰饮浸渍肌肤，可致水肿；水气上逆，射肺凌心，肺失肃降，心失所养，故见气短、胸闷、心慌等；肾虚腰府失养，故见腰酸痛；脾肾气虚，精微物质下泄，故见尿中多泡沫；久病入络成瘀，故见舌暗有瘀斑，舌底脉络色暗。

综上所述，本病病位主要在脾肾，病性属本虚标实，以脾肾气虚为本，痰湿、瘀血为标。中医诊断为消渴肾病，辨证为脾虚痰瘀。治以健脾利湿，活血化瘀为原则。方用五苓散以利水渗湿，桂枝茯苓丸以活血化瘀。方中泽泻为君，以其甘淡，归肾、膀胱经，直达肾脏、膀胱以利水渗湿，使得水湿之邪从小便而去；茯苓味甘、淡，性平，归脾、肾经，有健脾渗湿、利水消肿之效，旨在增强泽泻利水渗湿之力，佐以白术同茯苓以健脾运化水湿；桂枝温阳化气以助利水；赤芍具有清热凉血之功效，《神农本草经》指出："主邪气腹痛，除血痹……止痛，利小便。"《本草求真》指出："赤芍与白芍主治略同……赤则能于血中活滞……"明确指出赤芍可以活血化瘀、利小便；桃仁有活血祛瘀之功效，治疗瘀血阻滞诸症，因其味苦，入心肝血分，善泄血滞，祛瘀力强，又称其为破血药，为临床上治疗瘀血阻滞的常用药；丹参，《本草纲目》谓其"能破宿血，补新血"，《妇科明理论》有"一味丹参，功同四物汤"之说，认为其活血化瘀功效强；当归在活血化瘀基础上有补血之功效；益母草活血化瘀同时可以利小便而消肿，全方共奏健脾利湿、活血化瘀之效。二诊时加地黄、牛膝旨在补肾生津，活血利水。方中赤芍、桃仁、当归、益母草均具有活血化瘀之功效，因瘀血阻滞的病机贯穿于消渴及其相关并发症的发生发展过程中，瘀血之邪不除，则痰湿之邪亦难解，故在临床治疗中，赵莉娟主任善用桃红四物汤等方药以加强活血化瘀之效，从而达到祛除诸邪之目的。

对于糖尿病肾病的治疗西医以基础治疗和药物治疗为主，基础治疗包括健康教育、饮食、运动治疗；药物治疗以控制血糖、血压、血脂及减少尿蛋白排泄等为目标，旨在保护肾脏从而延缓肾损害进展。现代医学在控制糖尿病肾病等多种并发症时缺乏特异性的治疗手段，疗效也欠满意。赵莉娟主任多年来在临床中充分发挥中医辨证的优势，运用中医药辨证治疗糖尿病肾病，取得了一定的疗效。同时临床上注重发挥中医特色，在准确辨证的基础上，灵活运用中医外治法，比如普通针刺、艾灸、中药热罨包、中药灌肠等，以达到行气通络、温经活血、泄浊排毒等功效。中医治疗通过多途径、多靶点作用于机体，与西医治疗取长补短、优势互补，因其简便验廉的特点，被越来越多的患者所认可。

（孙　茹）

参 考 文 献

[1] 薛静. 血清胱抑素 C 与糖尿病肾病不同时期的相关性 [D]. 太原：山西医科大学，2010.
[2] 孙茹. 摄精泄浊、化瘀通络法治疗早期糖尿病肾病的临床观察 [D]. 武汉：湖北中医药大学，2012.
[3] 陈筱云，赵莉娟. 从"瘀"论治糖尿病肾病 [J]. 中国中医基础医学杂志，2002，8（7）：53-54.

第四节　糖尿病神经源性膀胱（消渴淋证）

一、现代医学的认识

神经源性膀胱是指控制排尿功能的中枢神经系统或周围神经受到损害而引起的膀胱尿道功能障碍，尿不畅或尿潴留是其常见症状之一。糖尿病神经源性膀胱是糖尿病的慢性并发症之一，根据流行病学调查，我国 40%～80% 的糖尿病患者深受糖尿病神经源性膀胱的困扰，即便在血糖控制良好的情况下，该病的发生率仍高达 25%，且随着糖尿病病程的延长而不断攀升。目前发病原因尚不明确，早期表现有膀胱感觉丧失，膀胱内尿量累积到1000ml 或以上而无尿意，且排尿次数减少，继而出现逼尿肌功能减弱，排尿无力，残余尿量增多，超声检查残余尿量达 50ml 以上，最终晚期出现大而无力的膀胱、排尿失禁、继发感染和膀胱输尿管反流[1]。

关于糖尿病神经源性膀胱诊断标准，目前尚无明确统一的诊断标准，根据《糖尿病中医防治指南》[2]，并综合多数学者的认识，其诊断标准主要包括以下几点：①有糖尿病病史。②症状：排尿次数减少或增多，排尿延迟，尿流无力，尿液淋漓不尽、小腹胀痛，或尿路感染；体征：排尿后耻骨上触诊饱满或充盈有包块，叩诊呈浊音。③除外前列腺增生、结石、肿瘤及尿道狭窄等尿道梗阻的因素和因中枢神经系统疾病、外伤造成排尿异常者。④辅助检查：B 超检查膀胱残余尿量＞50ml。

本病尤其要注意和女性压力性尿失禁、男性前列腺增生症等疾病相鉴别。前列腺增生症，发生于 50 岁以上男性，有排尿困难、尿潴留，严重者引起肾、输尿管扩张积水，直肠指诊、膀胱镜检查、膀胱造影等可明确。女性压力性尿失禁，逼尿肌功能正常，尿道阻力降低，膀胱颈抬高试验阳性，膀胱尿道造影可见膀胱尿道后角消失，膀胱颈位置降低。临床上我们在接诊糖尿病合并排尿异常的患者时，常需鉴别相关疾病。

本病影响了患者的工作、学习、生活，严重降低了其生活质量，因此，对于疾病的预防和治疗显得尤为重要。西医治疗首先是治疗原发病，合理控制血糖，其次多使用血管扩张剂、拟胆碱能药物、B 族维生素等药物治疗，另外平素可嘱患者配合排尿训练，必要时需导尿、膀胱造瘘术等治疗。近年来使用高压氧治疗本病取得了一定的成效。但病情容易反复，远期治疗效果往往不是很理想。

二、中医学的认识

中医对于本病的认识，目前尚无明确的疾病名称，根据其尿频、尿急、小便淋漓不尽，甚至点滴而出、闭塞不通等症状特点，可归属于中医"淋证"、"癃闭"的范畴。

汉代张仲景在《金匮要略·五脏风寒积聚病脉证并治》中提出"淋秘"，并在《金匮要略·消渴小便不利淋病脉证并治》中记载"淋之为病，小便如粟状，少腹弦急，痛引脐中"，对本病的症状进行了详细描述。巢元方在《诸病源候论·诸淋病候》中高度概括淋证的病机为"诸淋者，由肾虚膀胱热故也"，认为肾虚、膀胱热为淋证的基本病机。唐代将淋证分为了石、气、膏、劳、热五种。张景岳提出了"凡热者宜清，涩者宜利，下陷者宜提升，虚者宜补，阳气不固者宜温补命门"的治疗原则。

中医对于癃闭的认识也较为久远，《黄帝内经》中记载"膀胱不利为癃，不约为遗溺"、"膀胱病，小便闭"，《证治准绳·闭癃》曰："闭癃合而言之一病也，分而言之有暴久之殊。盖闭者暴病，为溺闭，点滴不出，俗名小便不通是也；癃者久病，溺癃淋沥，点滴而出，一日数十次或百次。"文中对癃闭的论述较为详细。古代医家认为癃闭其病位在膀胱，且病变与肺之宣降、肝之疏泄、脾之升清、肾之气化功能失调密切相关，肾、膀胱及三焦气化失司是其病机。

三、赵莉娟教授心得

（一）病因病机认识

赵莉娟主任针对糖尿病神经源性膀胱患者的诊疗，在参照古代文献以及现代中医理论的基础上，根据其临床症状表现，首先辨病，以"淋证"、"癃闭"为主，然后分析其病机变化特点，准确辨证，本病属于消渴的变证，消渴的病机以阴虚为本，燥热为标，其发病主要与肺、脾、胃、肾有关，其中与肾最为密切。

消渴日久，肾阴不足，虚火旺盛，热灼膀胱故见小便频涩，淋沥不畅，或闭塞不通，则发为淋证或癃闭，淋证久病可进展为癃闭，癃闭复感外邪，易兼发淋证。消渴日久，阴伤气耗，致使气阴亏虚，由于阴阳互根，阳生阴长，阴虚日久耗损阳气，则致阴阳俱损。赵教授认为血瘀是消渴的重要病机之一，且其多种并发症的发生也与血瘀有密切关系，故认为血瘀贯穿于消渴及其并发症发生和发展的始终。因此，结合临床经验，对于消渴并发"淋证"、"癃闭"的病机特点主要为脾肾两虚、湿热瘀阻导致膀胱气化不利，病理性质以本虚标实为主，本虚主要为气、阴、阳虚，标实主要以湿、热、瘀多见，病位主要在肾、脾、膀胱，与三焦、肺等脏腑有关。

（二）中医辨证思路

临床上需仔细分析患者的病机特点，辨清标本虚实，然后辨证用药，治疗原则以补益脾肾、清热利湿、活血化瘀为主。赵教授认为临床上本病多见阳虚血瘀证、气虚气滞证以及湿热瘀阻证。

（1）阳虚血瘀证　主症为小便不通，淋漓不净或点滴不出，兼见畏寒肢冷，手足不温，遇冷尤甚，神疲无力，面色㿠白，腰膝酸软，小腹疼痛，痛有定处，舌质紫暗，或有瘀点，脉沉细涩无力。以温补肾阳、通阳利水、活血化瘀为治则，方用金匮肾气丸合抵当汤加减。

（2）气虚气滞证　主症为小便不通，淋漓赤涩，遇劳则发，神疲乏力，腰膝酸软，食欲不振，皮松肉痿，胁肋胀痛，口苦，情志不遂，善太息，舌淡苔白，脉弱或舌红苔黄，脉弦。以补脾益肾、行气利水为治则，方用无比山药丸合沉香散加减。

（3）湿热瘀阻证　主症为小便短赤，甚者疼痛，小腹胀痛，下阴瘙痒，口苦咽干，口黏不欲饮，大便干，舌红，苔黄腻，脉细数。以清热利湿利尿为治则，方用八正散加减。

（三）注重中医外治法的临床应用

中医配合普通针刺、艾灸、中药熏洗、中药穴位贴敷等外治法治疗，在改善糖尿病神经源性膀胱患者症状方面具有独特的疗效。

（1）针刺　常用穴位：中极、三阴交等；脾肾亏虚加脾俞、肾俞、关元；气阴两虚加气海、太溪；膀胱湿热加水道、阴陵泉；瘀血阻络加血海。有学者研究发现通过刺激中极可以增加膀胱初尿感容量、初次急迫膀胱容量、强烈急迫膀胱容量和最大膀胱测量容量，最大逼尿肌压力可明显降低[3]，减少膀胱残余尿量。

（2）艾灸　可以起到温经通络的作用，常选穴位：肾俞、脾俞、中极、气海、三阴交、阴陵泉等，有报道研究发现该治疗可改善患者尿潴留程度，其中对于轻度尿潴留患者症状改善明显[4]。

（3）中药熏洗　主要针对于邪实为主、湿热下注的患者，临床上常采用清热利湿通淋药物如黄芩、黄柏、苦参、金银花、蒲公英、败酱草等水煎以熏洗外阴，同时现代药理研究认为该类药物可以抑制泌尿道细菌生长。

（4）中药穴位贴敷　对于肾气虚者用乌药、五倍子等研磨外敷以收敛固涩；对于湿热壅盛者以通草、滑石、萹蓄、瞿麦、大黄等研磨外敷以清热利湿。取穴以肾俞、膀胱俞、中极、关元、三阴交等为主。

考虑到糖尿病合并有神经病变的患者，温痛觉不敏感，伤口不易愈合等，故在使用外治法治疗时需严密观察患者治疗不良反应，及时对症处理。

四、医案精选

医案 1

王某，女，56岁。既往："2型糖尿病"病史3年，平素口服"二甲双胍肠溶片"降糖治疗，血糖控制尚可。患者主因"小便频急涩痛1天"就诊。患者诉1天前吃火锅后出现排尿不畅，就诊症见：小便频急短涩，刺痛灼热，尿色深黄，伴有寒热、口苦，小腹拘急不适，腰痛拒按，大便秘结，舌红，苔黄腻，脉滑数。查体：体温37.1℃，脉搏102次/分，血压132/78mmHg，呼吸20次/分。急性病容，双肺呼吸音粗，未闻及干湿啰音，心律齐，各瓣膜听诊区未闻及病理性杂音，腹软，全腹无反跳痛及肌紧张，左侧中上输尿管压痛点压痛（＋），双肾区叩击痛（＋）。化验检查：血细胞分析示白细胞计数 $9.8×10^9/L$，中性粒细胞百分比76%；尿常规示白细胞（＋＋），潜血（＋），尿蛋白（±）；血肝肾功能正常。泌尿系彩超示排尿后残余尿量 78ml。

　　初步诊断　西医诊断：糖尿病神经源性膀胱。中医诊断：淋证（热淋）。辨证：湿热下注。治则：清热利湿通淋。

　　拟方为八正散加减。处方如下：萹蓄 10g，瞿麦 10g，滑石 18g，甘草 3g，通草 6g，灯心草 4g，栀子 10g，大黄 8g，枳实 15g，柴胡 12g，黄芩 12g，车前草 30g，蒲公英 30g，白茅根 30g。

　　5 剂，水煎服，每日 1 剂，早晚温服。

　　同时嘱患者将药渣煎煮以熏洗外阴，每日 1 次。注意饮食清淡，忌辛辣刺激之品；多饮水，勤排尿。

　　二诊　患者诉症状明显改善，无明显排尿不适，无发热、腰痛症状，大便正常，舌淡红，苔薄黄，脉略滑。查体：生命体征正常，心肺腹未及明显阳性体征。复查：血尿常规正常；泌尿系彩超示：排尿后残余尿量 30ml。嘱患者调情志，节饮食，不适随诊。

　　【按语】患者为中年女性，因进食火锅，酿生湿热，湿热下注膀胱，膀胱气化不利而发为淋证，出现小便频急涩痛症状。湿热阻滞，腰部气血运行不畅，不通则痛，故见腰痛。舌红，苔黄腻，脉滑数均为湿热之象。综上所述，本病病位在膀胱，中医辨病属"热淋"，辨证为湿热下注证。本病例中，患者以邪实为主，正虚之象不明显，故依据中医"急则治其标"的治疗原则，我们以八正散为主方清热利湿通淋以祛邪。

　　八正散为我们治疗热淋的代表方，徐大椿在《医略六书》记载到："热结膀胱，不能化气而水积下焦，故小腹硬满，小便不通焉。大黄下郁热而膀胱之气自化，滑石清六腑而水道闭塞自通，瞿麦清热利水道，木通降火利小水，萹蓄泻膀胱积水，山栀清三焦郁火，车前子清热以通关窍，生草梢泻火以达茎中。为散，灯心汤煎，使热结顿化，则膀胱肃清而小便自利，小腹硬满自除矣。此泻热通闭之剂，为热结溺闭之专方。"文中详细地论述了八正散的方义。同时现代药理研究认为该方能抑制尿道致病性大肠杆菌菌毛的表达和对尿道上皮细胞的黏附[5]。原方中使用木通以清心火、利湿热以通淋，现代药理研究认为木通所含的马兜铃酸为有毒成分，用量过大可引起急性肾衰竭甚至死亡，故临床上赵教授常常将木通易为通草取其利尿通淋之效而避其毒。同时将车前子易为车前草，二者功效相似，均具有利尿渗湿通淋功效，本病例中患者一派热象，因车前草兼有清热解毒之功效，故选用该药。选用蒲公英、白茅根以加强清热利尿之力；患者大便秘结，予大黄、枳实以通腑泄热；患者有寒热、口苦症状，有少阳证表现，故予柴胡、黄芩以和解少阳。全方共奏清热利湿通淋之效。配合中药药渣熏洗，将整体用药与局部用药相结合，充分发挥中医中药治疗疾病的优势。

　　医案 2

　　张某，女，72 岁。既往"2 型糖尿病"病史 8 年，目前使用"诺和灵 R、N 笔芯胰岛素注射液"降糖治疗，空腹血糖控制在 7mmol/L 左右，餐后 2 小时血糖控制在 10mmol/L 左右；"高血压"病史 5 年，血压最高达 180/100mmHg，目前口服"氯沙坦钾片100mg，每日 1 次"降压治疗，平素血压控制在 140～150/80～95mmHg 之间。患者主因"间断排尿频急涩痛 3 年余"就诊，每因劳累后发病，自行口服"左氧氟沙星胶囊"症状可缓解，未予进一步诊治。就诊症见：小便赤涩时甚，淋沥不已，时发时止，遇劳即发，乏力，腰膝酸软，五心烦热，口干咽干，舌暗红，少津，脉沉细涩。查体：心肺腹未及明显阳性体征，双肾区叩痛（-）。

化验检查：血尿常规正常；血肝肾功能正常。泌尿系彩超示：排尿后残余尿量 132ml。

初步诊断　西医诊断：糖尿病神经源性膀胱。中医诊断：淋证（劳淋）。辨证：脾肾两虚，湿热瘀阻。治则：补益脾肾，清热通淋。

方选参芪地黄汤加减。处方如下：黄芪 30g，太子参 15g，茯苓 10g，生地黄 30g，山药 15g，山萸肉 15g，天花粉 10g，葛根 15g，知母 15g，黄柏 15g，泽泻 10g，牡丹皮 10g，车前草（包）30g，川牛膝 15g，蒲公英 30g，金银花 30g。

7 剂，水煎服，每日 1 剂，早晚温服。

配合普通针刺治疗，取穴如下：三阴交（双）、阴陵泉（双）、中极、关元、足三里（双），留针 30 分钟，每日 1 次。同时嘱患者合理控制血糖、血压。

二诊　患者诉排尿不适症状较前减轻，五心烦热、口咽干症状缓解，仍有乏力及腰膝酸软，舌暗红，苔中根部薄黄，脉细涩，原方基础上酌加杜仲 10g、桑寄生 15g、川芎 10g，继服 7 剂，继续予以普通针刺治疗，取穴同上。

三诊　上述症状均明显改善，查舌暗红，苔薄白，脉细涩。复查彩超示：排尿后残余尿量 70ml。上方基础上减泽泻、蒲公英、金银花，继服 5 剂以巩固疗效。

【按语】患者老年女性，消渴病程较长，且淋证久病迁延不愈，损伤脾肾，以气阴亏虚为主。脾虚生湿，湿郁日久化热，湿热下注，膀胱气化不利，故见尿频尿急尿痛；脾气亏虚，运化无力，故见乏力；阴虚火旺，虚热内扰，热盛伤津，故见五心烦热、口干咽干；腰为肾之府，肾虚腰府失养，故见腰膝酸软；结合舌脉特点，中医辨证属脾肾两虚，以气阴亏虚为主，夹湿热瘀。因患者正虚邪恋，致使病情反复，迁延难愈。故我们在治疗时宜扶正祛邪并重，扶正以利于祛邪，祛邪而不伤正，补益脾肾、益气养阴的同时，予以清热、利湿、活血、通淋，方选参芪地黄汤加减。

方中以黄芪、太子参健脾益气；以生地黄、山萸肉、山药养阴；以茯苓、泽泻渗湿利水，通利水道；以蒲公英、金银花清热解毒；以知母、黄柏滋阴降火；以天花粉、葛根生津止渴；以牡丹皮清热活血祛瘀；以川牛膝补肾、通淋、兼活血；以车前草加强清热通淋之力。全方共奏补益脾肾、益气养阴、清热、利湿、活血、通淋之效。

予普通针刺治疗以加强疗效，三阴交为足太阴脾经穴，为肝脾肾三阴经交会穴，有健脾益肾之功效，可治疗生殖泌尿系统疾病，可利尿通淋；阴陵泉亦为足太阴脾经穴，具有健脾利湿通淋之效，可治疗小便不利等脾不运化水湿病证；中极为任脉与三阴经交会穴，具有补肾气、利膀胱、清湿热之功；关元培元固本、补益下焦，被认为是补虚保健常用穴；足三里为足阳明胃经穴，是强壮保健要穴，可以增强机体免疫力，与关元配伍，先后天同补，共奏健脾益肾之效。遵循中医治则，普通针刺既可补，又可泄，副作用少，且疗效可观，为患者易于接受的一种治疗方法。

二诊时患者排尿不适等症状减轻，仍有乏力及腰膝酸软症状，故酌加杜仲、桑寄生以补肾强筋骨，以川芎加强活血作用。

三诊时患者症状明显改善，结合舌脉特点，患者目前湿热象已不显，考虑到清利过度恐有伤阴之弊，故减泽泻、蒲公英、金银花之类清利药，继续予以扶正治疗。

医案 3

梁某，男，68 岁。既往"2 型糖尿病"病史 10 年，合并有糖尿病多种并发症。曾间断使用"门冬胰岛素"及"地特胰岛素"降糖治疗，未予监测血糖。"高血压"病史 10 年，血压最高达 210/110mmHg，不规律服用钙离子通道阻滞剂及血管紧张素Ⅱ受体拮抗剂类药物治疗，平时未予监测血压。患者近半年来出现尿频、尿不尽等症状，未予重视。目前排尿不适症状加重，故来诊。症见：小便点滴而出，排出无力，面色㿠白，神气怯弱，畏寒肢冷，腰膝酸软，舌淡胖，苔薄白，脉沉细。查体：心肺未及明显阳性体征，耻骨联合上叩诊呈浊音，双肾区叩痛（-）。辅助检查：泌尿系彩超示残余尿量 400ml。

初步诊断　西医诊断：糖尿病神经源性膀胱。中医诊断：癃闭。辨证：肾阳衰惫。治则：温补肾阳，化气利水。

方选济生肾气丸加减。处方如下：熟地黄 12g，山药 15g，茯苓 12g，泽泻 10g，附子 6g，肉桂 3g，车前子（包）30g，山萸肉 12g，牛膝 15g，杜仲 10g，补骨脂 10g，琥珀 3g，丹参 30g。

3 剂，水煎服，每日 1 剂，早晚温服。

配合普通针刺治疗，取穴如下：肾俞（双）、膀胱俞（双）、三阴交（双），留针 30 分钟，每日 1 次；艾灸中极，每次 15 分钟，每日 1 次。同时嘱患者规律用药，严格控制血糖、血压。并告知患者症状持续不缓解时需尽快留置尿管导尿治疗。

次日随访患者，排尿不畅症状有改善，尿量较前有增加。

【按语】中医认为正常排尿有赖于膀胱与三焦的气化功能，而膀胱和三焦的气化作用又有赖于肾阳的温煦气化。《圣济总录》指出："消渴日久，肾气受伤，肾主水，肾气衰竭，气化失常，开阖不利。"本病例中患者久病消渴，阴损及阳，肾阳不足，命门火衰，阳不化气，膀胱开阖失司，则发为癃闭。阳虚四肢不得温煦，腰府失养，故见畏寒肢冷、腰膝酸软。结合舌脉特点，均为肾阳亏虚之象。故选济生肾气丸以温补肾阳，化气利水。

方中以附子、肉桂温通肾阳，助命门之火以温阳化气，乃"阴中求阳"之意；以熟地黄、山药、山萸肉益肾填精滋阴；以茯苓、泽泻、车前子利尿通淋；以牛膝、杜仲、补骨脂补肾强腰；琥珀归心、肝、膀胱经，具有利尿通淋、活血散瘀的功效，对于排尿不畅的患者临床常选用该药，活血祛瘀以助利尿通淋。肾阳虚衰，无力推动血液运行，久则形成血瘀，瘀血阻滞，亦可影响膀胱气化功能而出现癃闭，故赵莉娟教授在治疗本病时尤注重活血化瘀药物的使用，善用桃红四物汤类方剂加减，旨在祛瘀以保证气血运行顺畅，改善膀胱气化功能，缓解患者临床排尿不适症状。本患者以一味丹参以加强活血之效。

肾俞为益肾之基础穴及常用穴；膀胱俞是膀胱背俞穴，具有通利膀胱、强腰壮脊的作用，是治疗小便不利、遗尿等膀胱气化功能失调等疾病的主穴；三阴交为足三阴经的交会穴，具有平衡脏腑阴阳、调节气机的作用。中极可补肾气、利膀胱、清湿热，该穴在进针治疗时宜排空膀胱，考虑到患者目前存在尿潴留，故予以艾灸方式治疗。

针对本患者，治疗应分清标本缓急，急则治其标，"不通"为主要矛盾，为防止病情进展，故采取针药并施的原则，益肾温阳助气化，通利膀胱助排尿。

（孙　茹）

参 考 文 献

[1] 廖二元. 内分泌代谢病学 [M]. 3 版. 北京：人民卫生出版社，2012：1378.

[2] 中华中医药学会糖尿病分会. 糖尿病中医防治指南 [M]. 北京：中国中医药出版社，2007：47-50.

［3］唐镜全. 刘志顺主任医师针灸治疗神经源性膀胱的诊疗经验总结［D］. 北京：中国中医科学院，2017.

［4］温婷，肖绍文，王洁，等. 艾灸干预糖尿病神经源性膀胱康复效果的 Meta 分析［J］. 按摩与康复医学，2021，12（20）：4-8，11.

［5］李昭融. 13 味中草药及八正散对泌尿系感染致病菌体外抑菌作用研究［D］. 天津：天津中医药大学，2021.

第五节　糖尿病合并下肢动脉粥样硬化症（消渴脱疽）

一、概述

糖尿病合并下肢动脉粥样硬化症属于糖尿病患者血管并发症的其中一种，此病为糖尿病患者常见的慢性并发症之一，相关的研究资料表明，病程不足 5 年的 2 型糖尿病患者下肢血管病变的发生率为 22.6%；病程为 5～10 年的 2 型糖尿病患者下肢血管病变的发生率为 23.1%；病程超过 10 年的 2 型糖尿病患者下肢血管病变的发生率为 66.7%。常表现为下肢发凉、麻木和典型的间歇性跛行，严重者甚至可出现持续性下肢痛、足背动脉搏动减弱或消失，甚至可引起坏疽、截肢、致残，直接危及到患者的生存、生活质量。本病起病隐匿，早期症状不显著，但一旦病情发展至不可逆阶段，治疗相当困难，会给患者身心带来巨大的痛苦。本病的发生与高血糖、高血脂、高血压、肥胖、吸烟等诸多因素密切相关。

二、现代医学的认识

1. 病理改变

糖尿病合并下肢动脉粥样硬化症病理改变包括内皮细胞功能不全、广泛内膜下脂质堆积、多种免疫反应加剧、血管平滑肌细胞增殖及细胞外基质重构。

2. 诊断依据

采用中国中西医结合学会周围血管疾病专业委员会制定的《糖尿病肢体动脉血管闭塞症临床诊断与疗效标准》：

1）发病年龄：45 岁以上。

2）既往有糖尿病病史。

3）慢性肢体动脉缺血的临床表现：肢体感觉麻木、怕冷或怕热、肢体的感觉功能减退、间歇性跛行，严重者发生溃疡、坏疽，四肢均可发病，但下肢发病最为明显。

4）肢体检查有肢体动脉狭窄及闭塞性的改变，以下肢多见。

5）常伴有高血压、冠心病、高脂血症、肾动脉血管病、脑血管病和眼底动脉血管病变等。

6）排除血栓闭塞性脉管炎、大动脉炎等。

7）辅助检查：①对肢体动脉无损伤的辅助检查：如血管超声、彩色多普勒血流图检查，借此判断有无肢体动脉狭窄及闭塞性的改变。②动脉造影检查：糖尿病及肢体动脉硬化可以导致肢体动脉侧支的血管发生狭窄、迂曲、闭塞，应用动脉造影检查可以确诊本病，该方法临床意义重大。

3. 临床分期标准

（1）一期（局部缺血期） 有慢性肢体缺血表现，以间歇性跛行为主，肢体发凉、麻木、胀痛、抗寒能力减退。

（2）二期（营养障碍期） 肢体缺血表现加重、皮肤粗糙、汗毛脱落、指甲肥厚、脂肪垫萎缩、间歇性跛行、静息痛等。

（3）三期（坏死期） 具有慢性肢体缺血表现，如除间歇性跛行、静息痛之外，发生肢体溃疡及坏疽。根据坏死范围分为三级：

1）一级：坏死（坏疽）局限于足趾或手指。

2）二级：坏死（坏疽）扩延至足背及足趾，超过跖趾或掌指关节。

3）三级：坏死（坏疽）扩散至踝关节及小腿、手部及腕关节。

4. 治疗

目前对于下肢动脉硬化症的治疗分为一般治疗、药物治疗、手术治疗。

（1）一般治疗 主要为控制本病的危险因素，降压、降糖、调脂、控制体重、戒烟。

（2）药物治疗 以抗血小板聚集、抗凝、扩血管、调脂稳斑为主；药物治疗的目的是改善血液高凝状态、扩张血管、增加侧支循环、镇痛、溶栓等。

（3）手术治疗 对于一般治疗及药物治疗疗效欠佳的患者，可以考虑手术及介入治疗，但手术治疗风险大，且需考虑手术的适应证。

由于本病起病隐匿、早期临床诊断率不高、病程迁延，多数患者出现诸如间歇性跛行等典型临床症状时早已病情深重，因此在本病的治疗方式选择上，未病先防和对因调理显得尤为重要，中医辨证治疗在这两方面有独特优势。

三、中医学的认识

（一）古代中医学的认识

糖尿病下肢动脉粥样硬化症在祖国医学中并无明确的病名，据其临床表现可归属于消渴合并症血痹或脉痹、脱疽等范畴。

《素问·五脉生成》曰："血凝于肤者为痹。"这是祖国医学中的"血痹"被首次提及。《金匮要略·血痹虚劳病脉证并治》指出："血痹阴阳俱微，寸口、关上微，尺中小紧，外证身体不仁，如风痹状，黄芪桂枝五物汤主之。"

"脉痹"最早出自《素问·痹论》，其曰"脉痹之血凝不行"，"邪客于经络而为经痛者……不从气而转入，乃直中于脉而为脉痹"，"心痹者，脉不通"，"痹在于脉则血凝而不流"，"痹或痛，或不痛，或不仁……其不痛不仁者，病久入深，荣卫之行涩，经络时疏，故不通"。这是对脉痹演变过程的精辟论断。

"脱疽"最早见于《黄帝内经》，当时名为"脱痈"，《灵枢·痈疽》谓："发于足指，名脱痈。其状赤黑，死不治；不赤黑，不死。不衰，急斩之，不则死矣。"明清以来有关"脱疽"的文献记载逐渐增多，具代表性的是明代陈实功的《外科正宗》，其"脱疽论"从病因病机、症状、治疗各方面对脱疽做了详细论述："夫脱疽者，外腐而内坏也。此因平昔厚味膏粱，熏蒸脏腑；丹石补药消烁肾水；房劳过度，气竭精伤……凡患此者，多生于手足，故手足乃五脏枝干，疮之初生，形如粟米，头便一点黄泡，其皮犹如煮熟红枣，黑气侵漫，相传五指，传遍上至脚面，其疼如汤泼火燃……"此书是记载"脱疽"最详细、最重要的著作。从表面皮肤腐烂坏死角度详细描述本病的临床特征，又从平素喜食肥甘厚味、过服丹药、起居不慎角度阐述了本病耗气伤津、伤阳劫阴以致四肢受病，并认为本病是机体内部脏腑气血失调，以致手足肢体脉络受阻，气血失于濡润而引发的外在表现。临床可表现为下肢麻木，疼痛，凉冷，皮色苍白，或干枯发黑，间歇性跛行，夜间痛甚，四肢冷凉，倦怠乏力，跌阳沉伏不见等征象。严重者甚至发生溃疡、坏疽等。

我国传统医学此病辨证以脾肾阳虚、寒湿痹阻、气血凝滞、经脉阻塞为其主要病机，属本虚标实之证。

（二）现代中医家的认识

于世家教授认为消渴日久，耗气伤阴，气虚则行血无力，阴虚则血行艰涩。即如《素问·痹论》所言："病久入深，荣卫之行涩。"气虚一则不能温煦四肢，故见四肢冷；二则帅血无力，气虚血瘀不能濡养肢体肌肉及筋骨，故见痿软无力，间歇性跛行，且久病必瘀，作为病理产物的瘀血又成为致病因素，互为因果，交互为患，而见舌质紫黯，或有瘀斑，舌下静脉曲张。病变阶段不同，病因病机不尽相同，但总以瘀血阻滞为根本。所以，组方用药上，将益气治疗贯穿于治疗的始终。大剂量益气药加小量活血药亦是于教授治疗该症的特点，将活血化瘀药应用贯穿于治疗始终，但用量通常不大[1]。

王氏用抵当汤加黄芪组成具有益气活血化瘀作用的黄芪抵当汤，结合辨证与其他方合用于糖尿病晚期并发症如脉痹、中风、胸痹、血证、水肿、眩晕等，取得满意疗效。即初期以阴虚燥热为主，继之气阴两虚，至晚期则虚实并见，本虚标实。虚为气血阴阳俱虚，实的本质是瘀血及由瘀血引起的各种变证[2]。

郑则敏将本病分为三型：其一为阴寒络阻、气阴两虚证，病机多属脾虚阴亏；其二为瘀阻络道、脾肾阴虚证，病机多由脏阴亏虚、瘀毒蕴热而发；其三证属阴虚血瘀、热毒内蕴证，病机多为脾虚毒侵，成脓化腐[3]。

李振中也将本病以三证分型：其一为阴虚燥热型，主滋阴化痰、化瘀散结；其二为气阴两虚型，主益气化痰、活血散结；其三为阴阳两虚型，主温阳活血、活血散结。

陈立新主张治疗本病一要健脾行气，故其以参苓白术散打底，酌加地龙、全蝎等活血之品；二要滋阴温阳，故自拟桂附通络丸，全方以桂、附作为君药，佐以黄芪、当归，起到补气养血，温阳散寒之效；三要重活血化瘀，故其善加地龙、全蝎等虫类活血之品，旨在行瘀通络[4]。

钱秋海治疗本病注重补气健脾的同时勿忘固护阴液，故其多以生脉散打底，随证化裁。同时钱氏也强调化瘀消肿，故其临床多配合红花、水蛭、厚朴、茯苓等活血行气、利水通淋之辈。对于痹证所伴下肢疼痛的症状，钱氏主张补益肝肾，故其擅用桑寄生、杜仲、羌活、独活以养肝固肾[5]。

谢春光尤为重视"治未病"的思想，其自创参芪复方旨在健脾助运、益气养阴，重点针对本病下肢尚未出现明显不适症状的消渴患者。同时，其将已发生血管病变的患者分为热毒、痰浊、血瘀之别，分别治以黄连解毒汤化裁、苓桂术甘汤加减和当归四逆汤加减，以期分证治之，既病防变[6]。

李小娟认为糖尿病合并下肢动脉粥样硬化症是在以阴虚为本，燥热为标为根本病机的消渴基础上发展而来，病迁延日久由本之阴虚可以发展为气虚、阳虚，经相互兼加变化形成了气阴两虚、阴阳两虚等，其根本病机主要为气血阴阳俱损。正气亏虚乃为内因之本，寒湿等外邪侵袭乃是外因之标，正所谓"正气存内，邪不可干，邪之所凑，其气必虚"。如阳虚则寒邪凝滞，寒湿外邪趁虚而入，湿胜着脉，寒邪凝结，导致局部经络、组织受损，痹阻于血脉经络，气血阻滞运行不畅，瘀血内停，或阴虚化火与湿邪兼合，形成湿热邪阻于经脉，久终成痹证；阳虚不能温煦，阴虚不能濡养，此即不荣则痛也，寒湿等外邪瘀阻，不通则痛焉。因此重视"通法"，抓住目标，则可达事半功倍之效果。

庞鹤教授认为慢性下肢动脉缺血性疾病的主要病机是"正气虚、血瘀、浊邪化毒阻络"。强调正气虚是该病的发病基础；瘀血贯穿疾病过程的始终；重视浊毒在该病发生发展中的作用。在周围血管疾病的辨证上，庞鹤教授认为阴虚火旺致痹，气虚血瘀、阴阳两虚致瘀，阳虚血痹，久病入络，情志致瘀，致使痹阻脉络而发本病。痹贯穿本病的始末，至关重要。针对本病的这一病机特点指出多以滋阴养血通络、益气活血通络、益气养阴通络、温阳理气通络、健脾渗湿通络、疏肝理气通络治法治疗本病。

四、赵莉娟教授心得

（一）病因病机的认识

消渴脱疽的发生与患者的年龄，外感寒湿之邪，平素饮食偏嗜肥甘厚腻之品，以及情志的失调密切相关。

1）年老病程长患者易致此病。年老体弱，气血两虚，气阴两虚，瘀血阻滞，经脉痹阻，气血不能通达四肢关节肌肉从而发为"脉痹"；或者由于患者肝肾两虚，导致精气耗伤，筋炼骨枯，肾水消灼，而成"脱疽"之症。消渴脱疽其发病人群常出现于老年人之间，病因及病机多为年老体弱，其脏腑功能日益减弱衰退，机体的机能较前退化。

2）平素饮食偏嗜肥甘厚腻之品，导致机体湿浊内蕴，伤及脾胃，脾失健运，聚湿成痰，痰凝四肢经脉。

3）外感寒湿等邪气，或者七情内伤、饮食失节等因素致瘀浊痰湿之邪在体内化生；或年老之人，元气本虚，气血虚弱不得以推动、运化体内的各种病理产物，病理产物聚集，机体的气血运行不畅，不能达到关节及四肢肌肉等，久之脉道出现阻滞不畅，四肢关节肌肉失去温煦及濡养，下肢动脉的硬化继而出现，表现出下肢临床慢性缺血的症状。如下肢的麻木、胀痛、发凉或者灼热感，间歇性跛行，病情进一步发展形成溃疡、坏疽等症状。

（二）变证多端，瘀血贯穿

赵教授认为消渴及其并发症病机复杂，虚实兼杂，糖尿病合并下肢动脉粥样硬化症基本病机是气阴两虚、脉络瘀阻，且"瘀"贯穿始终，治疗上当辨证论治，从"瘀"着手。

消渴基本病机为"阴虚燥热"。阴虚燥热日久，邪热煎熬，消灼津液，耗伤营血，以致血中津少，质黏而稠，运行滞涩，渐聚成瘀，瘀血阻塞脉络；阴阳互根，消渴病久，阴损及阳，阳气亦虚，阳虚血必凝；消渴日久耗损正气，气为血帅，气行则血行，气虚运血无力而血滞，血滞则为瘀；此外，痰阻、寒冷、饮食、情志等因素均可致瘀；因此，瘀血既是消渴发病的致病因素，又是消渴的病理产物，瘀血阻络致气血阴阳运行受阻，营卫不通，津血不行，骨枯髓涸，终成"消渴脱疽"。

故治疗中，活血化瘀贯穿于消渴脱疽治疗始末，结合患者主症及舌脉，辨证为气虚血瘀、寒凝血瘀、阴虚血瘀、痰瘀阻络等证型，临床治则当根据患者标本虚实酌情选用药。譬如对于气虚血瘀证型以补气为主，辅以活血，方能气旺血行，纯用活血不能取效，如补阳还五汤、黄芪桂枝五物汤等。对于寒凝血瘀者当温经散寒，活血化瘀，寒化瘀开，方如温经汤、当归四逆汤等。对于阴虚血瘀者，当滋养阴液兼以活血化瘀，如芍药甘草汤联合四物汤，防单纯活血进一步劫伤阴液。痰瘀阻络者当化痰祛湿活血并行，湿性黏腻，湿瘀互结黏滞难去，二者兼治方可湿除瘀开。

（三）善于古方探微，引发新义

1. 当归四逆汤加减应用

医学大家张仲景的经典著作《伤寒论》记载："手足厥寒，脉细欲绝者，当归四逆汤主之。"方中当归药性温而味甘甜，养血活血以止痛，血虚瘀滞且寒者最为适用；桂枝温而辛散之特性，可温通血脉、经络以散寒滞，二者相须共为君药。细辛散寒邪，温经络，可助君药桂枝增强温通血脉之力；通草因微寒而甘淡，名如其功效，通行经络走脉活血，使气血畅行无阻。味甘甜的炙甘草、大枣健脾益气养血，于方中起相佐作用，可使后天之本脾胃健运而气血充足。炙甘草亦兼为使药以调和药性。温阳散寒，养血通脉为全方治疗宗旨。适用于消渴脱疽寒凝血瘀证者。血瘀寒凝之证，见手足厥寒，麻木甚至青紫，或腰腿足冷痛，口淡，舌淡，苔白滑，脉细欲绝。

2. 黄芪桂枝五物汤加减应用

消渴脱疽未溃期气虚血瘀证者，以肌肤不仁为主症，症见下肢麻木、发凉、乏力、疼痛等，予以黄芪桂枝五物汤益气通阳活血。方中黄芪甘温，大补益气，固护肌表；桂枝味辛性温，温经通阳，活血通络，又可祛邪外出；芍药和营益阴，理血通痹；生姜助桂枝以通阳行痹，合大枣调和营卫。五药相合，温、补、通、调并用，共奏益气通阳、和营通痹之效。方中可加入桃仁、红花、鸡血藤、水蛭、地龙之品加强活血化瘀力度。

3. 当归芍药散加减应用

"妇人腹中诸疾痛，当归芍药散主之。"当归芍药散原方见于《金匮要略·妇人杂病脉证并治》。本方原用于主治肝脾不调之腹痛。肝为木，调畅气机；脾为土，运化水湿。若脾虚而为肝木所乘，气血瘀滞，可致腹中㽷痛（疼痛，绞痛，或绵绵作痛之义）。故其治当抑木并举，理气祛湿兼施。当归芍药散主用芍药抑肝止痛；当归、川芎调理气血；白术健脾扶土；茯苓、泽泻利水渗湿。临床上糖尿病合并下肢动脉粥样硬化症，症见肝脾不调，脾虚湿浊内停，瘀血内阻者用此方有效。

4. 肾气丸加减应用

"虚劳腰痛，少腹拘急，小便不利者，八味肾气丸主之"（《金匮要略·血痹虚劳病脉证并治》）。"男子消渴，小便反多，以饮一斗，小便一斗，肾气丸主之"（《金匮要略·消渴小便不利淋病脉证并治》）。本方主治肾气（阳）亏损，命门之火不足之证。命门火衰，真阳不足，则变生诸症，不可胜数。夫阴阳互根，无阴则阳无以生，无阳则阴无以化，故方中以干地黄、山茱萸、山药滋阴以济阳，正如张景岳所说："善补阳者，必于阴中求阳，则阳得阴助，而生化无穷。"本方补阴助阳，水火并补，大生肾气，凡肾之精气不足证，皆可运用。

临床用于治疗消渴脱疽肢端疼痛麻木，畏寒肢凉，阳痿早泄，月经失调，精神倦怠，面色晦暗，头晕耳鸣，夜尿多，大便时干时稀，舌黯淡，苔薄白或少，脉沉细之阴阳两虚证者肾气丸加减效可。如舌暗疼痛明显，瘀血内阻明显者，可合用抵当汤；头晕乏力，心悸自汗者可合用黄芪建中汤加减。

（四）注重辨证论治与专病专方相结合

赵教授结合临床将本病分为以下常见证型，并予以专病专方应用，效佳。证型分为：气阴两虚、瘀阻脉络证，阴虚内热、瘀血阻滞证，痰瘀互阻证，脾肾阳虚、痰瘀阻络证，湿热蕴结、脉络闭阻证。

1. 气阴两虚、瘀阻脉络证

症见患肢酸胀、疼痛、麻木或皮色暗红，或有间歇性跛行，伴倦怠乏力，口干便秘，舌质暗、有瘀点，瘀斑，少津、少苔，脉细涩。治则：益气养阴，温经通络。选用自拟通痹方加减。

消渴的基本病机是气阴两虚。气虚则水谷不能化生精微，血生化之源不足，阴血同源，阴虚则脉络失养，损伤枯涩，不荣则痛，气虚不能达于四末，肢体失于温煦濡养，气虚则血行不畅，血脉瘀阻，不通则痛，久之可出现下肢肢体疼痛、麻木、发凉、间歇性跛行，甚至溃疡、坏疽等下肢缺血的临床症状。通痹方中生黄芪补气生血，且补而不滞；配白芍、当归养血和血，气血足则可养筋脉；桂枝温通筋脉；延胡索、桃仁活血通络；加之鸡血藤、怀牛膝引血下行且有通络作用，共助君药达通脉止痛之功；银花藤为佐药，制其他药物的辛温之性；甘草调和诸药。综上所述，该方具有益气养阴，活血化瘀之功效，为糖尿病合并下肢动脉粥样硬化症的预防和治疗开拓新的思路及方法。

2. 阴虚内热、瘀血阻滞证

症见口干、头晕、大便干、下肢疼痛、足麻木、下肢麻木、口渴、指尖麻木、盗汗、足疼痛、肢体疼痛、消瘦、怕热、心悸、手足心热，舌暗红、淡暗，苔黄，脉弦细。方用知柏地黄丸，治以滋阴降火、祛瘀通络，药多用红花、鸡血藤、茯苓、知母、牡丹皮。

3. 痰瘀互阻证

症见口干、乏力、头晕、胸闷、下肢疼痛、下肢麻木、足麻木、痰多、下肢水肿、指尖麻木，舌暗红、淡暗，苔黄，脉细涩。方选桃红四物汤合二陈汤加减，治以清化痰湿、活血化瘀，药多用茯苓、地黄、川芎、当归、鸡血藤等。

4. 脾肾阳虚、痰瘀阻络证

症见肢体明显发凉，冰冷，呈苍白色，遇寒冷则症状加重，伴腰酸，畏寒，肌瘦乏力，舌淡，苔白腻，脉沉迟无力或细涩，趺阳脉弱或消失。治以温补脾肾，化痰通脉。方选金匮肾气丸（《金匮要略》）加减，组成：制附子、桂枝、地黄、山萸肉、山药、黄精、枸杞子、三七粉（冲服）、水蛭粉（冲服）等。

5. 湿热蕴结、脉络闭阻证

症见患肢红、肿、热、痛，伴发热，烦躁易怒，口渴喜冷饮，舌质红绛，触之患部皮温高；趺阳脉可触及或减弱；间歇性跛行，甚者出现静息痛；或伴口渴、大便干燥难下、小便短少赤黄；舌质红绛，有瘀点、瘀斑，苔黄，脉数。治以清热解毒，活血止痛。方选四妙勇安汤加减，组成：金银花、玄参、当归、甘草、茵陈、栀子、薏苡仁、赤芍、牡丹皮等。

五、医案精选

医案 1

王某，男，63 岁，于 2012 年 9 月 12 日就诊。2 型糖尿病病史 13 年，平素皮下注射诺和灵 50R 注射液联合口服阿卡波糖控制血糖，监测血糖整体偏高，空腹及餐前血糖 8mmol/L 左右，餐后 2 小时血糖 10～13mmol/L，偶有低血糖发生，患者于 1 年前开始自觉双下肢沉重发凉，渐出现双下肢麻木疼痛、间歇性跛行，持续行走距离小于100m，纳可，眠差，二便调。舌质黯，苔薄黄腻，脉沉细。化验检查：空腹血糖 8.4mmol/L，餐后 2 小时血糖 13.5mmol/L，甘油三酯 4.86mmol/L，总胆固醇 6.87mmol/L，高密度脂蛋白胆固醇 1.08mmol/L，低密度脂蛋白胆固醇 3.66mmol/L，踝/肱指数 0.48。双下肢动脉血管彩超示：双下肢股动脉、腘动脉、胫前动脉、胫后动脉、足背动脉血管内膜毛糙增厚，双侧股动脉可见多发强回声斑块，彩色血流充盈缺损，左侧胫前动脉、双侧胫后动脉及足背动脉血管内径变细，内可见多发点状强回声，彩色血流不连续，左侧足背动脉未探及彩色血流信号，提示双下肢动脉粥样硬化闭塞症。

初步诊断　西医诊断：2 型糖尿病，糖尿病合并双下肢动脉粥样硬化闭塞症，血脂异常。中医诊断：消渴脱疽（未溃期）。辨证：气阴不足，阳虚寒凝。治则：益气养阴，活血化瘀，温阳通络。

处方用药：生黄芪 30g，桂枝 10g，白芍 20g，当归 20g，桃仁 12g，红花 9g，赤芍 20g，淫羊藿 10g，忍冬藤 25g，怀牛膝 10g，木瓜 15g，玄参 25g，牡丹皮 15g，延胡索 15g，水蛭 9g，地龙 15g，甘草 6g。

14 剂，水煎 400ml，每日 1 剂，早晚温服。

二诊　2 周后双下肢麻凉痛症状缓解，乏力改善，夜休尚可，舌黯红，苔薄白，脉沉细。效不更方，继续口服 3 周。

三诊　复查彩超提示双下肢动脉血流情况改善。

【按语】该方中黄芪的用量最重，为甘温之品，功效补气生血，健脾和中，用以补气温阳，补且不滞，气为血之帅，血为气之母，气行则血行。配赤芍活血，散瘀止痛，濡养筋脉。桂枝温通经脉，助阳化气；桃仁、红花、延胡索活血化瘀，共为臣药，辅助君药共达活血通脉止痛之功。白芍、忍冬藤、怀牛膝共为佐药，怀牛膝可引血下行且能活血通络；水蛭、地龙活血化瘀增强活血之功；忍冬藤既能制约其他药物的辛温之性，亦可以活血化瘀；玄参增液生津，清热解毒，防诸多温药、活血药物，耗损阴津；方中甘草用以调和诸药。诸药联合，共奏益气养阴，温阳通络之功效。

医案 2

刘某，男，70 岁。糖尿病病史 10 余年，平素间断口服降糖药物，具体叙述不清，血糖控制差，偶测血糖 15～18mmol/L，未予以重视。近 3 年来双下肢麻木、发凉、怕冷、视物模糊，曾于我院门诊行双下肢动脉血管彩超示下肢动脉粥样硬化闭塞症，曾间断口服贝前列腺素钠片治疗，后自行停用。2018 年 12 月因右足第 4、5 趾变黑疼痛就诊。来诊时见病变部位局部发黑，表面无破溃，下肢温度偏低，形寒肢冷，畏寒，舌体胖大，舌质紫红，苔白，脉沉紧。

初步诊断　西医诊断：2 型糖尿病，糖尿病合并双下肢动脉粥样硬化闭塞症。中医诊断：

消渴脱疽（未溃期）。辨证：寒凝经脉。治则：散寒通经活络。

方以当归四逆汤合阳和汤加减。药用：桂枝 10g，当归 20g，细辛 5g，通草 6g，麻黄 5g，肉桂 5g，熟地黄 20g，白芥子 10g，炮姜 5g，天花粉 12g，黄芪 15g。

14 剂，水煎至 400ml，每日 1 剂，早晚温服。

西医给予胰岛素降糖，监测血糖。病变局部消毒预防感染，防挤压。

二诊 服药 2 周后，局部发黑部位未见扩散，下肢麻木怕冷症状改善。

三诊 续服 2 周局部疼痛减轻，发黑部分开始萎缩；后患者坚持口服中药治疗，同时控制血糖，避免血糖波动大及低血糖发生，3 个月后诸症明显减轻，随访 1 年未复发。

【按语】糖尿病足坏疽是糖尿病常见的并发症，常可导致截肢。在发病早期，用综合措施抓紧治疗常可逆转。病变部位局部发黑，表面无破溃，下肢温度偏低，形寒肢冷，畏寒，舌体胖大，舌质紫红，苔白，脉沉紧等症状支持患者为寒凝经脉、血脉不通所致，治疗予以当归四逆汤能温经散寒、养血通脉；阳和汤能通络生肌，疗效确切。

医案 3

吴某，女，70 岁，患者糖尿病病史 12 年，平素口服二甲双胍及瑞格列奈控制血糖，平素未系统监测血糖，偶测空腹血糖 9mmol/L，未重视。近 5 年来左下肢时有疼痛麻木，皮色暗红，下垂时较明显，未重视，1 个月前自觉双足部疼痛，影响夜休，遂就诊，症见：双下肢麻木疼痛，足部明显，足部怕冷，平素乏力明显，时有头晕，面色少华，纳眠差，多梦易醒，二便调。舌淡暗，苔薄白，脉沉细涩，足背动脉搏动消失。

初步诊断 西医诊断：2 型糖尿病，糖尿病合并下肢动脉粥样硬化症。中医诊断：消渴脱疽（未溃期）。辨证：气血亏虚，寒凝血脉。治则：补益气血，温经散寒。

方用当归四逆汤合当归补血汤加减。处方如下：黄芪 30g，当归 15g，川牛膝 10g，鸡血藤 15g，山药 20g，赤芍 15g，白芍 15g，牡丹皮 12g，桂枝 6g，细辛 3g，炙甘草 6g，大枣 5 枚。

14 剂，水煎至 400ml，每日 1 剂，早晚温服。

二诊 服药后疼痛明显减轻，疼痛范围缩小，夜休改善。时有下肢怕冷，局部肌肉痉挛，治疗上白芍增加至 20g，加木瓜 10g。

三诊 双下肢麻木疼痛怕冷等均较前改善，精神尚可，无头晕，纳眠改善，二便调。舌淡红，略暗，苔薄白，脉沉细。足背动脉搏动较前可触及。

【按语】本例患者由于长期糖尿病致气血亏虚，寒凝血脉，治疗上予以当归补血汤联合当归四逆汤，一方面补气补血，气血双补，另一方面温阳散寒通络，标本兼治。

医案 4

陈某，男，68 岁，工人。患者糖尿病病史 15 年，平素皮下注射甘舒霖 30R 早晚控制血糖，中午口服二甲双胍 500mg，血糖控制在餐前 9mmol/L，餐后 2 小时 6~15mmol/L，血糖波动较大。1 个月来劳累伴饮食不节，血糖未监测。1 周前，患者出现左足红肿热痛，口苦，便秘，自服头孢类抗生素抗感染治疗，症状略缓解，仍红肿热痛，遂就诊。症见：左足红肿热痛，静息痛，口苦，便秘，乏力，口渴，心烦，寐差。舌质黯红，苔黄，脉细弦。

初步诊断 西医诊断：糖尿病足合并感染。中医诊断：消渴脱疽（未溃期）。辨证：湿热瘀结。治则：清热化瘀解毒。

方以四妙勇安汤加减。处方如下：金银花 20g，玄参 15g，当归 15g，甘草 6g，茵陈 12g，栀子 10g，薏苡仁 15g，赤芍 10g，牡丹皮 10g，生大黄 6g，蒲公英 15g。

7 剂，水煎服，每日 1 剂，早晚温服。

嘱服药期间忌食辛辣油腻刺激及海鲜等发物。

二诊 药后患足红肿热痛减轻，仍大便不畅，心烦寐差，舌脉同前。改大黄为 10g，加合欢花 20g。10 剂。

三诊 大便通畅，心烦减轻，睡眠好转，患足肿痛明显减轻，舌质黯红较前好转。

四诊 患足已无明显疼痛，肿胀亦不明显，舌黯淡，苔薄白。上方减大黄为 6g，加泽兰 10g、太子参 15g。药后足部症状消失，停用中药汤剂。随访 1 年未复发。

【按语】糖尿病足合并感染为消渴脱疽常见病，多为湿热下注，瘀血内阻，治疗上当予以清热利湿兼以活血通络为主，四妙勇安汤方以清热利湿为主，加入活血药物，共奏清热利湿、活血化瘀功效。治疗过程中注意疗程不能太长，中病即止，避免耗损脾阳，同时病程长患者，后期当加入益气养阴之品，标本兼治。

医案 5

张某，男，54 岁，形体肥胖，糖尿病病史 9 年，平素饮食不节，糖尿病用药不规律，平素偶测血糖，血糖控制差。2 年前出现双下肢麻木不止，常有定处，足如踩棉，时有疼痛，未重视。就诊前 1 周出现症状加重，伴肢体困倦，头重如裹，昏蒙不清遂就诊。症见：双下肢麻木不止，常有定处，足如踩棉，时有疼痛，口黏乏味，胸闷纳呆，倦怠乏力，头重如裹，大便黏滞，舌质紫黯，舌体胖大有齿痕，苔白厚腻，脉沉涩。下肢动脉血管彩超提示：双下肢股动脉、腘动脉、胫前动脉、胫后动脉、足背动脉血管内膜毛糙增厚，彩色血流充盈缺损，多发点状片状混合斑块形成。

初步诊断 西医诊断：2 型糖尿病，糖尿病合并下肢动脉粥样硬化症。中医诊断：消渴脱疽（未溃期）。辨证：痰瘀互结，痹阻脉络。治则：祛痰化瘀，宣痹通络。

方用指迷茯苓丸合黄芪桂枝五物汤加减。处方如下：茯苓 20g，姜半夏 10g，麸炒枳壳 10g，黄连 6g，桂枝 6g，黄芪 20g，白芍 15g，苍术 10g，川芎 10g，生甘草 6g，薏仁 30g。

10 剂，水煎服，每日 1 剂，早晚温服。

二诊 服药后下肢麻木疼痛改善，乏力改善，仍胸闷口黏，加香附 10g，佩兰 10g。

三诊 下肢麻木疼痛减轻，口苦口黏腻、头闷等均改善，舌暗，苔白腻，脉沉涩。续服上方 14 剂，症状均明显改善。

【按语】此方尤其适用于合并肥胖的 2 型糖尿病患者，平素饮食不节，脾虚痰浊内生，化热，日久痰凝血瘀，故见双下肢麻木不止，疼痛，口黏乏味，胸闷纳呆，头重如裹，大便黏滞等症；病程日久，进一步耗损正气，脾气亏虚，故见乏力明显，大便黏腻偏稀，治疗予以祛痰化瘀为主，同时兼顾补气健脾，标本同治。

（张志俊）

参 考 文 献

[1] 郝宏铮，于世家. 于世家治疗糖尿病合并双下肢动脉硬化症经验 [J]. 辽宁中医杂志，2006，33（4）：396-397.

[2] 王军. "黄芪抵当汤" 在糖尿病晚期内科并发症治疗中的运用 [J]. 江苏中医，2002，23（12）：12.

[3] 施婉玲，李文豪，杨旭. 郑则敏教授诊治消渴病脱疽经验总结 [J]. 亚太传统医药，2015，11（14）：52-53.

[4] 王智慧，陈立新. 陈立新治疗糖尿病下肢血管病变经验 [J]. 四川中医，2014，32（4）：6-7.

[5] 刘亚男. 钱秋海教授治疗糖尿病下肢血管病变的经验总结 [J]. 广西中医药，2015，38（4）：41-43.

[6] 李凯，高泓，谢春光，等. 谢春光教授运用"治未病"思想防治糖尿病下肢大血管病变经验介绍 [J]. 时珍国医国药，2014，25（7）：1711-1712.

第六节　糖尿病性胃轻瘫（消渴胃痞）

一、概述

1958 年 Kissinger 首先提出糖尿病性胃轻瘫（diabetic gastroparesis，DGP）的概念。糖尿病性胃轻瘫是糖尿病自主神经并发症，是糖尿病的常见慢性并发症之一，是由于血糖长期控制不良导致的，在非机械性梗阻条件下发生的胃排空延迟及胃动力循环障碍综合征，严重影响患者的正常生活。本病起病大多隐匿，呈渐进性，临床表现以一系列消化不良症状为特点，如厌食、早饱、上腹部胀满、痞闷、疼痛、嗳气、恶心、呕吐、食欲不振、上腹灼热或疼痛、营养不良、体重减轻等，大部分患者的症状并不典型甚至缺如。体格检查可见胃型，胃区胀满，可闻及振水音。上消化道钡餐检查可见胃蠕动减慢、减弱或弛缓，排空延迟，幽门开放等征象。胃镜检查可见胃体、胃窦部黏膜充血、水肿、糜烂。胃电图检查有胃蠕动功能减弱。

糖尿病性胃轻瘫的发病率是逐年上升的，国外文献表明，50%～76%病史较长的糖尿病患者存在消化道动力异常的问题，而糖尿病性胃轻瘫的发病率由于试验设计、样本数量、人群区别等因素影响波动在 30%～50%；糖尿病性胃轻瘫还有明显的性别倾向,患者中超过 80% 为女性。从流行病学调查结果来看，糖尿病性胃轻瘫虽然不影响糖尿病患者的寿命，但由于它可以影响患者的消化和药物的吸收，从而加重患者糖代谢异常，不仅明显降低糖尿病患者的生活质量，而且严重影响着糖尿病患者的预后，也给家庭和社会带来沉重的经济负担，因此需要正视糖尿病性胃轻瘫在糖尿病病程中的重要地位 [1]。

二、现代医学的认识

目前认为，糖尿病性胃轻瘫的发病机制较为复杂，是多因素共同作用的结果，现代医学多认为其病因与神经病变、高血糖、胃肠激素变化、微血管及胃肠平滑肌病变、卡哈尔间质细胞（interstitial cell of Cajal，ICC）病变、免疫相关、雌激素及性别倾向、其他（高脂血症、幽门螺杆菌感染、小肠细菌过度生长、精神疾患等）因素等有关 [2-3]。

糖尿病性胃轻瘫应首先明确糖尿病的诊断，在此基础上继而出现胃轻瘫。需排除机械性梗阻、溃疡、肿瘤、消化系统感染、代谢和免疫性疾病等因素引起的胃排空延迟。目前胃排空闪烁扫描术、胃排空呼气试验、无线动力胶囊内镜、胃十二指肠测压、胃超声检查等多种检测方法被用于糖尿病性胃轻瘫诊断。

糖尿病性胃轻瘫的发展与血糖控制不良有关，因此治疗目标要求达到最佳血糖控制的目标。在饮食调整及血糖控制的基础上，加用药物治疗和非药物治疗，常用药物包括促动力学药物、止吐药和一些新的靶向治疗药物，如甲氧氯普胺、多潘立酮、莫沙必利、饥饿素（Ghrelin）

受体激动剂、异丙嗪、昂丹司琼和抗抑郁药如米氮平等。非药物治疗包括胃电刺激、幽门内注射肉毒杆菌毒素、内镜下幽门支架植入和手术疗法[4]，但临床疗效并不理想。

三、中医学的认识

古代中医文献中并未有针对糖尿病性胃轻瘫的病名存在，清代魏之琇在《续名医类案·卷九·消渴》中记载了一案："年过五十，沉湎酒色，忽患下消之症，一日夜小便二十余度，清白而长，味且甜，少顷凝结如脂，色有油光，治半年无效。腰膝以下软弱，载身不起，饮食减半，神色大瘁。脉之，六部皆无力。经云脉至而从，按之不鼓，诸阳皆然。法当温补下焦，以熟地黄六两为君，鹿角霜、山萸肉各四两，桑螵蛸、鹿胶、人参、白茯苓、枸杞子、远志、菟丝、山药各三两为臣；益智仁一两为佐，大附子、桂心各七钱为使，炼蜜为丸梧桐子大。每早晚淡盐汤送下七八十丸，不终剂而愈。"说明糖尿病患者若病程久延，可出现饮食显著减少、精神身体状况下降的情况，方用熟地黄为君，加用鹿角霜、山萸肉、桑螵蛸、鹿胶、人参、茯苓、枸杞子、远志、菟丝子、山药等滋肾精、补气健脾之品。明代张介宾在其《景岳全书·杂证谟·三消干渴》中曰："能食能渴者，白虎加人参汤。不能食而渴者，钱氏白术散倍加干葛治之，上中既平，不复传下消矣。"选用钱氏白术散倍加干葛治疗，其意在补脾气、益脾阳以促脾运化。综合上述两点，可以看出古人将糖尿病性胃轻瘫病机归纳为脾阳脾气亏虚而失运化。因此根据糖尿病性胃轻瘫的症状将其归属于"痞满"、"胃痛"、"呕吐"等病范畴。

在本病具体的病因病机认识上，古人并未有明确的指定，现代中医认为糖尿病性胃轻瘫的病机为消渴日久，脾胃虚弱，脾阳脾气亏虚致运化失司而发病，脾胃虚弱，运化无力，升降失常，胃失和降是发病的根本。病位在胃，与脾、肝关系密切[5]。

治疗方法包括中医辨证用药治疗和针灸、推拿、穴位敷贴、拔罐等外治法。研究表明，针刺对胃肠运动有良性双向调节作用，可调整胃肠运动功能的亢进或减弱，使机体达到正常平衡与稳态，加速糖尿病性胃轻瘫患者的胃排空，有效地改善糖尿病性胃轻瘫患者消化道症状，从而有效地控制血糖水平，改善患者的生活质量。针刺治疗结合电针、穴位敷贴、竹罐治疗、西药等方法，可改善糖尿病性胃轻瘫患者的临床症状。

糖尿病性胃轻瘫是糖尿病常见的并发症，不仅影响患者的生活质量，也可影响血糖波动，加速病情进展。现代医学方面由于其发病机制未完全阐明，仍缺乏针对性的治疗药物，且药物不良反应大。值得庆幸的是，传统中医辨证治疗糖尿病性胃轻瘫取得了一定疗效，且无创、价格便宜、不良反应少，是潜在的有效治疗方法。但也存在一些问题：糖尿病性胃轻瘫辨证分型种类多，未形成统一的诊断标准及疗效标准，缺乏大样本临床研究及缺乏药物作用机制研究；不同针灸方式和针刺参数治疗糖尿病性胃轻瘫在改善具体症状、减少不良反应、减少复发及具体效应的量效关系尚不明确；且中药汤药口感欠佳，其临床应用推广有待进一步提升。中西医结合可能是未来治疗糖尿病性胃轻瘫的希望，值得进一步探索及推广。

四、赵莉娟教授心得

（一）紧抓基本病机，燮理中焦

赵莉娟教授认为中焦气机逆乱应是糖尿病性胃轻瘫的基本病机，燮理中焦，恢复中焦大气运转，令升降有序是基本治则；且叶桂在《叶氏医案存真·卷一》中有言："久发频发之恙，必伤及络，络乃聚血之所，久病必瘀闭。"糖尿病病程长者，病势多会入里，累及血络而成络病。消渴日久，久病影响到脾胃络脉，进而导致脾胃之气血运行不畅，致脾之运化功能失常，进而生痰、生瘀，痰瘀阻络则使脾胃运行不畅加剧，最终导致升降失职而发生胃轻瘫，临床治疗多使用川芎、丹参等活血通络之品。且应在治疗中注重疏肝气、宣肺气、降气和胃等治法的运用。

（二）病分缓急，辨别虚实，分型论治

本病可分急性期和缓解期，而治法有所不同。急性期的证型以胃气上逆为主，急则治其标，应以调节气机为主；缓解期应以补益元气为主。

赵莉娟教授在临床实践的过程中，结合中医内科学痞满的辨证分型，将糖尿病性胃轻瘫分为虚实两端：虚证，包括脾气虚、胃阴虚、气阴两虚等；实证，包括肝郁、胃热、痰湿寒瘀阻滞、食积等。具体在临床中依"证"而治，根据各人的不同情况而进行加减用药，常见分型如下：

（1）脾胃虚弱　治宜健脾和胃、升清益气，方药以香砂六君子汤加减。

（2）肝郁脾虚　治宜疏肝健脾、理气和胃，方药以柴胡疏肝散或四逆散加减。

（3）饮食停滞　治宜健脾和胃、消食导滞，方药以保和丸加减。

（4）痰湿中阻　治宜实脾祛痰、除湿降逆，方药以参苓白术散合小半夏汤加减。

（5）气阴两虚　治宜益气养阴、生津和中，方药以生脉散合麦门冬汤加减。

（三）专药专方的应用

赵莉娟教授通过长期临床实践，总结以下常用方法及药物用于本病治疗。

1. 降气和胃，消满散结

降气和胃，消满散结常用香橼、佛手。香橼、佛手药性相似，味均辛、苦，性温，入肝、脾、肺经，有疏肝醒脾，理气化痰之功。两药合用辛散苦降，疏肝理气、降气化痰，可治疗脘腹胀满、不思饮食、脾胃升降失司、气机郁滞于中焦之轻证者。

2. 降气和胃，散结止痛

降气和胃，散结止痛巧用青皮、陈皮。《本草经疏》论青皮："其色青，其味极苦而辛，其气温而无毒。气味俱厚，沉而降，阴也。入足厥阴、少阳。苦泄，辛散，性复刻削，所以主气滞、下食、破结积及膈气也。"《本草纲目》中论陈皮："橘皮，苦能泄，能燥，辛能散，温能和。其治百病，总是取其理气燥湿之功。同补药则补，同泻药则泻，同升药则升，同降药则降。脾乃元气之母，肺乃摄气之仓，故橘皮为二经气分之药，但随所配而补泻升降也。"两药合用，一主肺脾一主肝胆，一缓一烈，行气化滞消积之力大大增强。赵莉娟教授用青皮、陈皮治疗胸胁及脘腹胀痛、食积等中焦气机阻滞之重症。

3. 疏肝理气

四逆散为治疗肝气郁滞的基本方药，方中柴胡、枳实、白芍、甘草四药，散中有收，升中有降，共奏调畅气机、疏肝理气、调和气血之效。常可加入枳壳、赤芍，枳壳配枳实可调畅肺脾气机之升降，白芍配赤芍可清热凉血、养血活血、柔肝止痛。四逆散可治疗胃失和降兼有肝气不舒证。

4. 降气化痰

降气化痰常用对药姜半夏、姜竹茹。半夏功善降逆化痰止呕,姜制后降逆和胃之功更专;《名医别录》谓之:"竹茹,气味甘微寒无毒,主治呃寒热,吐血崩中。"橘皮竹茹汤中重用竹茹除胆火消其哕逆之源。半夏性温,竹茹性寒,两药相合,无论胃寒或胃热均可随证加减使用。可用于治疗胃中痰气蕴结,胃失和降,气逆于上出现的呃逆连连,甚则伴发呕吐痰涎。

5. 辛开苦降

辛开苦降善用干姜、黄连。所谓"以辛散之,以苦泄之",两药合用是辛温祛寒药与苦寒清热药相配,从而达到辛以散结、苦以降气的目的。现代医学研究表明,黄连、干姜配伍对胃肠功能处于抑制状态的大鼠具有一定的促进胃排空的作用和显著的小肠推进作用,这与黄连配干姜辛开苦降,降气和胃的中医理论相一致。

6. 行气宽中

行气宽中用苏梗、荷梗相合。二者合用可通达上、中、下三焦,宣肺利膈,降气宽胸,兼能化湿利水;紫苏专入肺经,荷叶专入脾经,故苏梗者亦入肺经而下气,荷梗入脾经而顺气,二者合用可治疗中土虚弱、无力运化出现的脘腹胀满伴有口中黏腻不爽、大便稀溏黏滞者。

五、医案精选

医案 1

许某,女,54 岁,2020 年 9 月 15 日初诊。主诉:糖尿病病史 10 年,上腹胀满伴呕吐 3 个月。症见:上腹胀满,食少,纳呆,饭后频繁呕吐,时吐白色黏液、胆汁或咖啡色物质,体重减轻,畏寒无力,手足不温,面黄,体瘦,舌质色青暗,苔白腻,脉弦滑。于多家医院治疗,服用促进胃肠动力药及止吐药,未获明显效果,求中医治疗。血糖检查示:空腹血糖 12.5mmol/L,餐后 2 小时血糖 14.8mmol/L。现用胰岛素治疗。

初步诊断 西医诊断:2 型糖尿病合并胃轻瘫。中医诊断:呕吐。辨证:脾胃虚弱,阳虚痰滞。治则:补益脾胃,温阳祛寒,降逆化痰。

方选小半夏汤、旋覆代赭汤合理中汤加减:姜半夏 10g,干姜 10g,旋覆花 12g,代赭石 15g,红参 6g,肉桂 5g,吴茱萸 6g,炒白术 12g,云茯苓 10g,大枣 4 枚,炙甘草 5g。

5 剂,每日 1 剂,浓煎,小量频服。

二诊 服药后,腹胀满减轻,呕吐次数减少,但仍干呕,不敢大胆进食,手足不温,舌质青暗,苔白腻,脉弦滑,上方淡附片加至 15g(另包久煎),干姜加至 15g,红参加至 10g,继服 5 剂。

三诊 服药后,腹胀明显减轻,呕吐明显好转,但饭后仍有少量呕吐或干呕,但已 5 天未大便,舌质青灰色减轻,苔白稍腻,脉弦滑,上方去吴茱萸,加生大黄 6g、肉苁蓉 10g,继服 5 剂。

四诊 服药后腹胀、干呕和呕吐消失,食欲改善,纳食增加,可进软食,手足转暖,大便已通畅,舌青色已消失,质暗,脉弦,上方续服 7 剂。

患者后来诊,症状较前明显改善,效不更方,再服 10 剂,以巩固疗效。

【按语】患者患糖尿病 10 余年,并发腹胀满,频发恶心、呕吐,诊断为糖尿病性胃轻瘫,根据其症状、脉象、舌象,辨证为消渴脾胃阳虚衰败,痰湿内阻。治疗采用补益脾胃,温阳祛寒，降逆化痰。本方首用姜半夏、旋覆花降逆下气，消痰止呕；代赭石镇逆下气，共为君药。干姜二诊量加至 15g，大辛大热，温发阳气，驱散寒邪；肉桂补火助阳，温中散寒；吴茱萸辛散祛寒，温脾燥湿；红参加至 10g，大补元气，培固根本，四药相助，加强回阳之力，为臣药。云茯苓、炒白术健脾燥湿；姜半夏除降逆止呕外，还可燥湿化痰，消痞散结；生大黄攻积导滞，行瘀通经；肉苁蓉有补肾助阳，温而滋养柔润之效。大枣、炙甘草补气和中，调和诸药为使药。本例患者病程久，出现畏寒怕冷，四肢不温，苔白腻，脉弦滑，辨证为脾胃阳虚，胃阳衰败，痰湿内阻。其病因为风寒，病理性质为阳虚，病位在脾胃，依据这一认识，纠正其偏，补其不足，采用温补方法，健脾胃、祛湿和降逆导滞，目的在平衡机体阴阳，恢复脾胃功能。

医案 2

王某，男，66 岁，2016 年 6 月 6 日初诊。主诉：糖尿病病史 10 年，腹胀呕吐 1 个月。2 型糖尿病病史，平素不规律运用多种降糖药物治疗。现空腹血糖 9～10mmol/L，餐后 2 小时血糖 12～15mmol/L，1 个月前出现腹胀、呕吐，上腹胀满，食后尤甚，伴干呕或呕吐胃内食物或黏液，胃嘈杂，常口燥咽干，手心热，便秘，舌质绛红，花剥苔，脉细数。

初步诊断 西医诊断：2 型糖尿病合并胃轻瘫。中医诊断：呕吐。辨证：胃阴不足，胃气上逆。治则：滋养胃阴，降逆宽中。

方选麦门冬汤合旋覆代赭汤加减：麦冬 15g，生地黄 10g，沙参 15g，玉竹 10g，天花粉 15g，葛根 15g，旋覆花 10g，代赭石 15g，西洋参 10g，姜半夏 10g，生姜 15g，枳壳 10g，厚朴 15g，苏梗 10g。

5 剂，水煎，每日分 6 次，频服。

二诊 服药后，症状好转，食后上腹胀满减轻，呕吐、干呕次数减少，但仍有干呕或呕吐，胃感嘈杂，咽干口燥，大便结，效不更方，上方继续服 7 剂。

三诊 干呕、呕吐已明显减少，可进食流质和软食，但仍感食后胀满，嗳气不舒，咽干口燥，大便干结。舌质绛红，苔剥，脉细数。上方去苏梗、厚朴，加火麻仁 30g、焦三仙各 10g，续服 7 剂。

四诊 呕恶止，腹满、腹胀堵塞消失，咽干口燥好转，大便通畅，每日 1 次，食欲较前增加，舌质绛红，苔少，脉细，上药加减，续服 15 剂，诸症皆失，精神改善。

【按语】本案因糖尿病频繁呕吐，丢失阴液日久而致阴虚；胃阴不足，阴虚生内热，不能腐熟水谷，水谷不化，胃气上逆，则胃脘胀满，干呕、频繁呕吐。治宜滋养胃阴、降逆宽中，选用麦门冬汤益胃阴，旋覆代赭汤加减降逆宽中。方中麦冬、生地黄味甘性寒，养阴生津润燥，为甘凉濡润益胃之上品；西洋参大补元气，培固根本，补气养阴，清火生津；玉竹、沙参味苦、甘，微寒，补中、养阴生津，以加强生地黄、麦冬益胃养阴之力；天花粉养阴生津；葛根味辛甘，归脾、胃经，能鼓舞脾胃清阳之气上升，而有生津止渴之功，并可增强养阴生津之效；旋覆花下气消痰，降逆止吐；代赭石降逆下气；姜半夏降逆和胃，燥湿化痰；生姜和胃止呕；枳壳行气宽中除胀；厚朴、苏梗下气宽中。全方甘凉清润，清而不寒，润而不腻，养阴生津，降逆和胃，行气降气。

（徐晶晶）

参 考 文 献

[1] 熊秋棠，董卫国. 胃轻瘫临床研究进展 [J]. 中国医师进修杂志，2020，43（3）：280-285.

[2] 张瑶，时绍绂，李阳，等. 糖尿病胃轻瘫中西医结合诊治进展 [J]. 中华中医药杂志，2019，34（2）：702-705.

[3] 许瑾瑾，刘倩琦. 糖尿病胃轻瘫发病机制的研究进展 [J]. 医学综述，2017，23（18）：3680-3684.

[4] 陈冬梅，田新丽，高洁，等. 糖尿病并发胃轻瘫发病机制、诊断及治疗新进展 [J]. 现代消化及介入治疗，2019，24（11）：1354-1357.

[5] 李君玲，田佳星. 糖尿病胃轻瘫中医病机及分型的研究进展 [J]. 环球中医药，2013，6（3）：222-225.

第七节　糖尿病合并便秘（消渴便秘）

一、概述

糖尿病合并便秘是糖尿病的慢性并发症之一，以排便间隔时间延长或不延长伴排便困难为临床特点。对于糖尿病便秘的治疗，方法也很多，但效果都不具有普遍性及长期适用性，常用的西药及方法有：

（1）缓泻剂　此类药物虽具有软化粪便、润滑肠壁的作用，但长期服用易降低胃肠神经的敏感度，从而产生药物依赖性；若服用剂量大，容易发生胃肠胀气，会影响营养物质在胃肠的吸收。

（2）润肠剂　如开塞露，能立即起作用，但长期使用可产生药物的依赖性，一旦停药正常排便功能难以恢复。

（3）灌肠　亦是常用方法，虽可促进顺利排便，但使用不便，另外灌肠容易损伤肛周及直肠的黏膜，增加肛周感染机会，且长期应用也可引起结肠痉挛性便秘。

（4）全消化胃肠动力药　如莫沙必利、西沙必利等，能显著缩短慢性便秘患者的全结肠及各节段小肠的转运时间，对治疗糖尿病患者引起的慢性便秘有一定疗效。

二、现代医学的认识

西医学认为糖尿病合并便秘的发生与长期高血糖，胃肠动力下降，胃肠激素紊乱，直肠肛门功能障碍，肠道菌群失调，饮食、药物、精神心理等多种因素相关，具体如下：

（1）长期高血糖　一方面使体内缺水，大肠水分减少，引起大便干结，大便困难；另一方面可导致代谢紊乱，蛋白质呈负氮平衡，以致腹肌张力不足，排便无力。

（2）胃肠动力下降　糖尿病引起的自主神经功能障碍，抑制胃肠蠕动，使大肠排空减慢而致便秘；且由于氧化应激使细胞凋亡增加导致结肠肠神经元减少，从而引起胃肠运动功能障碍。

（3）胃肠激素紊乱　长期高血糖可致胃肠激素紊乱，当抑制性胃肠激素（血管活性肠肽、生长抑素、胰高血糖素）作用强于兴奋性胃肠激素（胃动素、胃泌素、胆囊收缩素、P物质）时，胃肠收缩受影响，引起胃肠动力低下，排空时间延长，导致便秘的发生。

（4）直肠肛门功能障碍　糖尿病自主神经病变导致支配直肠肛门括约肌的交感、迷走神经张力失衡而致肛门括约肌张力增加，直肠肛门蠕动减弱，大便难以排出。此外，糖尿病还可使患者直肠感觉功能下降，从而产生便秘。

（5）肠道菌群失调　糖尿病患者常伴有免疫下降和慢性炎症，如 T 细胞亚群比例失调，IL-6 等细胞因子升高等，引起肠道菌群的改变，导致便秘。

（6）饮食、药物以及精神心理因素　糖尿病患者由于进食量少，食物缺乏纤维素或水分不足，对结肠运动的刺激减少，易出现便秘。此外，长期服用某些药物如铁剂、阿片类药、抗抑郁药、抗帕金森病药、钙通道拮抗剂、利尿剂以及抗组胺药等也是引起便秘的原因之一。随着病程的迁延，患者会出现心理健康问题，如焦虑、紧张、忧郁等。心理障碍尤其是焦虑可增加盆底肌群的紧张度，从而引起排便肌肉不协调运动，导致便秘。

（7）缺乏锻炼　糖尿病患者尤其是老年体弱患者不能下床活动或活动减少，可致肠蠕动减弱，引起便秘[1]。

三、中医学的认识

中医方面，明代戴思恭《秘传证治要诀及类方》云："三消，小便既多，大便必秘。"可见中医学早已认识到糖尿病常出现便秘症状。糖尿病患者往往有阴虚燥热的特点，若久病不愈，可发展为气阴两虚，甚至阴阳俱虚；糖尿病病位在肺、脾、肾，故糖尿病患者便秘离不开肺、脾、肾功能失调。

（1）肺　肺与大肠相表里，肺中燥热，下移大肠，耗伤津液，导致肠道失润或肺气不降，津不下行，腑气不通，肠燥便秘。正如《石室秘录》说："大便闭结者，人以为大肠燥甚，谁知是肺气燥乎。肺燥则清肃之气不能下行于大肠。而肾经之水仅足以自顾，又何能旁流以润溪涧哉。"

（2）脾　脾胃同属中焦，二者表里相通、燥湿相济、升降相因、纳运相协，故脾胃往往同病，而脾胃为"气机升降之枢"，故脾胃为病往往气机升降失常，气机郁滞，郁而化火，火盛伤津，肠道干涩而大便难解；且脾为后天之本，气血生化之源，脾虚运化之力减弱，则气血生化不足，气虚则大肠传导无力，阴虚则无水行舟，血虚则津枯肠燥，导致便下无力，大便艰涩。

（3）肾　肾主一身阴阳、水液，且司二便，《医学正传·秘结》云："肾主五液，故肾实则津液足而大便滋润，肾虚则津液竭而大便燥结。"肾虚致阴亏失润或阳虚寒凝，均可导致便秘[2-4]。

四、赵莉娟教授心得

（一）紧扣病机，辨明虚实寒热，分型论治

赵莉娟教授认为，糖尿病患者既往多食肥甘厚腻之品，加剧痰湿内聚，加之消渴日久气血亏虚，气虚血运无力可致瘀。瘀血阻络，影响周身气血津液的运行，脏腑失养，功能减退，肠道失润，则发生便秘。故赵莉娟教授认为糖尿病合并便秘的病机以肺脾肾三脏功能失调、气阴两虚为本，以燥热、气滞、寒凝、血瘀为标，病位在大肠，与肺、脾、胃、肾密切相关。

便秘作为糖尿病的并发症，随着病情进展，便秘的病机特点亦会发生变化。根据病因病机的特点将糖尿病合并便秘分为虚实两端，虚证以气虚、阴虚、阳虚、血虚或气阴两虚为主，

实证以燥热、气滞、寒凝、血瘀为主。

赵莉娟教授结合中医内科学便秘的辨证分型，将本病临床常见证型分为以下几种：

（1）胃燥津伤 治以运脾泻热、行气通便为法，方选麻子仁丸加减。

（2）脾肾阳虚，阴寒内结 治以温补脾肾、润肠通便为法，方选济川煎加减。

（3）气血亏虚，瘀血阻滞 治以益气养血、活血化瘀为法，方用八珍汤合桃红四物汤加减。

（4）肺脾气虚，腑气不通 治以益气健脾、补肺润肠为法，方用补中益气汤合黄芪汤加减。

（5）津液枯竭，无水行舟 治以增液行舟、润肠通便为法，方选增液承气汤加减。

（二）治疗便秘，首先健脾，善用枳实、白术

赵莉娟教授认为治疗便秘先要健脾，盖"脾是后天之本，水谷化生之源"，饮食不节，多损伤脾胃，加之长期便秘，导致脾气虚弱。脾健进而可补肺、肾，化生气机。气机得化，则津液得生、血运得旺，肠道涩滞可解，胃肠运行有力。且久服泻剂患者，脾胃已伤，更当健脾以固本。

白术最早记载于《神农本草经》，其味甘、苦，性温。归脾、胃经。长于益气健脾，燥湿利水，止汗，安胎，为"补气健脾第一要药"。治脾胃之药，首推白术，尤须重用，始克有济。

枳实味苦、辛、酸，性寒，具有破气、散痞、泄痰、消积的作用。《现代实用中药》记载枳实能"治咳嗽，水肿，便秘，子宫下垂及脱肛"。枳实味苦微寒，善于破滞气、行痰湿、消积滞，具有破气消积、泄痰导滞、散痞止痛作用，主要用于积滞内停、气机受阻之痞胀、便秘或里急后重。

枳实，辛散性烈，以泻为主；白术，甘缓补中，以补为要。枳实以走为主，白术以守为要。二药参合，一消一补，一走一守，一急一缓，相互制约，相互为用，助脾升清降浊之枢机，以达到补而不滞、消不伤正、健脾强胃、消食化积、消痞除满之功。枳实、白术相配伍治疗疾病最早见于《金匮要略》中的枳术汤，由枳实七枚、白术二两组成，枳术比约为2∶1，用治"心下坚，大如盘，边如旋盘"。金代张元素创制了枳术丸，由白术二两、枳实一两组成，用治脾虚气滞之食积证，枳、术配伍比例为1∶2。明清时期，龚信首创枳术散，主治"心下窄狭不快"，枳、术比为1∶1。现代医家运用枳实与白术配伍治疗疾病的案例也很多，目前临床上主要倾向于在白术和枳实的配伍中增加白术的用量，枳实、白术为1∶2时疗效最佳。

（三）以补开塞

《素问·阴阳应象大论》曰"治病必求于本"。消渴以阴虚燥热为基本病机，为本虚标实之证，故糖尿病合并便秘临床治疗多以补益脾肾、滋阴增液、补气润肠之法，从虚立论，以补开塞方可治本。《伤寒论》中"阳明病，自汗出，若发汗，小便自利者，此为津液内竭，虽硬不可攻之"，强调阳明病津亏液竭，不可再用苦寒伤阳之品强攻以免造成阳竭阴极之危候。消渴日久，老年人脏腑机能减退，气阴两虚证为多见，养阴生津的同时需加用补气药，如黄芪，使"水增、力加"。

（四）重视痰浊瘀血

《灵枢·决气》说："中焦受气取汁，变化而赤是谓血。"说明津液与血液都来自水谷，且可以相互转化。糖尿病患者既往多食肥甘厚腻之品，痰湿困脾，阻滞气血运行，日久成瘀入络，加之消渴日久气虚津亏，则血运无力，也可致瘀。《诸病源候论·诸痰候》中说："诸痰者，此由血脉壅塞，饮水积聚而不消散，故成痰也。"《血证论·咳嗽》中云："须知痰水之壅，由瘀血使然，但去瘀血则痰水自消。"血中之痰浊是痰与血的混合物，痰瘀互结，进一步阻碍气血运行，故气滞痰瘀阻络，影响周身气血津液的运行，使脏腑失养，功能减退，肠道失润，使便秘发生。因此，在本病治疗过程中，应审证求因，重视痰浊瘀血的治疗。

（五）积极配合中医外治法

中医耳穴治疗是通过刺激人体四肢躯干及脏器在耳郭上相应的反应点（如脾、肝、大肠等），以达到治疗的目的。而电针疗法将经络腧穴效应与电生理效应紧密结合（如大肠俞、上巨虚、大横、天枢），通过电针仪作用于毫针，达到双重治疗的作用。中药敷贴疗法是将药物（生白术 50g，生大黄 40g，芒硝 40g，冰片 10g）研末敷贴在身体的某些特定穴位上，既可避免口服药物对身体造成的副作用，又能发挥调节脏腑之功。目前以上治疗方法已被广泛应用于临床，与口服药物联合应用，其疗效优于单纯使用口服药，同时在安全性及远期疗效方面具有独特优势。

五、医案精选

医案 1

李某，女，72 岁。2017 年 6 月 15 日初诊。患 2 型糖尿病 12 年，近 3 年来血糖控制欠佳，大便干结反复发作，3～5 日 1 次，曾使用番泻叶、开塞露等对症治疗，便秘逐渐加重。现空腹血糖 12.4mmol/L，伴见形体消瘦，口干多饮，腹胀纳差，烦躁。舌淡，苔薄乏津，脉细涩。

初步诊断　西医诊断：2 型糖尿病合并便秘。中医诊断：消渴便秘。辨证：脾虚肠燥。治则：健脾润肠通便。

方选理中汤加减：人参 30g，干姜 9g，炙甘草 9g，生白术 30g，当归 30g，肉苁蓉 30g，天花粉 15g，生地黄 24g，麸炒枳实 15g。

5 剂，每日 1 剂，水煎，分 2 次温服。

患者 1 周后复诊，诉便秘明显减轻，但仍腹胀、口渴，遂上方枳实加至 20g，加粉葛根 18g、生山药 15g。2 个疗程后，大便每日 1 次，排便顺利，继巩固 1 个疗程，同时调整降血糖药物，诸症消失，查空腹血糖 5.9mmol/L，病情渐趋稳定。

【按语】《伤寒论章句》称理中汤为"温补中土之第一方也"。方中人参味甘，益气健脾补肺，生津止渴；炙甘草味甘性平，健脾益气、缓急止痛，二药相伍，甘以和阴。生白术，《药性本草》言其"味甘，辛，无毒"，长于补气健脾；干姜味辛而温，二药相伍，辛以和阳；又有人参一味冲和，可化燥气，温而不伤津；干姜能走能守，可以鼓舞参、术之健运，行甘草之迟缓，使补而不滋腻，奠定中土，振奋中气，运化正常，则大便可不攻自通。又有《侣山堂类辨》从方注"渴欲得水者加术"悟出此方大生津液，使组方之意向深处更引一层。

但不同患者津亏、脾虚、肠燥的程度有轻重之异，病程有长短之分，若以理中汤概而统之，实难收效，常需灵活变通，加减化裁。便秘甚者，可加当归、肉苁蓉、郁李仁等富含膏脂之品以温润大肠，亦可加大生白术用量，可达60g以上；腹胀明显者，酌加枳实补中行滞；气虚甚者加生黄芪，渴甚者加天花粉、干生地、粉葛根等。本方多煎汤内服，长期调理，意在使药效稳定发挥，促进患者排便规律的重新建立，提高综合治疗效果。此与一般通便药只能暂时缓解症状大有不同，不但可使大便得通而不伤正气，也有利于控制糖尿病患者的其他症状，对降低血糖、血脂、血压等均有益处，比单纯降低血糖有事半功倍之效。

医案 2

张某，男，66岁，2016年11月11日初诊。有糖尿病病史8年，近1年来，血糖控制差，反复出现便秘，便结如球状，难以排出，3～5天一次，口干，欲饮水，舌红，苔少，脉细数。

初步诊断　西医诊断：2型糖尿病合并便秘。中医诊断：消渴便秘。辨证：肠燥津枯。治则：增液润肠通便。

方选增液承气汤加减：生地黄15g，麦冬15g，玄参15g，甘草10g，桃仁12g，火麻仁20g，生白术20g，瓜蒌15g，生大黄（后下）3g。

每日1剂，水煎分两次服。

服上方5剂大便变软，1～2天一次；上方去大黄守方服药1个月，大便基本正常，口干、多饮消失，空腹血糖控制在6～9mmol/L。

【按语】本案患者年老久病消渴，阴虚燥热津亏，不能下润大肠以致肠道干涩、便秘内结。治当增水行舟、润肠通便。方中生地黄、麦冬、玄参、瓜蒌养阴增液、泻热通便；桃仁、火麻仁滋阴濡润肠道；生大黄通便急下存阴；生白术健脾益气，顾护后天之本，气充则传导有力。诸药配合标本兼顾，共奏增液润肠通便之功。

医案 3

洪某，男，75岁，2018年9月15日初诊。有2型糖尿病病史13年，近2年来反复便秘伴腹胀，有时大便并不干结，但排便困难，口干欲饮，神疲乏力，活动则加重，舌红，苔少，脉细弱。皮下注射胰岛素治疗血糖控制不理想，空腹血糖4～14mmol/L。

初步诊断　西医诊断：2型糖尿病合并便秘。中医诊断：消渴便秘。辨证：气阴两虚、传导失司。治则：益气养阴、润肠通便。

方药加减：黄芪30g，生白术20g，太子参15g，瓜蒌30g，熟地黄15g，麦冬15g，当归15g，神曲15g，桃仁15g，枳壳10g，肉苁蓉30g，甘草6g。

10剂，水煎服，每日1剂，早晚分服。

二诊　大便调，精神好转。上方继服20剂以巩固疗效。

随访：1年内无复发，血糖控制稳定。

【按语】消渴为病，阴虚燥热，易耗伤气津，久则气阴两伤，加之老年患者脏腑功能渐衰，气虚大肠传导无力，阴亏血少、大肠干涩而致大便干结、便下困难。方中黄芪、生白术、太子参补气固本；熟地黄、麦冬甘温味厚而质柔润长于滋阴养血；当归养血润肠通便；肉苁蓉补肾益精、润肠通便；瓜蒌、桃仁润肠通便；枳壳行气，促进通便，调畅气血，使补而不滞；神曲、甘草健脾顾护后天之本。全方共奏益气养阴、润肠通便之功。

（徐晶晶）

参 考 文 献

[1] 刘治业. 糖尿病便秘治疗的研究进展 [J]. 甘肃医药, 2018, 37 (11): 971-973.

[2] 刘莹, 陈国昕, 朱永花, 等. 糖尿病便秘中医治疗研究进展 [J]. 时珍国医国药, 2018, 29 (3): 683-685.

[3] 朱延涛, 楼百层, 王菁. 中医药治疗糖尿病便秘研究进展 [J]. 新中医, 2018, 50 (10): 26-28.

[4] 高钰莹, 郇鹏飞, 崔龙. 从肠道微生态探析糖尿病便秘从脾虚论治机理 [J]. 中医药信息, 2019, 36 (6): 25-27.

第四章　临证杂病

第一节　胰岛素抵抗与多囊卵巢综合征

一、概述

胰岛素抵抗（insulin resistance，IR）是指胰岛素作用的靶器官，如骨骼肌、白色脂肪组织及肝脏等，对胰岛素的生物学反应低于正常水平，当机体内生理水平的胰岛素不能正常发挥刺激组织细胞对葡萄糖摄取和利用的功能，从而发生单位胰岛素功能下降现象的一种代谢状态。为了维持正常的血糖水平，机体代偿性增加胰岛素的分泌，继而形成高胰岛素血症。胰岛素抵抗可伴随多种病理状态，包括肥胖、高血压、动脉粥样硬化、多囊卵巢综合征（polycystic ovarian syndrome，PCOS）、非酒精性脂肪肝、恶性肿瘤、慢性肾病、神经退行性疾病、皮肤病等。

多囊卵巢综合征是一种病因复杂，影响人体生殖、内分泌等多系统的异质性疾病，在青春期及育龄期妇女中发病率达 5%～10%。典型临床表现为月经异常、高雄激素以及卵巢多囊性改变等，同时多数患者伴随以胰岛素抵抗为核心的代谢综合征。

二、现代医学认识

胰岛素抵抗是在遗传和环境等复杂因素的相互作用下缓慢进展的病理过程，目前研究认为胰岛素抵抗的主要发病机制有氧化应激、炎症、胰岛素受体突变、胰岛素信号转导缺陷、内质网应激和线粒体功能障碍等，还涉及相关基因突变及受体水平的胰岛素抵抗，随着研究的深入，胰岛素抵抗在妇科疾病发病机制中的作用日益凸显，尤其是多囊卵巢综合征、妊娠期高血压疾病、妊娠期糖尿病等。近年，大量内分泌及代谢方面的研究证实胰岛素抵抗与多囊卵巢综合征发病存在密切关系，多囊卵巢综合征患者胰岛素抵抗的发病率约 60%，而在常人中，仅有约 25%存在胰岛素抵抗[1]。

多囊卵巢综合征病因复杂，至今仍不明确，其发病原因涉及遗传、心理、代谢、免疫等多种因素。胰岛素抵抗是多囊卵巢综合征重要的病理生理基础，50%～70%多囊卵巢综合征患者（特别是肥胖者）存在不同程度胰岛素抵抗及高胰岛素血症。过量的雄激素可通过诱发腹部和内脏脂肪推动多囊卵巢综合征女性的胰岛素抵抗和代谢功能障碍；同时，在多囊卵巢综合征女性高雄激素血症发病机制中高胰岛素血症的作用日益突出，其相关机制可能为，高胰岛素可使促黄体素脉冲振幅和频率增加，促黄体素的相对增加刺激卵巢间质、卵泡膜细胞分泌更多的雄激素前体和雄激素；过多的胰岛素还可增强合成雄激素关键酶的活性，增强了卵巢、肾上腺分泌雄激素能力；同时可通过对肝脏合成性激素结合球蛋白的抑制作用，使游离睾酮增加，进而导致体内雄激素水平升高；另外游离胰岛素样生长因子的增多，使卵泡膜细胞和颗粒细胞类固醇激素合成增多，加重了高雄激素血症。胰岛素抵抗和高雄激素血症之间的相互作用，推动了多囊卵巢综合征的发生发展[2-3]。

但由于多囊卵巢综合征患者血清中常可检测出多种自身抗体，如甲状腺球蛋白抗体、甲状腺过氧化物酶自身抗体和促甲状腺激素受体抗体，以及组织非特异性抗体如抗核抗体、抗Sm 抗体、抗组蛋白抗体等，这些抗体是诊断自身免疫性甲状腺炎的特异性抗体，长期存在最终可导致甲状腺功能受损，而甲状腺功能异常会影响女性垂体性腺轴及卵巢功能，加重多囊卵巢综合征的病情。桥本甲状腺炎是一种淋巴细胞浸润性慢性甲状腺炎症，表现为甲状腺弥漫性肿大和甲状腺功能改变等症状，是一种自身免疫性疾病，常发生于 30～50 岁女性，临床上无特异性症状，部分患者可能有颈部肿大，神疲乏力，怕冷等表现，并伴有甲状腺功能改变的相应症状[4]。最新研究显示 T 细胞亚群分布失衡和 CD4$^+$、CD25$^+$调节性 T 细胞功能降低可能是多囊卵巢综合征合并桥本甲状腺炎患者发病的重要环节，而肠道菌群失调可能是发病的危险因素。近年来，二者合并出现日益增多，部分患者虽在西药治疗后有所好转，但易出现停药后复发表现，而中医在治疗上的优势日益显现，促使更多患者寻求中医治疗。

三、中医学的认识

中医古籍中并无对多囊卵巢综合征病名的记载，根据多囊卵巢综合征的临床表现及古代文献综述，本病属于中医"积聚"、"癥瘕"、"肠覃"等范畴。溯源多囊卵巢综合征的中医病证、病因病机，无不与脾胃气机升降失调、脏腑阴阳气血失衡密切相关，历代医家多数认为其与肾虚、脾虚、肝郁密切相关，同时涉及血瘀、痰湿等致病因素，根本病机为本虚标实，脾肾亏虚，致脏腑功能失常、气血失调，化生痰浊、血瘀等，引起生殖功能障碍。

王清任在《医林改错》中指出："气无形不能结块，结块者必有形之血也，血受寒则凝结成块，血受热则煎熬成块。"张锡纯在《医学衷中参西录》中指出："女子癥瘕，多因产后恶露未净凝结于冲任之中，而流走之新血，又日凝滞其上以附益之，遂渐积而为癥瘕矣。"女子以肝为先天，多思虑，情志不畅，易致肝失疏泄，久则肝气郁结，血为气滞，渐以成聚，气滞致瘀；木郁克土，肝气横逆犯脾，脾失健运，水谷精微不化，湿盛痰气郁结，痰瘀交阻，而成囊肿；外感寒邪或阴寒内盛，血液凝滞不运，因寒致瘀；外感火热或阳盛化火，热炼津液，使血液黏稠，或热灼脉道，迫血妄行，阻于脉道，因热致瘀。又因"妇女有余于气，不足于血"，且妇女因经、孕、产、乳的生理过程，每多用血、耗血，致冲任血少，胞脉失养；脾为后天之本，气血生化无源则影响冲任、胞宫功能，脾不统血，血不循经而出血，瘀血蓄于下腹，结为包块，血出致瘀；气虚运血无力，阳虚脉道失于温煦致滞涩，阴虚脉道失于柔润而僵滞，津亏无以充血脉致脉道不利，因虚致瘀[2, 3, 5]。

综上，本病之发生与气、血、肝、脾关系密切，基于以上理论，赵莉娟教授认为瘀血是此病的关键，其既是病理产物，又可作为致病因素，血瘀是卵巢囊肿的症结所在，故提出以活血化瘀，软坚散结为基本治疗原则，使气顺血行，经血通畅。胰岛素抵抗与多囊卵巢综合征的发病具有密切联系，病机是肾阳不足、脾失健运，或肝郁脾虚、痰浊内生。胰岛素抵抗与多囊卵巢综合征，二者共调共荣，共损共衰，均为虚实夹杂之证，脾虚、肾虚、肝郁为致病之本，痰饮、瘀血阻滞为致病之标。故治疗从肝脾肾三脏入手，以疏肝理气、健脾化痰、补肾活血化瘀为共同治疗大法。

四、赵莉娟教授心得

（一）肝脾肾虚为本，痰浊瘀血为标，分型论治

赵莉娟教授在临床实践中，将多囊卵巢综合征合并胰岛素抵抗伴或不伴桥本甲状腺炎分为以下三种证型：

（1）肝郁脾虚　治以疏肝健脾，选方龙胆泻肝汤或逍遥散加减。

（2）脾虚湿阻　治以健脾化湿，选方香砂六君子汤加减。

（3）脾肾亏虚、湿瘀互结　治以益肾填精，健脾化湿，活血化瘀，选方右归丸、金匮肾气丸加减。

（二）注意固护脾胃、健脾化湿

多囊卵巢综合征合并胰岛素抵抗伴或不伴桥本甲状腺炎患者，大部分为肥胖患者，尤其是腹型肥胖，以脾虚痰湿为主，且多囊卵巢综合征合并胰岛素抵抗患者的药物治疗是一个长期的过程，因此，在治疗中，注意固护脾胃，健脾化湿。

（三）活血化瘀贯穿治疗始终

赵莉娟教授认为瘀血是此病的关键，既是病理产物，又可作为致病因素，血瘀是卵巢囊肿的症结所在，因此，活血化瘀应贯穿疾病治疗始终。

（四）经验方总结

常用治疗多囊卵巢综合征的方药：三棱、莪术、丹参、延胡索、桂枝、赤芍、牡丹皮、荔枝核、鳖甲、夏枯草、连翘、牡蛎、茯苓、桃仁、山药。

（1）君药　三棱、莪术、丹参、延胡索。三棱，性平，味辛、苦，归肝、脾经，有破血行气，消积止痛之功，破血之力大于破气。《本草经疏》云："三棱，从血药则治血，从气药则治气，老癖癥瘕积聚结块，未有不由血瘀、气结、食停所致……此所以能治一切凝结停滞有形之坚积也。"莪术，性温，味辛、苦，入肝、脾经，破气中之血，破气之力大于破血。三棱、莪术二药配伍，相须为用，破血祛瘀、止痛之力更强。丹参，活血调经，祛瘀止痛，性微寒而缓，能祛瘀生新而不伤正。《本草纲目》谓其"能破宿血，补新血"。延胡索，入心、肝、脾经，能"行血中之气滞"。

女子以肝为先天，平素易情志失畅，多性情抑郁、忧愁思虑过多，易致肝郁，肝气升发无力，气血运行受阻，而成血瘀。脾为后天之本，主运化与统血，女子房劳多产，且劳倦过度，易致脾虚，脾气虚统血无力，血不循经，血溢脉外，瘀血蓄结于下腹，结为包块，脾虚无力运化水液，水湿停聚，痰水阻滞经脉，影响气血运行，血行阻滞，则生瘀血。反之瘀血阻滞津液代谢，聚而为痰，终致痰瘀互结之证。故用三棱、莪术、丹参、延胡索为君药，入肝、脾经，紧紧抓住卵巢囊肿血瘀的症结所在，治病必求其本。

（2）臣药　桂枝、赤芍、牡丹皮、荔枝核、鳖甲、夏枯草、连翘、牡蛎。桂枝辛温行散，温通经脉，活血化瘀；赤芍善入血分，清热凉血，散瘀止痛。桂枝温通阳气，赤芍酸滋肝阴，一阳一阴，一辛一酸，一温一寒，相互为用，相辅相成，阴阳相济，寒温平调。牡丹皮既能

活血祛瘀，又能凉血以清退瘀久所化之热。三者助君药活血散瘀，凉血之力增强。连翘，功效清热解毒、消肿散结、疏散风热，善治瘰疬、痰核等疾。夏枯草，性寒，味辛、苦，归肝、胆经，功效清热泻火、散结消肿。夏枯草与连翘相伍，不但散结之力增强，且能够清退瘀久所化之热。荔枝核，性温，味辛、苦，归肝、胃经，有行气散结，散寒止痛之功效，《本草衍义》言其可"治心痛及小肠气"；荔枝核与连翘、夏枯草合用，三者助君药发挥消肿散结、行气止痛、清热化瘀之效。鳖甲，性寒，味甘、咸，归肝、肾经，具有软坚散结功效；牡蛎，味咸，性微寒，归肝、胆、肾经，具有软坚散结、收敛固涩之效，善治痰核、瘰疬、瘿瘤、癥瘕积聚；鳖甲、牡蛎二者相须为用，咸以软坚，助君药发挥散结功效，可消散卵巢囊肿。八药相伍，增强活血化瘀，软坚散结之效。

（3）佐药　茯苓、桃仁、山药。方中茯苓渗湿气，甘能补，淡能渗，气行则水行瘀散，有除湿之圣药之称，善治一切水饮病症。《世补斋医书》云其可以"治痰、行水、利湿"，渗利助瘀血下行，为佐药。茯苓的配伍特点有二：茯苓与桂枝相配，化湿除寒，以消瘀之本因，共同消除积聚。茯苓与芍药相伍，茯苓益脾利水，使脾实而水运有权，芍药敛肝血而扶脾，使脾能统血而不外溢。桃仁味苦、甘，性平，入心肝血分，善泄血滞，破恶血，消癥瘕，祛瘀而生新，虽破血而不伤新血，因其滑肠，用量较小，用之为佐。山药益气养阴，补脾肺肾，固精止带，《神农本草经》言其可"补中，益气力，长肌肉"，《本草纲目》言其可"益肾气，健脾胃"，使全方祛瘀而不伤正，久服而不伤脾胃，与茯苓、桃仁三者用之为佐。

纵观全方，三棱、莪术破血逐瘀；丹参、延胡索活血止痛，共为君药，四者协同使气血调和，冲任旺盛，胞脉得以濡养，瘀血祛，癥块散，囊肿消，从而达到治病求本的初衷。桂枝、赤芍、牡丹皮、荔枝核、鳖甲、夏枯草、连翘、牡蛎八味共为臣药，桂芍配伍阴阳相济，寒温平调，与牡丹皮三者凉血散瘀而不伤正；荔枝核、鳖甲、夏枯草、连翘、牡蛎助君药行气软坚散结，凉血活血散瘀。佐以茯苓健脾使生化有源，气血充足，冲任调和，利水渗湿益心脾，助瘀下行。佐以桃仁入心肝血分，破恶血，消癥瘕，因其滑肠用量较小；为防止服药时间过长，伤及脾胃，佐以山药健脾胃，调气阴，防湿困脾，使脾阳温煦，脾气升清。诸药合用，配伍严谨，活血祛瘀不伤正，利水渗湿不伤津，行而不泄，气血双补，冲任同调，寒温并用，共奏活血祛瘀，软坚散结之效。

五、医案精选

医案 1

徐某，女，38 岁。2019 年 6 月 20 日初诊。患者以"婚后未避孕未孕 4 年"为主诉就诊。15 岁初潮，平素月经不规律，40～60 天一行，经行 6～7 天，末次月经：4 月 20 日，持续 7 天净，量少，色黯红，有血块，伴腰膝酸软，少腹胀痛，喜温喜按，心烦易怒，口苦，大便干结。近期体重增加明显，面部痤疮频发，外院诊断为多囊卵巢综合征，建议西药调整周期治疗，患者拒绝。舌紫黯有瘀点，苔薄白，脉沉弦。彩超示：子宫 41mm×41mm×29mm，内膜 5.2mm，双侧卵巢卵泡数大于 12 个，最大卵泡直径 8mm；2017 年 5 月 6 日外院查雌二醇（E_2）34pg/ml，促卵泡激素（FSH）4.8IU/L，黄体生成素（LH）25IU/L，催乳素（PRL）260mIU/L，孕酮（P）0.378nmol/L，睾酮（T）1.43nmol/L，血 β - 人绒毛膜促性腺激素（β-HCG）0.20mIU/ml。丈夫精液正常。

初步诊断　西医诊断：①多囊卵巢综合征；②原发性不孕。中医诊断：①癥瘕；②不孕症。辨证：肝肾亏虚，瘀血阻滞。治则：益肾填精，疏肝调冲。

方选知柏地黄汤加减。知母9g，黄柏9g，熟地黄12g，当归9g，山茱萸9g，巴戟天12g，肉苁蓉9g，菟丝子15g，柴胡9g，覆盆子12g，夏枯草10g，车前子15g，山栀子9g，黄芩9g，川楝子12g。

10剂，水煎服，每日1剂，早晚分服。

2019年7月3日二诊：月经仍未行，舌紫黯有瘀点、舌下络脉迂曲，苔薄白，脉沉弦。前方减黄芩、川楝子，夏枯草加至20g，加淫羊藿12g、阿胶12g、黄芪30g、炙龟甲（先煎）12g。

10剂，水煎服，每日1剂，早晚分服。

2019年7月15日三诊：小腹作胀，乳房胀痛，带下量多，色白清稀，面部痤疮，舌紫黯有瘀点、舌下络脉迂曲，苔薄白，脉弦滑。

调整处方如下：知母9g，黄柏9g，炙龟甲（先煎）12g，鹿角片（先煎）12g，当归15g，川芎15g，熟地黄15g，白芍15g，刘寄奴15g，川牛膝15g，延胡索9g，路路通15g，赤芍15g，马鞭草30g，红花9g，泽兰叶15g，柴胡9g，车前子15g。

10剂，水煎服，每日1剂，早晚分服，月经第10天开始阴道彩超监测排卵。

2019年7月28日四诊：末次月经7月18日，月经第10天，基础体温未见上升，白带量较少，舌紫黯有瘀点，苔薄白，脉沉细。阴道彩超：内膜3.7mm，未见优势卵泡。治则：阴阳双补，活血化瘀。

调整处方：熟地黄12g，当归9g，山茱萸9g，巴戟天12g，山药20g，肉苁蓉9g，菟丝子15g，阿胶12g，柴胡9g，覆盆子12g，车前子15g，丹参9g，牡丹皮9g，炙甘草6g。

10剂，水煎服，每日1剂，早晚分服。

2019年8月10日五诊：末次月经7月18日，基础体温上升5天，乳房胀痛，小腹胀满不适，心烦易怒，带下增多，色偏黄，面部痤疮。舌紫黯有瘀点，苔薄白，脉沉弦。治则：滋阴益肾，行气养血。

调整处方：生地黄12g，熟地黄12g，白芍10g，当归9g，茯苓12g，菟丝子15g，巴戟天12g，肉苁蓉12g，覆盆子12g，山茱萸9g，路路通12g，丹参9g，牡丹皮9g，柴胡9g，山栀子9g，黄芩9g，阿胶12g。

10剂，水煎服，每日1剂，早晚分服。

2019年8月24日六诊：末次月经7月18日，基础体温上升19天，腹胀乳胀稍减轻，舌质紫黯有瘀点，苔薄白，脉细滑。实验室检查：血β-HCG 880.46mIU/ml。治则：调补冲任，固肾安胎。

调整处方：黄芩9g，炒白术12g，白芍12g，炙甘草6g，菟丝子12g，续断12g，苎麻根15g，南瓜蒂9g，阿胶12g。

后随访血β-HCG和孕酮，保胎至孕3个月，后顺产一健康女婴。

【按语】本例患者以未孕及月经2个月未行前来就诊，欲调理月经求嗣。患者结婚4年未避孕未孕，月经稀发，面部痤疮频发，B超提示双侧卵巢卵泡数大于12个，血内分泌LH/FSH＞2.5，须考虑为多囊卵巢综合征所致的排卵障碍性不孕症。患者自初潮起月经不规则，属先天肾气不足，精血衰少，冲任气血不足，血海不能按时满盈，故经血量少，平素易见腰膝酸软。患者求嗣愿望急切，导致肝失疏泄，郁而化火，常常心烦易怒。气滞血瘀，故经血色黯红，夹杂血块，且舌紫黯、边有瘀点，脉沉弦。赵莉娟教授据此辨证为肝郁化火、肾虚血瘀，治疗本病以调补肝肾为本，瘀滞者活血，肝郁者疏肝理气。肝肾同源、母子相及，肾虚常导致肝阴不足，肝阳偏亢，故以调补肝肾之药为君，活血行血之药为臣，疏肝理气药为佐使。在此用药原则上根据患者月经情况进行周期分期用药。首诊根据辨证予益肾填精，疏肝调冲。二诊时守方治疗，将苦寒降火的黄芩和川楝子去掉，加量使用辛苦寒之夏枯草，降低药物的苦寒之味并且增加软坚散结之力，同时加入黄芪、淫羊藿、炙龟甲补肾气。三诊时，根据患者乳房及小腹作胀，白带量多，脉象弦滑，判断患者血海满溢，即将行经，故应用益肾疏肝活血之品促使经血顺利排出。其中以四物汤补血调血为基础方，炙龟甲、鹿角片一阴一阳，阴阳双补，柴胡疏肝解郁，川牛膝、红花、路路通活血通经，刘寄奴、赤芍、延胡索散瘀止痛，知母、黄柏滋阴清热，车前子渗湿止泻，引水下行。四诊正值月经期之后、排卵期之前，此时期阳消阴长，常以肉苁蓉、菟丝子为君，熟地黄、山茱萸、当归为臣，君臣合用，补肾填精；柴胡疏肝理气为佐药。五诊时，通过患者基础体温判断氤氲期将至，此时期肾阴肾阳达到平衡，阴阳开始发生相互转化，常在补肾温阳的基础上辅以路路通、丹参、牡丹皮等活血、通利之品，促使卵子顺利排出，其中路路通为促排之要药，丹参一药，《妇人明理论》有云："一味丹参散，功同四物汤。"牡丹皮更有"活血不动血"之美誉。本例患者在排卵期后顺利受孕。

医案 2

姜某，女，28 岁。2018 年 9 月 25 日初诊。患者以"月经停闭 1 年余"为主诉就诊。平素月经后期，17 岁月经初潮，月经 35～50 天一行，经期 5～7 天净，末次月经 2017 年 4 月 6 日，量少，色黯红，有血块，无痛经。形体肥胖，身高 172cm，体重 113kg，腰臀比大于 1，体质指数：38.1kg/m^2，彩超示：内膜 9.1mm，子宫 44mm×40mm×34mm，双侧卵巢多囊样改变。胰岛素释放实验：空腹胰岛素 12.66mIU/ml，1 小时胰岛素 166.4mIU/ml，2 小时胰岛素 140.16mIU/ml，3 小时胰岛素 24.47mIU/ml。曾拟诊为多囊卵巢综合征，予激素治疗，停药后月经稀发甚则停闭。刻下：腰膝酸软，白带多、质稀，舌胖、边有齿痕，舌下络脉迂曲，苔白腻，脉沉细。

初步诊断　西医诊断：①多囊卵巢综合征；②胰岛素抵抗。中医诊断：闭经。辨证：肾虚、痰瘀阻滞。治则：补肾助阳，燥湿化痰，活血化瘀。

方选：四物汤合苍附导痰汤加减。当归 15g，川芎 15g，熟地黄 15g，川牛膝 15g，制半夏 9g，苍术 9g，制南星 6g，制香附 12g，刘寄奴 15g，延胡索 9g，柴胡 9g，路路通 15g，赤芍 15g，白芍 15g，皂角刺 12g，荷叶 12g，生山楂 9g，夏枯草 20g，黄芪 30g。

10 剂，水煎服，每日 1 剂，早晚分服。

2018 年 10 月 10 日二诊：末次月经 9 月 28 日，6 天净。9 月 30 日查 E_2 135pg/ml，FSH 2.19IU/L，LH 4.83IU/L，PRL 278.51mIU/L，P 0.3nmol/L，T 1.92nmol/L。舌胖，苔白腻，脉沉细。治则：补肾填精，燥湿化痰，活血化瘀。

调整处方：菟丝子 12g，黄精 12g，当归 9g，山萸肉 12g，苍术 9g，制半夏 9g，陈皮 9g，川芎 9g，枳壳 12g，夏枯草 15g，荷叶 12g，生山楂 9g，竹茹 12g，制香附 12g，柴胡 9g，炙甘草 6g。

15 剂，水煎服，每日 1 剂，早晚分服。

2018 年 11 月 4 日三诊：末次月经 10 月 30 日，刻下：白带量中，余无不适，舌胖，苔白腻，脉沉细。治则：调补肝肾，化痰活血通经。

调整处方：当归 15g，川芎 15g，熟地黄 15g，白芍 15g，刘寄奴 15g，川牛膝 15g，延胡索 9g，路路通 15g，赤芍 15g，马鞭草 30g，红花 9g，泽兰 15g，柴胡 9g，枳壳 12g，炙鳖甲 12g，鹿角片 12g。

2018 年 12 月 20 日四诊：末次月经 12 月 4 日，经量多，伴小腹胀痛。守法治疗 4 月余，月经周期基本规律，按月行经，经量中等，体重下降约 10kg。

【按语】本例患者因"闭经"前来就诊，查双侧卵巢呈多囊样改变，结合血内分泌雄激素水平升高，可诊断为多囊卵巢综合征；患者空腹血糖正常，葡萄糖负荷后血清胰岛素水平升高、高峰后延，且腰臀比及体质指数均高于正常，考虑为胰岛素抵抗。患者初潮来迟，月经后期且量少，平素腰膝酸软属于肾虚精血亏少；肾虚水失气化，湿浊下注，故带下清稀、带下量多；舌体胖大、舌苔白腻，均为痰湿之征；患者肾虚无以温煦，脾虚运化失常，聚湿生痰，加之阴血量少易于凝结，壅滞冲任而致闭经；故中医辨证为肾虚痰瘀阻滞。肾属水，肝属木，母病及子，肾虚常常影响肝的功能，治疗以调补肝肾、燥湿化痰、活血化瘀为主。首诊以四物汤为君养血活血；赤芍、路路通、刘寄奴、川牛膝为臣加强君药活血通经之力，苍术、制半夏、制南星燥湿化痰；佐以柴胡、香附、皂角刺理气行滞，荷叶、生山楂减肥降脂。二诊值经净后期，此时期阳消阴长，以菟丝子、黄精为君养阴益肾，当归、山萸肉补肾养血，在首诊燥湿化痰基础上加入陈皮、竹茹增强燥湿化痰之力，川芎、枳壳增强理气行滞之力。三诊患者正值经期，以益肾活血调经为主，以助经血顺利排出。《本草纲目》中指出生山楂可"化饮食，消肉积，癥瘕，痰饮……"，荷叶在《证治要诀》记载有"荷叶服之，令人瘦劣……一味服荷叶灰，故可以退肿"。二者相须为用起到行瘀化浊降脂的作用，现代药理学也认为生山楂有促进脂质排泄、抑制胆固醇合成的作用，荷叶也有降脂减肥的作用。

（徐晶晶）

参 考 文 献

[1] 胡亦然，李蕴，蔡平平. 胰岛素抵抗与妇产科疾病关系的研究进展 [J]. 中西医结合研究，2020，12（6）：396-398.

[2] 王浩，程玲，丁永芬，等. 中医中药治疗多囊卵巢综合征研究进展 [J]. 杏林中医药，2018，38（12）：1483-1487.

[3] 尹文卿，侯丽辉. 肥胖型多囊卵巢综合征的中西医治疗研究进展 [J]. 世界最新医学信息文摘，2020，20（84）：23-24.

[4] 王莞秋，王旭. 桥本甲状腺炎合并多囊卵巢综合征证治经验 [J]. 环球中医药，2020，13（1）：113-115.

[5] 郭梅珍. 浅谈多囊卵巢综合征之中医研究 [J]. 中国中医基础医学杂志，2012，18（10）：1073-1076.

第二节 肠易激综合征（泄泻）

一、概述

肠易激综合征（irritable bowel syndrome，IBS）指排除器质性原因且具有慢性及反复发作排便频率改变、粪便性状异常，伴有腹痛或腹部不适的肠功能紊乱疾病，是临床常见的功能性胃肠病，反复发作，缠绵难愈。根据临床症状可分为腹泻型（IBS-D）、便秘型、混合型和未定型，其中约 3/4 患者以腹泻型为主，严重影响患者的生活质量[1]。

二、现代医学的认识

肠易激综合征全球发病率在 5%～25%，西欧及北美地区发病率最高，亚非地区普遍较低。国内流行病学调查显示，我国肠易激综合征患病率为 0.82%～5.67%，多发于 20～50 岁中青年人，女性发病率高于男性，且以腹泻型多见。肠易激综合征发病机制目前尚不明确，目前认为与胃肠动力异常及内脏感觉异常有关，同时也提出了脑-肠轴功能紊乱、社会心理等也可引起肠易激综合征发生[2-4]。

西医方面，肠易激综合征的治疗包括以下几个方面：①饮食治疗，根据肠易激综合征不同表现，选择不同食物。②5-HT$_3$ 拮抗剂，调节肠道运动，减轻内脏高敏感性，抑制痛觉信号的传入，如雷莫司琼、西兰司琼。③5-HT$_4$ 受体激动剂，促进电解质分泌，调节平滑肌运动、促进内脏动力和降低内脏感觉的敏感性，如西沙比利、伦扎比利。④钙拮抗剂，抑制钙通道，松弛肠道平滑肌，改善肠道痉挛不适，如匹维溴铵。⑤微生态制剂，增加正常菌群的数量与质量，抑制致病菌生长繁殖，减少产生肠源性内毒素，减轻黏膜炎症，调节肠道菌群平衡，如双歧杆菌、乳酸杆菌等。⑥止泻药对症治疗，如蒙脱石散。⑦抗焦虑、抗抑郁，临床上肠易激综合征伴焦虑状态或抑郁状态的患者，可加用抗焦虑、抗抑郁药物，如氟哌噻吨美利曲辛片、地西泮等。⑧心理治疗[1, 3]。

三、中医学的认识

根据肠易激综合征腹泻型腹泻、腹痛、腹胀的症候特点，将其归属于中医"泄泻"范畴。古代医家认为外感六淫、脾胃虚弱、七情内伤是本病的主要致病因素。《素问》云："感于寒则受病，微则为咳，甚则为泄为痛。"《医宗金鉴》曰："无湿不成泻。"指明了泄泻、外邪、脾虚之间的关系。《医方考》曰："泻责之脾，痛责之肝，肝责之实，脾责之虚，脾虚肝实，故令痛泻。"表明泄泻与肝脾二脏不调有关，肝气失和，横逆乘脾，脾失升清，气机升降失衡而泄泻。《医经精义》曰："大肠之所以能传导者，以其为肺之腑，肺气下达，故能传导。"叶桂认为"久泻无火，久泻无有不及肾者"。因此认为肠易激综合征腹泻型发病与肝、脾、肺、肾有关，脾虚湿盛为主要病因。患者早期以肝郁脾虚、脾虚湿盛为主，随着病情反复，寒热虚实转变，逐步发展为脾肾阳虚。临床上，常见证型有肝气郁滞、肝郁脾虚、肝气乘脾、湿邪中阻、脾胃气滞、脾肾阳虚、肝阳上亢、大肠湿热[5]。

目前越来越多的证据表明心理、精神状态的异常已经成为肠易激综合征发病的关键因素。中医认为，肝为刚脏，喜条达而恶抑郁，情志不畅会导致肝脏疏泄功能紊乱，横逆脾胃，脾胃的运化受到影响，脏腑的气机也会发生逆乱，清浊不分。患者平素情志不畅，肝气郁滞，气滞血停，故见腹痛；若肝郁气滞，木失疏泄，横逆犯脾，脾胃受制，运化失常，水谷不走常道，下趋肠道为病，故见腹泻、泻后痛减。也可以是素体脾胃虚弱，运化无力，脾土壅滞，气机不能运转，肝气因而郁滞，辅以诱因如情志刺激，导致土虚木贼，清气在下，水谷糟粕混杂而下，而成腹泻[1, 5]。

四、赵莉娟教授心得

（一）分型辨证论治

赵莉娟教授在临床实践中认为，肠易激综合征核心病机为肝脾不调，将肠易激综合征腹泻型分为三种证型：

（1）脾胃虚弱 治以健脾益胃、涩肠止泻，选方参苓白术散加减。

（2）肝脾不调 治以抑肝扶脾止泻，选方痛泻要方加减。

（3）脾肾阳虚 治以温补脾肾，涩肠止泻，选方附子理中丸和四神丸加减。

（二）专病专方应用

1. 戊己丸

戊己丸源于宋代《太平惠民和剂局方》，由元代朱丹溪的左金丸加白芍变化而来。原方主治脾经受湿，泻痢不止，水谷不化，脐腹刺痛，症见胃痛、泄泻、吐酸、腹中挛急疼痛等。

1）黄连苦能燥湿，寒能除热，除中焦肠道之湿热，厚肠胃，药理研究表明黄连具有抗菌、抗毒、抗腹泻等作用。

2）吴茱萸有散寒止痛，降逆止呕，助阳止泻之功，能入厥阴肝经，行气解郁。若便黏稠，反佐黄连，助其清热燥湿。其性温热，便溏者温阳止泻。药理研究表明吴茱萸汤剂可以抑制胃肠收缩的张力及收缩幅度，抑制肠运动，解除肠痉挛，促进肠吸收。

3）白芍一能益脾养肝、调理肝脾，二能缓急止痛；现代药理研究显示白芍具有抗抑郁、保肝、镇痛、镇静、抗惊厥、抗炎、抗肿瘤、抗氧化作用，芍药苷或芍药浸出液对平滑肌有抑制或解除痉挛的作用，使其张力减低，减弱肠道的收缩。

2. 固肠止泻丸

固肠止泻丸由乌梅肉、干姜、黄连、木香、罂粟壳、延胡索组成。乌梅肉味酸，能生津更擅收敛固涩；罂粟壳擅涩肠止泻、功兼止痛，是涩肠止泻之要药，二者配伍可共奏涩肠止泻之功。木香辛温、苦降，能行气止痛、健脾和胃；黄连苦寒可清热，燥湿可止泻，两药相配（即香连丸）能清热燥湿、调气行滞以止痛。干姜辛热，能温中实脾、散寒化饮、回阳通脉，主治脘腹冷痛、呕吐、泄泻等。黄连配伍干姜取寒热并用之意并且可佐治黄连之苦寒，平调寒热。延胡索辛温，具有行气止痛、活血化瘀的功效。以上诸药合用能酸敛泻肝、行气止痛、活血除滞、涩肠止泻，对于肝旺克土之证尤为适宜。

药理学研究表明此方不仅能抗菌、消炎，还能够提升机体免疫力以及应激能力，促进肠黏膜损伤的修复，并且还具有调节胃肠功能的作用。临床研究证实乌梅具有抗菌作用，尤其对于大肠杆菌、葡萄球菌等病菌作用更为明显，且能够双向调节小肠运动，即小剂量能够促进小肠蠕动，达到一定剂量时就会出现抑制作用。除此之外乌梅还有抗过敏、抗氧化以及降低血糖的作用。罂粟壳的主要成分是吗啡、罂粟碱、可待因等生物碱。吗啡可提高胃肠道括约肌张力，延缓胃内容物在肠道的推动，可用于腹泻的治疗。干姜还能够促进胃肠蠕动、增强胃黏膜屏障作用，治疗溃疡，促进胆汁排泄。黄连具有抗菌、抗腹泻的作用，还能够抑制胃酸分泌，促进胆汁排泄、降血糖，并且其有明显的抗血小板凝集，抗心肌缺血，纠正心律失常的作用。木香主要成分就是挥发油，并且含有木香碱、树脂等，对于小肠具有明显的推动作用，通过动物实验发现其提取物能抑制大鼠胃溃疡，除此之外木香的提取物还能够抑制小鼠腹泻次数，推测与其抗炎作用相关。延胡索对于中枢神经系统具有明显的镇痛、镇静作用，能够抑制胃液分泌，抑制幽门螺杆菌生长，有抗炎、抗肿瘤及促进肾上腺皮质激素分泌的作用。

（三）常用对药

1. 薏苡仁配芡实

薏苡仁配伍芡实，有利湿而不伤阴，补益而不壅滞之效。薏苡仁，甘、淡，凉，归脾、胃、肺经，善利水渗湿、健脾、除痹、清热排脓，为阳明药也，且其不至损耗真阴之气，泄痢水肿常用之。芡实，甘、涩，平，归肺、肾经，功善益肾固精，健脾止泻，除湿止带。二药相伍，以薏苡仁为主，芡实为辅，芡实可增薏苡仁健脾利湿之功，又起收涩之效，防止利湿太过。用于脾虚湿盛，久泄不愈，症见大便溏泻、周身乏力、劳累加重、舌淡红、两侧有齿痕、苔白腻、脉虚弱者。

2. 徐长卿配木香

徐长卿，辛，温，归肝、胃经，功善祛风化湿，止痛止痒。木香，辛、苦，温，归脾、胃、大肠、胆、三焦经，功善行气止痛，健脾消食。徐长卿配伍木香，对于腹胀、腹痛明显的肠易激综合征尤为适宜。二药配伍，辛行苦降，行气化滞，如此大肠滞气可消，脘腹胀满可除，泄泻可止。药理研究发现徐长卿中的多糖成分、丹皮酚成分能对抗免疫分子及炎症介质，这与其可治疗腹泻密切相关。临床木香常煨用，如此行气之力缓，而实肠止泻治疗泄泻腹痛药效增强。两者配伍用于肝郁脾虚型泄泻，症见腹痛即泻，泻后痛减，急躁易怒，两胁胀痛，舌淡胖，苔薄白，脉弦细。

3. 仙鹤草配地锦草

仙鹤草，苦、涩，平，归心、肝经，功善收敛止血、止痢、截疟、补虚。地锦草，辛，平，归肝、大肠经，功效清热解毒，凉血止血，利湿退黄，用于痢疾、泄泻、咯血、尿血、便血等。二药相互辅佐，相须为用，调气和血，宣通痹阻，通利血脉，既可活血又可止血。药理研究证实仙鹤草有止血、抗炎、抑菌、抗过敏作用，可以减缓肠蠕动，缓解肠痉挛，有止痛、止泻作用。部分肠易激综合征腹泻型患者症状反复发作，日久由气及血，气血同病，治疗应气血兼顾。

4. 芦根配白茅根

芦根，甘，寒，归肺、胃经，功善清热泻火，生津止渴，除烦，止呕，利尿。白茅根，甘，寒，归肺、胃、膀胱经，功善凉血止血，清热利尿，清肺胃热。芦根走气分而清热，白茅根入血分而凉血，二药相须为用，有气血双清、清热解毒之功效，对于脾胃湿热所致泻下急迫或不爽，症见腹中隐痛，大便臭秽，脘闷不舒，或口臭、口苦，舌红苔黄腻，脉濡滑或滑数者尤为适宜，使诸症得甘则缓、得寒则止。

5. 乌梅配紫苏叶

乌梅，酸、涩，平，归肝、脾、肺、大肠经，功善敛肺止咳，涩肠止泻，安蛔止痛，生津止渴，为治疗痢疾、泄泻之要药。紫苏叶，辛，温，归肺、脾经，功善解表散寒，行气宽中。现代药理研究乌梅可促进消化液分泌、促进消化吸收，能抑制离体兔肠管的作用。紫苏梗水提液和紫苏叶油均可通过增加结肠平滑肌条收缩振幅和平滑肌细胞收缩率，促进结肠收缩运动，表现出良好的调节胃肠道动力的功效。久泄久痢得酸则敛，二者一收一散，相反相成，乌梅酸涩收敛之性，配以紫苏叶发散之功，相得益彰，对于虚火上炎，津液不足，泄泻甚者尤为适宜。

6. 炮姜配黄连

炮姜，苦、涩，温，归脾、肝经，功善温经止血，温中止痛。炮姜直入中焦，守而不走，振奋脾阳。黄连，苦，寒，归心、脾、胃、胆、大肠经，功善清热燥湿，泻火解毒。下痢日久必致虚损，虚久必见郁热，取炮姜之温，伍以黄连之寒，以此寒热平调，一走一守，一温一寒，量小而效强。药理研究发现黄连能对抗大肠杆菌引起的腹泻，且其化学成分小檗碱还能对抗霍乱毒素引起的腹泻以及非感染性腹泻，并减轻小肠绒毛的水肿、分泌亢进等炎症反应。

（四）重视中医外治

针刺、艾灸、雷火灸、督脉灸等均可调整脏腑功能，起到止泄作用，可有效改善泄泻症状及调节胃肠激素，调节菌群多样性及上调肠屏障相关益生菌丰度，改善患者症状，且预后良好。

五、医案精选

医案 1

张某，女，42 岁。2020 年 8 月 9 日就诊，因夫妻关系不和致心情不畅，出现大便次数增多，伴腹痛、腹泻。曾多次口服止泻药治疗，效果不佳。现自觉胸胁胀闷，纳差，嗳气，腹痛腹泻，肠鸣，大便每日 6～8 次，每遇精神刺激时腹泻加重，伴有失眠，舌淡红，苔薄白，脉弦。查粪便常规、隐血试验、便培养均为阴性；结肠镜检查提示肠黏膜无炎症改变，肠运动有亢进、痉挛现象；X 线钡剂灌肠示有轻度激惹现象，未发现器质性病变。

初步诊断 西医诊断：肠易激综合征。中医诊断：泄泻。辨证：肝郁脾虚。治则：疏肝健脾止泻。

方选痛泻要方加减：麸炒白术 10g，炒白芍 8g，陈皮 6g，防风 5g，柴胡 15g，川楝子 15g。

每日 1 剂。3 日后腹泻次数减少，腹痛及胸胁胀满等症状减轻，效不更方，守上方继续服用，半月后症状消失，大便正常。

【按语】本例患者脾气素虚，但未至发病，每因情志失常，致肝气失于疏泄，肝郁乘脾犯胃，脾胃受制，运化失常，而成泄泻。方中麸炒白术苦甘而温，补脾燥湿是为君药。白芍酸寒，柔肝缓急止痛，与白术相配，于土中泻木，为臣药。陈皮辛苦而温，理气燥湿，醒脾和胃，为佐药。配伍少量防风，具升散之性，与术、芍相伍，辛能散肝郁，香能舒脾气，具有胜湿以助止泻之功，又为脾经引经之药，故兼具佐使之用。加用柴胡、川楝子以疏肝解郁、活血止痛，诸药合用可以补脾胜湿而止泻，柔肝理气而止痛，使脾健肝和，痛泻自止。

医案 2

蒋某，女，68 岁，农民。2020 年 2 月 6 日就诊，1 年前出现大便次数增多、不成形，每日大便 4～5 次，多在早晚饭前后，常夹有不消化食物，脐周常胀满不适，偶有腹痛，纳差，疲倦乏力，腰酸怕冷，舌质淡，苔白，脉沉。行粪便及纤维结肠镜检查均无异常发现，诊断为肠易激综合征，予止泻及调节菌群治疗，效果欠佳，欲求中医治疗。

初步诊断 西医诊断：肠易激综合征。中医诊断：泄泻。辨证：脾胃虚弱。治则：健脾

养胃。

方选参苓白术散加减：莲子心 12g，薏苡仁 12g，砂仁 6g，桔梗 8g，炒白扁豆 12g，党参 30g，茯苓 20g，麸炒白术 20g，甘草 8g，怀山药 30g。

水煎服。

7 剂后大便每日 2 次，便质较前成形，原方适当加减，前后 20 余剂，大便每日 1 次，便质基本成形，腹痛消失，饮食可。

【按语】本例患者长期劳作，久病缠绵导致脾胃虚弱，脾胃虚弱则不能受纳水谷和运化精微，以致湿滞内停，清浊不分，混杂而下，遂成泄泻。方中以党参、麸炒白术、茯苓益气健脾渗湿为君，配伍怀山药、莲子心助党参以健脾益气，兼能止泻；炒白扁豆、薏苡仁助白术、茯苓以健脾渗湿，均为臣药。佐以砂仁醒脾和胃，行气化滞；桔梗宣肺利气，以通调水道，又载药上行，以益肺气。甘草健脾和中，调和诸药，为使。诸药合用，补其中气，渗其湿浊，行其气滞，恢复脾胃受纳与健运之职，则诸症自除。

医案 3

刘某，男，43 岁，2020 年 5 月 2 日初诊。主诉：间断腹泻 5 年，加重 3 个月。患者 5 年来间断腹泻，每于进食生冷、辛辣刺激性食物后加重，发作时每日 3～6 次，大便稀溏，患者未予重视，未系统诊治。3 个月前因连续进食生冷食物出现症状加重，反复腹泻，大便 5～8 次/日，粪质稀，今患者为求系统诊治，就诊。现症见：大便 5～8 次/日，大便稀溏，腹隐痛，少气懒言，四肢倦怠乏力，面色萎黄，消瘦，腰膝酸软，夜尿频多，纳差，眠差，舌淡，苔白，脉虚弱。

初步诊断　西医诊断：肠易激综合征。中医诊断：泄泻。辨证：脾肾两虚。治则：健脾益气，温肾固涩。

处方：麸炒白术 15g，茯苓 20g，黄芪 12g，酒山茱萸 15g，炮姜 10g，黄连 3g，鹿衔草 15g，葛根 30g，柴胡 6g，陈皮 15g，白芍 15g，当归 6g，木香 6g，炙甘草 6g。

5 剂，水煎服，早晚分服。

2020 年 5 月 10 日二诊：患者诉诸症得减，近两日因工作原因情绪激动，出现便意频繁，肛门灼热，上方加蒺藜 15g、菊花 10g，5 剂，煎服法同前。

2020 年 5 月 18 日三诊：患者大便每日 1 次，基本成形，余无明显不适，效不更方，上方 10 剂，停药 2 个月后随访，患者未复发。

【按语】患者病程较长，反复发作，日久及肾，脾肾两虚。脾虚则失其健运，气血生化不足，四肢肌肉无以充养，故见少气懒言，四肢倦怠乏力，面色萎黄，消瘦。肾主骨，肾虚则固摄无力，故见腰膝酸软，夜尿频多，腹泻频繁。方中以酒山茱萸、鹿衔草、炮姜温脾肾，麸炒白术、茯苓、黄芪健脾益气，柴胡、葛根疏肝理气、升阳止泻，白芍、当归活血养血、柔肝止痛，陈皮、木香理气止痛消食，炙甘草调和诸药。

医案 4

李某，女，37 岁，2014 年 8 月 8 日初诊。主诉：反复腹泻 1 年，加重 5 天。患者因 1 年前与人争吵后出现大便次数增多，伴腹痛，便后痛减，电子胃镜、电子结肠镜未见明显器质性异常，间断口服中成药、活菌制剂治疗，症状时轻时重。5 天前患者劳累过度后出现症状加重，口服止泻药（具体不详）后症状缓解不理想，今为求进一步系统治疗，来门诊就诊。现主症：大便不成形，2～3 次/日，排不尽感，腹中隐痛，周身乏力，气短倦怠，无嗳气，无口干，无口苦，无烧心反酸，纳一般，不敢多食，寐差，小便量少。舌淡红，两侧齿痕，苔白腻，脉虚弱。

初步诊断 西医诊断：肠易激综合征腹泻型。中医诊断：泄泻。辨证：脾虚湿盛。治则：健脾益气，止泻化湿。

处方：柴胡 6g，生黄芩 6g，木香 6g，薏苡仁 15g，仙鹤草 20g，乌梅 6g，炮姜 6g，紫苏叶 6g，徐长卿 9g，酒山茱萸 15g，芡实 15g。

3 剂，每日 1 剂，水煎取汁 300ml，早晚分服。

后在上方基础上随证加减治疗 8 周，病情好转，精神愉悦，仍坚持服药以配合治疗。3 个月后症状基本消失。

【按语】 本案患者缘于一年前与人争执后发病，对症治疗未见明显好转，后未予重视，导致疾病反复发作，缠绵不愈。此病初期，多为肝气郁结，失于疏泄，横逆乘脾；继则脾失健运，湿从中生；脾虚日久而致脾阳不足，最终导致肠易激综合征腹泻型的病机，由实转虚，虚实夹杂。治以健脾、祛湿、理气，诸法合用，病邪自除。

（徐晶晶）

参考文献

[1] 陈懿榕，林柳兵. 腹泻型肠易激综合征中西医研究进展探微 [J]. 现代中西医结合杂志，2019，28（22）：2496-2500.

[2] 朱佳杰，刘珊，赵鹏程，等. 肠易激综合征的流行病学研究进展 [J]. 国际消化病杂志，2017，37（5）：271-273.

[3] 周晓凤，王晓妍，曹志群. 基于脑-肠轴探析肠易激综合征发病机制 [J]. 山东中医药大学学报，2021，45（1）：68-71.

[4] 李海燕，刘维明. 腹泻型肠易激综合征中医药治疗进展 [J]. 现代中西医结合杂志，2021，30（2）：221-225.

[5] 徐甜，张雪茹. 王庆国教授调枢机辨治腹泻型肠易激综合征经验探析 [J]. 环球中医药，2020，13（3）：468-470.

第三节 痤疮（肺风粉刺）

一、概述

痤疮祖国医学称为"肺风粉刺"，多因肺经风热熏蒸肌肤，或过食辛辣肥甘之品，滋生湿热蕴积肌肤而成。严重者积热不解，聚湿生痰以致气血郁滞，痰瘀为患。本病好发于青春期男女面部，重者可累及颈、胸部等处，形成丘疹、粉刺、结节或囊肿，伴皮肤油腻、毛囊口扩大等皮脂溢出症状。有重症者逐步形成斑及色素沉着[1-2]。

二、现代医学认识

痤疮是毛囊皮脂腺单位慢性炎症性疾病，发病机制仍未完全阐明。现代医学认为遗传、雄激素诱导的皮脂大量分泌、毛囊皮脂腺导管角化、痤疮丙酸杆菌繁殖、炎症和免疫反应等因素都可能与之相关[3-4]。

临床根据痤疮皮损性质及严重程度可将痤疮分为三度4级：

1级（轻度）：仅有粉刺。

2级（中度）：除粉刺外还有炎性丘疹。

3级（中度）：除有粉刺、炎性丘疹外还有脓疱。

4级（重度）：除有粉刺、炎性丘疹及脓疱外还有结节、囊肿或瘢痕。

三、中医学的认识

痤疮相当于中医学的"肺风粉刺"。中医认为肺风粉刺主要是由于先天素体肾阴不足，相火天癸过旺，加之后天饮食生活失调，肺胃火热上蒸头面，血热郁滞而成。

1. 肾阴不足

肾为先天之本，藏精，主人之生长发育与生殖。其中由肾产生的天癸是直接影响人生长发育与生殖功能的物质，如《素问·上古天真论》说："女子七岁，肾气盛，齿更，发长；二七而天癸至，任脉通，太冲脉盛，月事以时下，故有子……七七任脉虚，太冲脉衰少，天癸竭，地道不通，故形坏而无子也。丈夫八岁，肾气实，发长齿更；二八，肾气盛，天癸至，精气溢泻，阴阳和，故能有子……七八，肝气衰，筋不能动，天癸竭，精少，肾脏衰，形体皆极。"若素体肾阴不足，肾之阴阳平衡失调，会导致女子二七和男子二八时相火亢盛，天癸过旺，过早发育，面生粉刺。因而肾阴不足，肾之阴阳平衡失调，天癸相火过旺是肺风粉刺发生的最主要原因。

2. 肺胃血热

面部皮肤主要由肺经和胃经所司。《素问·五脏生成》说："肺之合皮也，其荣毛也。"在五行理论中，肺属金，肾属水，若素体肾阴不足，不能上滋于肺，可致肺阴不足。另外肺与大肠相表里，若饮食不节，过食膏粱厚味，大肠积热，上蒸于肺胃。合而致使肺胃血热，面生粉刺，出现丘疹、脓疱。

3. 痰瘀互结

肾阴不足，肺胃血热，日久煎熬津液为痰；阴虚血行不畅为瘀，痰瘀互结于面部而出现结节、囊肿和瘢痕。

4. 冲任不调

肾阴不足，肝失疏泄，可使女子冲任不调。冲为血海，任主胞宫，冲任不调，则血海不能按时充盈，以致月事紊乱和月事前后面部粉刺增多加重。

四、赵莉娟教授心得

赵莉娟教授根据临床表现，将痤疮分为4种证型。

（一）湿热证

临床表现：皮损以红色丘疹、脓疱为主，有疼痛，面部、胸背部皮肤油腻；可伴口臭、口苦，纳呆，便溏或黏滞不爽或便秘，尿黄；舌红苔黄腻，脉滑或弦，相当于痤疮分级中的2、3级。

治法：清热利湿，通腑解毒；方药以茵陈蒿汤加减，组成：茵陈、山栀、葛根、山药、薏苡仁、怀牛膝、生甘草。

1. 方药解析

长期嗜食辛辣炙煿、膏粱厚味之品，致使湿热内生，血络瘀滞，皮脂瘀结不散而致本病。茵陈清热利湿为君药。山栀清热降火，泻三焦之火，为臣药。葛根解肌退热；山药健脾；薏苡仁利水渗湿，健脾消痈；怀牛膝，走而能补，导热下行，共为佐药。生甘草缓和药性，调和诸药，为使药。

茵陈：性味苦、辛、微寒，归肝、胆、脾、胃经，有清热利湿退黄的功效，亦能治湿疮瘙痒。《千金方》中用茵陈煮浓汁洗患处治疗遍身风痒所生疮疥。

山栀：性味苦、寒，归心、肺、三焦经，有泻火除烦，清热利尿，凉血解毒的功效。《本草经疏》曰："栀子，……面赤酒疱皶鼻者肺热之候也，肺主清肃，酒热客之，即见是证，于开窍之所延及于面也，肺得苦寒之气，则酒热自除而面鼻赤色皆退矣。"

葛根：性味甘、辛、凉，归脾、胃经，有解肌退热，生津，透疹，升阳止泻的功效，功擅发表解肌透疹，其轻扬发散，上行头面。《本草汇言》曰："葛根，清风寒，净表邪，解肌热，止烦渴，泻胃火之药也。"《神农本草经》曰："主消渴，身大热，呕吐，诸痹，起阴气，解诸毒。"金元大家李东垣誉葛根为"圣药"："葛根，其气轻浮，鼓舞胃气上行，生津液，又解肌热。"

山药：性味甘、平，归脾、肺、肾经，有补脾止泻，补肺益阴，益肾固精，养阴生津的功效。《本草崇原》曰："夫治伤中，则可以补中而益气力，补虚羸，则可以长肌肉而强阴。"

薏苡仁：性微寒，味甘、淡，归脾、肾、肺经，功能利水渗湿，健脾，除痹，排脓消痈。薏苡仁上能清肺热，下利肠胃湿热，为治肺痈、肠痈的常用之品。临床应用：治肺痈胸痛、咯吐脓痰，可与鲜芦根、冬瓜子、桃仁、鱼腥草等配伍；治肠痈，可与败酱草、附子等配伍。

怀牛膝：味苦、酸，性平偏凉，《本草经疏》曰："牛膝，走而能补，性善下行，故入肝肾。"怀牛膝味苦降泄，能导热下行。《本草正义》曰："味苦性降，清热降火……脑中痛者，多阳邪上升，牛膝下行为顺，则气火自潜……濒湖谓其主治喉痛、口疮齿痛，则又导热下泄之功效也。"临床上常用于治疗热盛火旺之上焦火热证。张锡纯说："牛膝原为补益之品，而善引气血下注，是以用药欲其下行者，恒以之为引经。《别录》又谓其除脑中痛，时珍又谓其治口疮齿痛者何也？盖此等证，皆因其气血随火热上升所致，重用牛膝引其气血下行，并能引其浮越之火下行，是以能愈也。"

2. 临证加减

《外科正宗》认为痤疮由血热郁滞不散所致。湿热可伤血动血，出现皮肤发红，炎性丘疹，赤芍、牡丹皮清热凉血，活血散瘀，可清血中之伏热，有消痈散疮之效。临床尚可根据病情加减：如热毒盛者加蒲公英、滇重楼、金银花、野菊花清热解毒，消肿散结，加强消散痤疮之效；囊肿多者加夏枯草；结节多者加三棱、莪术、水蛭；大便干结者加何首乌；素有痛者加郁金；咽痛者加牛蒡子，重者加马勃、青黛；若食欲不振，加山楂、砂仁等健脾和胃；若舌苔腻，身体困重，湿邪偏胜者，加茯苓、泽泻等利水渗湿；若舌苔黄腻者，有胃肠湿热者，可加藿香、佩兰等清热化湿浊；大便干结者，为肺胃气机升降失畅，可加火麻仁、瓜蒌仁、草决明、莱菔子等以通腑泄热；有脓者为热已化毒，加紫花地丁、夏枯草、野菊花等清热解毒；有结节、囊肿者为痰湿阻滞，可加郁金、夏枯草、皂角刺、丹参、大贝母、白芥子等行气化痰散结；皮损瘙痒者为兼夹风邪，宜加地肤子、白鲜皮等祛风止痒；面部油脂分泌较多者，可加生山楂、泽泻、槐花等减少油脂分泌；有失眠者为阴虚肝旺，加酸枣仁、柏子仁、夜交藤、合欢皮、龙骨、牡蛎等养血安神。

（二）实热证

临床表现：皮损以红色或肤色丘疹、粉刺为主，或有痒痛，小便黄，大便秘结，口干；舌质红，苔薄黄，脉浮数，相当于痤疮分级中的1、2级。

治法：清宣肺胃，解热散结。方药组成：黄芩15g，山栀15g，金银花15g，连翘15g，生甘草6g，牡丹皮10g。

1. 方药解析

《素问·生气通天论》曰："汗出见湿，乃生痤痱。"《医宗金鉴·外科心法》认为"此证由肺经血热而成，每发于面鼻起碎疙瘩，形如黍屑，色赤肿痛，破出白粉汁"，说明痤疮的病机为肺经风热。中医多认为是肺气不宣，兼感风湿之邪，以致毛窍闭塞，内热炽盛，气血壅滞而成。

方中黄芩清上焦心肺之火为君药；山栀清心胃中焦之火，消肿解毒除烦；金银花、连翘消肿散结，清解气分之毒；山栀、连翘清心热，连翘还可散结；牡丹皮凉血，金银花疏风清热解毒，与连翘合用加强清热解毒、消炎散结的作用；金银花与黄芩相配，则加强金银花的清热之力；生甘草清热解毒，调和诸药。众药合用，共奏宣肺清热，凉血解毒之功。

金银花，性寒，味甘，入肺、胃、大肠经，具有清热解毒，疏风除湿的功效，因其甘寒清热而不伤胃，芳香透达又可祛邪，既能清气分、血分之邪热及火毒，亦能通营达表，消肿溃坚，解痈疡之毒。《洞天奥旨》载金银花："最能消火热之毒，而又不耗气血，疮疡一门……舍此味无第二品也。"故为温热病、外感风热、疮痈肿毒之要药，尤为治阳性疮疡的要药。用于有红肿热痛的疮痈肿毒，对辨证上属于"阳症"的病证，最为适合。

连翘，味苦，性微寒，归肺、心、小肠经。苦寒，主入心经，既能清心火，解疮毒，又能消散痈肿结聚，故有"疮家圣药"之称。用治痈肿疮毒，常与金银花、蒲公英、野菊花等解毒消肿之品同用，若疮痈红肿未溃，常与穿山甲、皂角刺配伍，如加减消毒饮（《外科真铨》）；若疮疡脓出、红肿溃烂，常与牡丹皮、天花粉同用，如连翘解毒汤（《疡医大全》）；用治痰火郁结，瘰疬痰核，常与夏枯草、浙贝母、玄参等同用，共奏清肝散结，化痰消肿之效。

2. 临证加减

有新发痤疮，皮损以脓疱为主，炎症明显，加蒲公英、连翘、紫花地丁、白花蛇舌草、鱼腥草等清热解毒；皮损色偏红，加生地黄、牡丹皮、紫草等清热凉血；若面部皮损伴瘙痒，可酌加荆芥、防风等祛风止痒；若大便干结，加制大黄、瓜蒌仁、决明子等润肠通便；若夜寐不宁，加夜交藤、茯神、远志等宁心安神。

（三）冲任失调证

临床表现：皮损好发于额、眉间或两颊，在月经前增多加重，月经后减少减轻，伴有月经不调，经前心烦易怒，乳房胀痛，平素性情急躁；舌质淡红，苔薄，脉沉弦或脉涩。相当于有高雄激素水平表现的女性痤疮。

治法：调和冲任、理气活血。处方：丹参 10g，连翘 15g，败酱草 15g，吴茱萸 3g，薏苡仁 20g，牛膝 10g，当归 10g，川芎 15g，赤芍 15g。

1. 方药解析

《妇人大全良方》云："因经不调而生他病，当先调经，经调则他病自愈。"故给予丹参活血调经，给予四物汤加减以活血养血，连翘清热解毒、消炎散结，加用败酱草、薏苡仁清热解毒、利湿消肿，吴茱萸温肝振奋阳气，牛膝引热下行。全方以养血活血调经为主，佐以清热解毒、利湿散结，使得气血和，湿热去，痤疮消。

丹参，味苦，性微寒，归心、心包、肝经，有活血调经，祛瘀止痛，凉血消痈，除烦安神的功效。主要用于治疗月经不调，血瘀心痛，疮痈肿毒等。凌一揆的《中药学》中记述本品既可凉血，又可活血散瘀，与清热解毒药物配伍，有助于消除痈肿。同时丹参能通行血脉，擅长活血化瘀，治疗妇女经脉之病。现代药理学研究表明丹参中所含的成分具有抗炎、抗过敏的作用，同时对金黄色葡萄球菌有不同程度的抑制作用。研究表明痤疮丙酸杆菌对丹参醇提物为高度敏感。现今已有明确治疗痤疮的丹参酮胶囊，其主要成分为丹参乙醇提取物。

连翘，味苦，性微寒。归肺、心、小肠经。具有清热解毒，消肿散结，疏散风热之功效。主治痈肿疮毒，瘰疬痰核，风热外感等。《珍珠囊》记载："连翘之用有三：泻心经客热，一也；去上焦诸热，二也；为疮家圣药，三也。"

败酱草，微寒，味辛、苦。归胃、大肠、肝经。功能清热解毒，消痈排脓，活血行瘀。《神农本草经》云："主暴热火疮赤气，疥瘙，疽痔，马鞍热气。"《本草正义》曰：败酱"能清热泄结，利水消肿，破瘀排脓。"《中药大辞典》曰：败酱"清热解毒，排脓破瘀"，治"产后瘀滞腹痛，痈肿疥癣"。《日华子本草》曰：败酱治"疮痍疥癣丹毒"。

吴茱萸，温中，下气，散寒，降逆止呕，并有止痛作用。《本草经疏》说："凡脾胃之气，喜温而恶寒，寒则中气不能运化，或为冷食不消，或为腹内绞痛，或寒痰停积，以致气逆发咳，五脏不利……吴茱萸辛温，暖脾胃而散寒邪，则中自温，气自下，而诸证悉除。"

薏苡仁合败酱草为张仲景薏苡附子败酱散之义，该方排脓消痈，振奋阳气。方中重用薏苡仁，取其甘淡微寒，清热消痈，排脓开壅利胃肠，并能顾护正气；败酱草辛苦微寒，以清热解毒，消痈排脓，祛瘀止痛，少佐附子辛热，振奋阳气，辛热散结。朱光被在《金匮要略正义》中云："然痈者壅也，壅滞之气，非得辛热不开，佐以附子辛散结邪，俾清热解毒之品得以奏绩也。"薏苡仁、败酱草排脓消痈，是治疗痈病之要药。赵莉娟教授将吴茱萸易为附子，可振奋肝经之阳气。

2. 临证加减

若出现痛经，加五灵脂、川芎、延胡索等活血止痛，可酌情予艾叶等温中散寒调经；若见腰膝酸软，加怀山药、川断、牛膝等补益肝肾；若经前乳房胀痛，急躁易怒，胸闷不舒，配合柴胡疏肝散加减以疏肝理气解郁。

（四）痰瘀互结型

临床表现：皮损为颜面皮疹经年不退，肤色红或暗红，病程较长，反复发作，颜面、胸背较多的结节、囊肿，或遗留有瘢痕，色素沉着，或呈细小米粒样丘疹隐现于皮下，丘疹颜色暗红或呈皮肤色，舌质暗红或有瘀斑，苔腻，脉沉细涩。相当于痤疮分级中的4级。

治法：除湿化痰，活血散结。处方：清半夏 10g，生白术 10g，土茯苓 10g，夏枯草 10g，香附 10g，川芎 15g，丹参 15g，赤芍 10g，当归 10g，地黄 12g。

1. 方药解析

痤疮病久不愈，邪聚不散，气滞血瘀，经脉失畅，或风湿热邪蕴于肌肤，气血受遏，凝聚而成。方用四物汤养血活血，加香附行气活血，加丹参祛瘀活血通经，生白术益气健脾、燥湿利水，清半夏燥湿化痰、消痞散结，土茯苓解毒除湿，夏枯草散结消肿。

生白术：味甘、苦，性温。归脾、胃经。主要功效为益气健脾，燥湿利水，止汗，安胎。治疗脾气虚证，气虚自汗，脾虚胎动不安。《神农本草经》中记载："味苦，温。主风寒湿痹死肌，痉疸，止汗，除热，消食，作煎饵。"

夏枯草：味辛、苦，性寒。归肝、胆经。具有清热泻火，散结消肿之功效。用于治疗瘰疬，瘿瘤，乳痈肿痛。《本草经解》中记载："气寒，味苦辛，无毒。主寒热、瘰疬、鼠瘘、头疮，破癥，散瘿结气，脚肿湿痹，轻身。"

清半夏：味辛，性温，有毒。归脾、胃经。功效：燥湿化痰，降逆止呕，消痞散结。治疗湿痰冷饮，呕吐，反胃，外消痈肿。为治湿痰的要药。

土茯苓：味甘、淡，性平，归肝、肾、胃经，功效：解毒，除湿，利关节。治疗：痈疽瘰疬，杨梅恶疮，火毒痈疖，湿疹瘙痒。《本草正义》记载："土茯苓，利湿去热，能入络，搜剔湿热之蕴毒。"《本草便读》记其"入胃通肝及肾"，因其"性平味淡而甘"，故"可助土以强脾"、"能益脾胃，使土旺湿除，肌肉自愈之意，非土茯苓可以治疮也"。李时珍曰："惟土茯苓气平味苦而淡，为阳明本药，能健脾胃，去风湿。脾胃健则营卫从，风湿去则筋骨利，故诸证愈。此亦得古人未言之妙。"

香附：味微甘、微苦，性平，归肝、脾、三焦经，有行气解郁，调经止痛的功效，为调经要药。《本草纲目》曰其可治："妇人月经不调，崩漏带下，胎前产后诸病。"

川芎：味辛，性温，归肝、脾、心包经，功能上行头目，下调经水，中开郁结，旁通络脉，主一身之气。《日华子本草》曰其可："治一切风，一切血，补一切劳，破恶血，养新血及主癥瘕。"

丹参：味苦，性微寒，归心、肝经，有祛瘀止痛，活血通经，清心除烦的功效。《大明》曰其可："破宿血，生新血，安生胎，落死胎，止崩带，调月经，血邪心烦，一切肿毒。"

2. 临证加减

结节明显者加三棱、海藻各 12g，浙贝母 9g，皮损日久，结节、囊肿难以消退，可加夏枯草、皂角刺等软坚散结消肿。

（五）小结

赵莉娟教授根据痤疮的临床表现，将其分为四种证型：湿热证、实热证、冲任失调证、痰瘀互结型，但临床上单纯痰瘀内阻型并不多见，往往夹杂在前三种证型中。

（1）从病位上看 湿热型多见于中焦脾胃，实热证多见于上焦肺卫，冲任失调证与月经有关，多责之于肝。但是无论是湿热型还是实热型，都是由于热邪或湿热伤及血分，熏蒸肌肤而发，血分有热而致瘀是痤疮发生发展的根本病机，临床治疗要紧抓血热这个基本病机。邪在上则宣肺清热，邪在中则清热利湿，邪在下则分利大小便，邪去则正安，血热去则气血和。

（2）从病程辨证看 病程短，发病急骤者多为热证；病程长，反复发作，缠绵不愈者，多夹瘀、夹痰、夹湿，或为虚证。

（3）从性别辨证看 男性多热证，女性多阴虚内热证。

（4）从皮损辨证看 丘疹色白者多夹湿，或热象不重；色红者多为热证；脓疱疹较多者多为热毒证。丘疹细碎而小者，分布于面部者，多为肺经郁热；丘疹色红而大，自觉疼痛，遍布颜面、胸、背者，多为胃肠湿热证；丘疹色暗，或为结节、囊肿者，多为痰瘀互结证。

（5）从经络辨证看 皮损主要位于鼻部及周围，多为肺经风热证；皮损遍布颜面，多为胃肠湿热证；皮损位于面部两侧，多为肝经郁热证。

（6）从年龄看 20岁左右，以肺经风热为主；30岁左右，以胃肠湿热或肺胃郁热为主；40岁左右，以肝肾阴亏为主。

临床可以根据以上情况进一步确定病位、病性，从而可以精确辨证，精准治疗。

五、医案精选

医案 1

罗某，男，25岁，主因面部痤疮1月余就诊。症见：面部痤疮，有的红肿，有的合并脓疱，以下巴为主，伴睡眠差，疲劳，大便秘，1~3天1行。相当于痤疮分级中的2、3级，既往无特殊病史。查体：神清，精神可，一般情况良好。舌尖红，苔黄腻，脉弦数。

初步诊断 西医诊断：痤疮。中医诊断：痤疮。辨证：湿热内蕴。治则：清热祛湿。

处方：牡丹皮10g，葛根15g，栀子15g，茵陈15g，连翘15g，蒲公英15g，赤芍15g，川芎10g，夏枯草6g，薏苡仁20g，麸炒枳壳20g，龙胆6g，净山楂15g，炒六神曲10g，生石膏（先煎）20g，小通草5g，桃仁10g，酸枣仁15g，金银花15g，淡竹叶10g，荆芥穗10g，白芷6g，辛夷（包煎）10g，炒苦杏仁10g，大黄6g。

7剂，每日1剂，煎服，每日2次，每次150ml。

【按语】痤疮属于中医学"粉刺"范畴。年轻人正处于青春期，为机体旺盛之时，阳热偏盛；平素喜食肥甘厚味，致中焦湿热内盛；皮肤脂溢明显，肺胃热盛，循经外发肌肤致病发。肺主皮毛，热性炎上，肺热向上熏蒸肌肤，壅于面部，故见面部多数炎性丘疹；饮食不节，肺胃之热上蒸，又感风邪，血瘀凝结则见囊肿；肺与大肠相表里，湿热下移肠道，故见大便干或不爽。舌质红，苔黄腻，脉弦数均为肺胃蕴热，湿热感毒之象。中医热郁湿阻血瘀是痤疮的基本病机，故治疗以清热解毒、化湿散结、活血化瘀为原则。

湿热郁蒸，当清热利湿，方中茵陈芳香醒脾，苦泄下降，善能清热利湿，为治痤疮要药，杨时泰在《本草述钩元》中云："茵陈蒿发陈致新，与他味之逐湿热者殊，而渗利为功者，尤难相匹……黄疸湿气胜，则如熏黄而晦，热气胜，则如橘黄而明，湿固蒸热，热亦聚湿，皆从中土之湿毒以为本，所以茵陈皆宜。"栀子祛除湿热，清泄三焦，通调水道，利湿热自小便而出，《神农本草经》记载栀子可治"白癫、赤癫、疮疡"，姜春华著《经方应用与研究》将这些病解释为皮肤病、疮疡初起。仲景用栀子、茵陈，正取其利小便而蠲湿热也。大黄清除瘀热，推陈致新，使湿热壅遏毒邪从大小便而出，湿热瘀毒在此证中四者同时并存，大黄恰对此四者同时兼顾，且通腑泄热利湿，给湿热以出路。又大黄走血分，与栀子相伍，能凉血泄热，以防脾胃瘀热动血。三药皆为苦寒，寒能清热，苦能除湿，泻热通腑，清热利湿，排除瘀毒，使湿清热除，则痤疮消退。茵陈蒿汤为《伤寒论》名方，原用于治疗瘀热发黄病，《金匮要略》以其治疗谷疸。病因皆由于邪热入里，与脾湿相结合，湿热壅滞中焦所致，茵陈蒿汤不仅治疗局限于某一病变部位或症状的病变,在临床辨证中审明病机是湿热,便有是证,用是药。现代人应酬增多,"以酒为浆,以妄为常"的不良习惯导致湿热体质,日久出现湿热内蕴、湿热下注等为病机的一系列证候(口苦、口渴、面目发黄、大便黏腻、小便短赤、脘腹不舒等),见此类患者亦可考虑用茵陈蒿汤。本方配伍特点是,清热利湿药与清热泻火药、泻火通便药合用,使瘀热从二便而出。

该病患外感风热之邪经久不愈,郁于肺经,表现为肺热炽盛之象,肺热熏蒸颜面,故颜面痤疮1月余不愈,且病久入络,肺热波及血分,耗血动血,故痤疮呈红疹状,正是血热外露之象,故治宜清热凉血、化痰散瘀,故加银翘散,该方出自《温病条辨》,具有辛凉解表、清热解毒之效。用于治疗温邪侵犯上焦肺卫。方中金银花、连翘清肺热,是治疗发热、长斑、痈疮脓肿的常用药,被称为"疮家要药"。方中妙在辛凉甘寒之中配伍少量辛温药(荆芥穗既入气分,又走血分,善疏散风毒;淡豆豉辛苦微温),可以透邪达表。

二方合用治疗湿热侵犯上中二焦之痤疮,甚是合拍。

医案 2

巫某,女,33岁,主因面部丘疹3年,加重3个月就诊。症见:颜面多处有丘疹,颜色红甚,下颌处有结节,口干,纳食可,睡眠尚可,大便干燥,3日一次。查体:神情,精神可,一般情况良好,舌红,苔少,脉滑数。

初步诊断 西医诊断:痤疮。中医诊断:痤疮。辨证:气血失和。治则:调和气血。

处方:黄芩15g,栀子15g,金银花15g,连翘15g,甘草6g,牡丹皮10g,黄连10g,紫花地丁15g,蒲公英15g,土茯苓10g,野菊花10g,丹参10g,桃仁10g,赤芍10g,浙贝母10g,夏枯草10g,大黄10g,生山楂20g,甘草6g。

7剂,每日1剂,水煎服,分两次服,每次200ml。

【按语】 皮损的发生和轻重与月经有明显的关系。中医认为面部痤疮病机是冲任不调,气血失和。可出现月经前面部皮疹明显增多加重,月经后皮疹减少减轻。或伴有月经不调,月经量少,经前心烦易怒,乳房胀痛不止。冲为血海,任主胞胎,冲任不调则血海不能按时满盈,以致月事紊乱和月事前后面部粉刺增多加重,《妇人大全良方》云:"因经不调而生他病,当先调经,经调则他病自愈。"故治疗当以调肝为先。女子以肝为先天,肝主血,治疗时要从血入手,而血的病,不外乎"血不足"和"血不通"二种。血不通,则经前乳胀痛和烦躁;血不足,则经来痛,且经后疲倦和情绪低落。四物汤是妇科圣方。以熟地黄、白芍阴柔补血之品(血中血药)与辛香的当归、川芎(血中气药)相配,动静结合,补血而不滞血,活血而不伤血,温而不燥,滋而不腻,是临床常用的补血活血调经的良方,血虚为主,应重用熟地黄、白芍、当归,少放川芎;血瘀阻滞为主,应重用川芎、当归、赤芍,少放一点生地黄,血寒,经期腰腹疼痛,应加炮姜、桂枝、吴茱萸、枳壳、香附、桑寄生、续断;血瘀不行,加桃仁、红花、丹参;血虚有郁热,加黄芩、牡丹皮;气虚而不摄血,加党参、黄芪、白术;血虚而胃纳差,加入木香、砂仁、陈皮。

另一方面,阴阳消长是维持女性正常月经周期变化的基础,经前期为阳长期,容易引起肝阳有余而肝肾阴血不足,故可根据月经不同时期进行如下加减:

行经期:五灵脂、丹参、泽兰、益母草、川芎、玫瑰花等。

经后期:女贞子、墨旱莲、知母、怀山药等。

经间期:怀山药、川断、鹿角霜、香附、丹参等。

经前期：香附、泽兰、五灵脂、怀山药、川断、牛膝、生地黄、知母等。

医案 3

刘某，女，21 岁，主因面部长粉刺 7 年余就诊。症见：7 年前出现面部粉刺，有的红肿，少数会合并脓疱，皮肤瘙痒，月经前较严重，伴口干，饮食及睡眠尚可，小便黄，大便可。相当于痤疮分级中的 2、3 级，既往史：甲状腺手术后，优甲乐替代治疗，2 个月后复查甲状腺功能提示正常。查体：神清，精神可，一般情况良好，舌尖红，苔薄，脉细。

初步诊断 西医诊断：痤疮。中医诊断：痤疮。辨证：气血失调。治则：调和气血。

处方：川芎 10g，连翘 15g，赤芍 15g，川牛膝 15g，当归 12g，薏苡仁 15g，吴茱萸 5g，败酱草 15g，白鲜皮 10g，地肤子 10g，蚕沙 10g，秦皮 12g，乌梅 10g，醋五味子 6g，紫草 10g，银柴胡 10g，徐长卿（后下）10g。

7 剂，每日 1 剂，水煎服，每日 2 次，每次 150ml。

二诊 粉刺颜色较前变浅，伴口干，饮食及睡眠尚可，小便黄，大便可。查体：神清，精神可，一般情况良好，舌尖红、苔薄、脉细。

处方：连翘 15g，赤芍 15g，川牛膝 15g，川芎 10g，吴茱萸 3g，当归 10g，薏苡仁 20g，败酱草 15g，醋五味子 6g，银柴胡 10g，乌梅 10g，蚕沙 10g，墨旱莲 10g，茜草 10g，黄芩片 15g，紫草 10g，煅牡蛎 20g，葛根 15g，白芍 15g，金银花 15g，蝉蜕 10g，地肤子 10g，皂角刺 10g，煅龙骨 20g，白鲜皮 10g，玄参 20g。

7 剂，每日 1 剂，水煎服，每日 2 次，每次 150ml。

三诊 粉刺颜色较前变浅，量也减少，伴口干，饮食及睡眠尚可，小便黄，大便可。查体：神清，精神可，一般情况良好，舌红，苔薄，脉细。

处方：川芎 10g，连翘 15g，赤芍 15g，川牛膝 15g，冬瓜子 15g，当归 10g，败酱草 15g，吴茱萸 3g，醋五味子 6g，蚕沙 10g，乌梅 10g，银柴胡 10g，蝉蜕 10g，葛根 15g，黄芩片 15g，牡丹皮 10g，生地黄 20g，玄参 20g，山萸肉 15g，皂角刺 10g，钩藤（后下）15g，酒女贞子 10g，丹参 15g，续断片 10g，柏子仁 10g。

7 剂，每日 1 剂，水煎服，每日 2 次，每次 150ml。

【按语】痤疮是一种毛囊、皮脂腺的慢性炎症，本病发病率高，青少年中有 90%发生过不同严重程度的痤疮。痤疮的发生与多种内外因素有关，遗传因素、精神情绪、饮食、睡眠、环境等均可影响和加重痤疮的病情。患者素体多为阳热偏盛，因为年龄正处青春期机体旺盛阶段，内分泌功能失调，雄性激素分泌增加，从而刺激皮脂腺肥大增生，导致油脂分泌量大大增加，毛囊阻塞。

该患者初诊即见皮肤瘙痒，故在活血化瘀、清热调经的基础上加白鲜皮、地肤子，白鲜皮具有清热燥湿、祛风解毒功效，能够治疗湿疹、疥癣、皮肤糜烂等病症；地肤子具有清热祛湿、利小便的功效，能够治疗皮肤疥癣疮毒，阴部瘙痒，小便不利，小便刺痛等症状。白鲜皮和地肤子能够协同作用，增强清热燥湿，祛风止痒的功效，可以改善湿热类型的皮肤病证。银柴胡、五味子、乌梅，脱胎于名老中医祝谌予之经验方过敏煎。方用银柴胡甘寒益阴，清热凉血；乌梅酸涩收敛，化阴生津；五味子酸甘而温，益气敛肺，补肾养阴。可治外邪侵扰过敏之证。

（田望旺）

参 考 文 献

[1] 赵辨. 中国临床皮肤病学 [M]. 2 版. 南京：江苏凤凰科学技术出版社，2017：1288.
[2] 沃莱. 皮肤病治疗学：最新循证治疗策略 [M]. 张建中，译. 北京：人民卫生出版社，2011.
[3] 吴赟，吉杰，张玲琳，等. 微生物在痤疮发病中的作用[J]. 中国皮肤性病学杂志，2016，30（3）：311-314.
[4] 王萍. 痤疮的现代研究以及中医治疗现状 [J]. 光明中医，2014，(7)：1573-1574.

第四节　更年期综合征（郁证）

一、概述

妇女一般在"七七"（即49岁）之年即月经闭止不行，称为"绝经"。部分妇女在"绝经"前后伴随出现一系列的症状和体征，如月经紊乱、眩晕耳鸣、烘热汗出、面红潮热、烦躁易怒、肢面水肿等各种症状，称为"经断前后证候"。历代医家根据不同临床表现，将本病归属于"心悸"、"失眠"、"脏躁"、"郁证"、"百合病"等范畴，现代中医将本病命名为"经断前后诸症"。现代医学称为更年期综合征（climacteric syndrome）[1-2]。

本病表现有轻有重，有的单见一种症状，有的多种表现共存，少数患者还有可能出现性格特征改变，甚者可严重影响正常的工作与生活。其症状持续时间也有长有短，短则数月半载，长则可达数年之久[3]。

中医治疗更年期综合征有明显的优势，传统上将此病分为肝肾阴虚型、肾阳虚型、脾肾阳虚型、肝郁气滞型、心脾两虚型等，分型过于复杂不利于临床操作与治疗，赵莉娟名中医在此基础上提出以调肾养血法治疗更年期综合征，达到执简驭繁的作用[4]。

二、现代医学的认识

更年期综合征指妇女在更年期出现的一系列躯体及精神心理症状，包括月经紊乱、潮热、出汗、心悸、失眠、情绪低落、激动易怒等。更年期是女性从生育期向老年期过渡的时期，现代医学一般将其定义为45～55岁，出现更年期综合征的平均年龄为49.2岁。更年期综合征作为一种常见病、多发病，发病率约为90%，患者常以月经不调、潮热、出汗、睡眠或情绪障碍等为首诊症状，病情持续数月甚至长达10年，不仅影响着女性本人身心健康，严重者还可影响生活质量、家庭幸福乃至社会和谐。

进入更年期的女性卵巢功能开始衰退，导致下丘脑和垂体功能退化、雌激素分泌减少，继之出现一系列神经内分泌失调的症状，例如，月经不调、潮热、出汗、激动易怒、焦虑不安、抑郁寡欢、记忆力减退、性交困难、心悸、胸闷、失眠、便秘、绝经后骨质疏松症等。基于本病病程长、治疗困难，西医主要采取激素替代治疗（hormone replacement therapy，HRT），虽然疗效肯定，但长期使用雌激素可增加子宫内膜癌和乳腺癌的发病风险。在HRT治疗正日益受到质疑和冲击的背景下，中医中药从整体调节人体机能，多环节、多层次延缓性腺轴衰老的优势更显突出。

三、中医学的认识

本病属于中医学"经断前后诸证"的范畴，又称"绝经前后诸证"。历代医籍未见本病相关专题论述，也无此病名，但有关本病的病因病机、临床表现及治疗论述较多，散见于"老年血崩"、"百合病"、"脏躁"、"郁证"、"老年经断复来"等病证中。

中医学认为，肾在女性月经和胎孕的生理功能中起主导和决定作用。早在《素问·上古天真论》中的记载"女子七岁，肾气盛，齿更发长，二七而天癸至，任脉通，太冲脉盛，月事以时下，故有子……七七任脉虚，太冲脉衰少，天癸竭，地道不通，故形坏而无子也"，指出妇女的发育与衰老，月经的来潮与终止及生殖能力的盛衰均与肾有关。肾藏精，《素问·六节藏象论》曰"肾者主蛰，封藏之本，精之处也"，《医贯·内经十二官论》也曰"肾有二，精所舍也"，肾精包括禀受于父母的先天之精，即生殖之精，如《灵枢·本神》曰"生之来，谓之精"；又包括脾胃所化生的水谷之精，即脏腑之精，后天之精，如《素问·上古天真论》曰"肾者主水，受五脏六腑之精而藏之"。天癸是肾中精气充盛到一定阶段的产物。肾精所化之气为肾气，肾气的盛衰主宰着天癸的至与竭。冲脉为血海，任脉为阴脉之海，冲任二脉相滋，血溢胞宫，月经来潮。《临证指南医案》也指出："经水根于肾，旺于冲任。"妇女进入绝经前后，肾精亏虚，冲任二脉逐渐亏少，天癸将竭，精气、精血不足，月经渐少以至停止，生殖能力降低以至消失，这是妇女正常生理的衰退过程。在这种特殊的生理状态下，引起绝经综合征的发病机制常与下列因素有关。

（一）肾虚为致病之本

肾为先天之本，藏元阴而寓元阳，静顺润下，为"五脏六腑之本、十二经脉之根"。《景岳全书》指出："五脏之阴气非此不能滋，五脏之阳气非此不能发。"说明肾气对人体各脏腑、组织、经络的濡养和温煦作用是十分重要的。妇女在绝经前后，肾气渐衰，天癸将竭，冲任二脉逐渐亏虚，精血日趋不足，肾的阴阳易于失调，进而导致脏腑功能失调。多数妇女通过脏腑之间的调节能顺利度过这段时期。部分妇女由于体质较弱，以及产育、疾病、营养、劳逸、手术创伤、社会环境、精神因素等方面的差异，不能适应和调节这一生理变化，引起肾气衰退过早、过快、过甚，出现一系列脏腑功能紊乱、阴阳平衡失调的证候。如肾阴不足，阴虚火旺，则出现潮热面红、烘热汗出、五心烦热、失眠多梦等症；肾阴虚精亏则出现头晕耳鸣、腰膝酸软、脚跟作痛；阴虚血燥则肌肤失润，阴部干涩失荣，血燥生风则皮肤感觉异常，或麻木、或瘙痒、或如虫爬；肾气不足，冲任失固则月经紊乱，或提前量多，或崩中漏下。亦可由肾阴损及肾阳，出现阴阳俱虚之证，症见畏风怕冷，时而潮热汗出，腰酸膝软，头晕耳鸣，健忘，夜尿频数等。综上所述，本病的病因病机主要责之于肾，肾虚为致病之本。

（二）肾虚导致肝、心受累

肾是他脏阴阳之本，肾脏的阴阳失调必然累及到肝、心多脏，从而使本病出现本虚标实、虚实夹杂的复杂证候。

1. 肾虚肝郁

肾藏精，肝藏血，精血同源，故肝肾同源。肾在五行属水，肝在五行属木，水生木，肾水虚，水不涵木，肝失肾水滋养而易疏泄功能失调。肝失疏泄，出现肝气郁结、甚而化火的证候。

2. 心肾不交

肾藏精主水，心属火主血脉，心血畅旺，肾精充沛，心肾相交，水火互济，阴阳平衡，则身体健康，情绪调节功能正常。如果出现肾阴精亏虚，肾水虚不能上济心火，心火独亢，出现心火亢甚的证候。

更年期综合征主要病因病机以肾虚为本，阴虚为主，可阴损及阳而致阴阳俱虚；或是肝、心受累，虚实夹杂，本虚标实。但因妇女一生经、孕、产、乳，数脱于血，往往是"有余于气，不足于血"，所以临床上以肾阴虚证居多。

四、赵莉娟教授心得

赵莉娟教授认为，更年期综合征发病的病因病机为肾精渐亏，天癸衰竭，冲任二脉虚衰，以肾虚为本。

（一）寻病因，辨病机

肾中之阴阳本应阴阳消长，水火相滋，以维持正常的生理活动。即所谓"阴平阳秘，精神乃治"。肾中精气属真阴，对人体脏腑器官起着滋养作用，为人体阴液之根，是生殖功能的物质基础，只宜固秘，最忌耗泄，一旦耗泄太过或未能及时补充，均可导致肾中精气不足发生疾病。常见病因：一是外感火邪、湿邪。火热易灼伤精液；湿邪缠绵难愈，久而化热，耗损体内阴精。二是内伤情志。女性心思敏感，脆弱易波动，持续频繁的情绪变动使肝疏泄失常，气滞于体内，郁久化热，灼伤精液。三是生活失度。屡孕屡堕、产乳过众、房劳可以耗伤精血，损及肝肾；手术则直接损伤冲任、胞络，最终导致肾-天癸-冲任-胞宫生殖轴的紊乱。四是体质因素。患者先天禀赋不足、精气亏虚，无以维持正常的生殖功能，或者年未老而身已衰，提前进入七七之年。

上述病因使得肾阴精匮乏，精亏血少，天癸衰竭，冲任血虚，胞宫失养，则月经的化源亏乏，血海不能按时满溢或化源不足，则经行后期，量少；肾精不足，不能化气生血，冲任血海亏虚，经色淡，质稀；心为火，肾为水，水火不济，则心悸少寐；肾开窍于耳，脑为髓海，肾精亏虚，则髓海失充，故头晕耳鸣，失眠多梦。肾阴亏虚，阴阳的相对平衡被迫破坏，则阳相对亢进。《素问·脉要精微论》云："腰者，肾之府，转摇不能，肾将惫矣。"精亏髓减，则骨骼失养，故腰膝酸软，神疲乏力；阴亏无以制阳，则潮热汗出，心烦易怒。

肝藏血，主疏泄，体阴而用阳。肾为五脏之根，对五脏的功能具有调节作用，肝所藏之血减少，疏泄功能随之失调，冲任之脉难以通畅，月事难下。肾精亏虚，无以维持脾的正常功能。脾为后天之本，主运化，为气血生化之源。脾不健运，则水谷精微无以化生，血液生化乏源，肝、肾等脏腑无以充养，功能难以维持，最终导致冲任血虚，血海不能按时满盈或血海枯竭，月经停闭。

离经之血滞留，或者血液运行不畅则为血瘀。血瘀既可以是由热灼经络、气滞产生，也可以是由于手术、流产等金刃损伤所致。血瘀既是病因，又可以是病理产物，存留于体内使病情缠绵难愈。瘀血阻滞冲任，胞宫闭塞，则经血难至。

肾精亏于下，水不涵木，致肝郁气滞，气血运行不畅，以肝气郁滞为其发病特点。肝主疏泄，调节气血的运行，和情志活动密切相关，若肝郁气滞，气血运行不畅，气机升降出入平衡失调，因郁致病，产生各种病理变化，因而更年期综合征女性出现一系列精神情志异常的临床表现。

肝藏血，女子以血为用，与女性天癸、月经、胎产等功能密切相关，肝肾同居下焦，乙癸同源，肾水亏虚，肝血不足，进一步影响肝的疏泄功能，引起虚实夹杂之病证。故《灵枢·天年》云："五十岁，肝气始衰，肝叶始薄。"精血屡伤，肝血亏虚，肝阴不足，失其柔润之性，易使肝气疏泄不利，而发生情志病变。

（二）因病知机，因机成方

更年期综合征女性由于肾气渐衰，冲任亏虚，天癸将竭，精血不足，阴阳平衡失调，出现肾阴不足，阴不敛阳，以致阳失潜藏，或肾阳虚衰，经脉失于温养等，发生肾之阴阳偏胜偏衰现象，从而导致脏腑功能失常，故肾虚是致病之本。

本病临床首先表现为肾阴虚：以头晕头痛，耳鸣，腰膝酸软，烦躁易怒，烘热汗出为主症。如肾阴虚心血不足，则出现心悸健忘，五心烦热，眼干涩，精神不集中，记忆力差，倦怠嗜卧，甚至情志失常，恐惧不安。如肾阴虚肝阴血不足，出现月经周期紊乱，经量少，色紫红，淋漓不断，大便燥结，小便短赤，口干，舌质红，苔少，脉细而数。如血虚有热，燥热生风，出现皮肤枯燥，感觉异常，如蚁行感，麻木抽搐。有的出现瘙痒现象，其部位常发生在发根、手指、脚跟、外阴、舌、上腭、耳道、肛门周围等处。如肾阴不足，肝失所养以致肝阳偏亢，则出现头晕、头痛，耳鸣，腰膝酸软，烦躁易怒，面部阵发性烘热汗出。如肝阳上亢，进而化火生风，肝风内动，则出现血压升高，肌肉掣动，甚至发生抽搐。如肾阴亏虚，髓海不足，则出现精神不易集中，记忆力减退，倦怠嗜卧，头晕耳鸣。如阴虚生内热，热灼津液，则出现手足心热，口干，舌红少苔，脉细数等症。若肾阴虚损日久，阴损及阳，导致肾阳不足，则出现月经量少，色淡质稀，经期后延，面色㿠白或晦暗，精神萎靡，喜静怕扰，情绪淡漠，倦怠无力，腰膝酸软，手足发凉，背部怕冷，阴部有下坠感，带下清稀如水，夜尿多，舌淡苔白，脉迟而弱。

总之，更年期综合征中医基本病机为肾虚精亏血少，冲任不足。

赵莉娟老师根据以上病机及临床特点，自拟滋阴养血汤，组成：女贞子 15g，墨旱莲 15g，菟丝子 30g，川断 10g，丹参 15g，当归 10g，川芎 10g。

1. 方药解析

女贞子、墨旱莲为君药，女贞子"益肝肾，安五脏，强腰膝，明耳目，乌须发，补风虚，除百病"（《本草备要》）；墨旱莲"乌髭发，益肾阴"（《本草纲目》），二药相配，以增强滋补肝肾之效。

女贞子"禀三阴之气，岁寒燥守，因以为名"，性味甘、苦、凉，归肝、肾经，"入足少阴经，养阴气，平阴火力"。具有补肝肾阴，乌须明目之效，《本草纲目》云："养阴益肾，补气舒肝。治腰腿疼，通经和血。"《本草述》称其："固入血海益血，而和气以上荣……不独髭须为然也，即广嗣方中，多用之矣。"

墨旱莲味甘、酸，性寒，《本草求真》云其"功专入肝入肾"；《得配本草》认为其"入足少阴经血分，凉血滋阴"，《本草纲目》则认为其"乌髭发，益肾阴"。与女贞子二者相配，即为二至丸之组成，同补肝肾之阴。

菟丝子为养阴通络之品。其味微辛，则阴中有阳，守而能走，与其他滋阴诸药之偏于腻滞者绝异。配以川断，在《日华子本草》中有对其功效的描述为："助气，调血脉，补五劳七伤……治子宫冷丹。"其微温之性配以大队滋阴药，以达到"阳中求阴，阴得阳升而泉源不竭"的效果。

丹参性味苦，微寒，归心、肝经，有祛瘀止痛，活血通经，清心除烦的功效。《妇人明理论》曰："破宿血，生新血，安生胎，落死胎，止崩带，调月经，血邪心烦，一切肿毒。"丹参能通行血脉，擅长活血化瘀，治疗妇女经脉之病。

川芎性味辛、温，归肝、脾、心包经，功能上行头目，下调经水，中开郁结，旁通络脉，主一身之气。《日华子本草》曰："治一切风，一切气，一切劳损，一切血，补五劳，壮筋骨，调众脉，破癥结宿血，养新血，长肉，鼻洪，吐血及溺血，痔瘘，脑痈发背，瘰疬瘿赘，疮疥，及排脓消瘀血。"

2. 临证加减

若肝阳亢盛引起肝风内动出现抽搐，血压升高时，加羚羊粉（吞）3g，钩藤、天麻各10g以平肝息风。若血虚生风，发生瘙痒有蚁行感者，加凌霄花10g，全蝎粉（吞）15g。若肾水不足，肝失所养，木失条达，出现肝郁气滞，脘胁胀痛，频频嗳气，叹息，口苦纳差，舌质红，苔薄黄，脉虚弦或细数，加灵磁石、代赭石各（先煎）30g，桑椹子15g，白芍10g。若肾阳亦虚，加仙茅、淫羊藿、巴戟天各10g以温补肾阳。若见阴血不足，发为脏躁者，出现平素精神不振，或情志恍惚，情绪易于波动，心烦，夜不安眠，发作时呵欠频作，悲伤欲哭，不能自主，口干，大便燥结，舌质嫩红，脉细弦而弱，加甘麦大枣汤合生脉散。

更年期意味着妇女将临近绝经年龄，由于肾气渐衰，冲任功能衰减，脏腑功能失调，气血不足，阴阳失其平衡，而产生一系列的病理变化和症状表现。故治疗本病的关键，要抓住肾气虚弱，冲任功能衰减以致脏腑阴阳失调的本质，进行补肾调冲，协调阴阳，还应从整体观念出发，顾及脏腑气血之间相互关系，辨证求因，审因论治，才能收到良好的效果。赵莉娟教授根据更年期综合征多属虚证特点，临床着重用滋阴养血汤以滋水涵木，补血养血，然后根据临床特点随证加减，使肝肾得以滋养，阴血充足，则虚火自平。

五、医案精选

医案1

王某，女，51岁，初诊。患者近年来出现阵发性烘热，汗出，头晕耳鸣，口干不欲饮，腰膝酸软，面部烘热，伴五心烦热，月经量少，周期为5~6个月，大便干结，小便黄，畏寒，舌红苔少，脉细数。

初步诊断　西医诊断：围绝经期综合征。中医诊断：绝经前后诸证。辨证：肾阴亏虚，虚火上扰。治则：滋阴降火。

处方：菟丝子10g，女贞子15g，墨旱莲15g，川断10g，丹参15g，当归10g，熟地黄10g，山萸肉10g，牡丹皮15g，知母10g，黄柏10g，牛膝15g，甘草6g，肉苁蓉10g。

水煎服，每日1剂。

二诊　服上方5剂后，面部烘热感明显减轻，大便通畅，余症同前。上方化裁，去肉苁蓉，加香附12g，服药10剂后，诸症悉除，后服知柏地黄丸1个月，以巩固疗效。

【按语】本例患者素体阴虚，临床表现为肾阴虚：以头晕头痛，耳鸣，腰膝酸软，烦躁易怒，烘热汗出为主症。肾阴虚心血不足，出现五心烦热，肾阴虚肝阴血不足，出现月经周期紊乱，经量少，色紫红，淋漓不断，大便燥结，口干，舌质红，苔少，脉细而数等一系列阴虚火旺之症，治疗应以滋补肝肾，养肝血为主，方中以熟地黄、山萸肉、女贞子、墨旱莲、菟丝子、川断滋肾补阴，益精髓；以牡丹皮、知母、黄柏泻火，使补中有泻，相得益彰；以当归、丹参滋阴养血，调补冲任；以牛膝引热下行。诸药合用，配伍得当，使补而不滋腻，泻而不伤正，阴阳协调，疾病自除。

医案 2

张某，女，50 岁。主因月经先后不定期 10 个月，伴面潮红、汗乍出乍止 1 月余就诊。现病史：月经来潮前后不定期 10 个月，经量乍多乍少，断经 1 个月后，逐渐出现面部烘热，面色潮红，经治疗 1 月余未获显效。症见：面部潮热、潮红，汗乍出乍止，心烦，健忘，腰膝酸软，畏寒，善急易怒，胸闷口苦，泛恶欲呕，纳差，大便干，2～3 日 1 行，小便调，形体肥胖，舌质淡红，舌体略胖，舌中细小裂纹，苔黄腻，脉沉弦细数。

初步诊断　西医诊断：围绝经期综合征。中医诊断：绝经前后诸证。辨证：肾阴阳俱虚，痰热上扰。治则：标本兼顾，燮理肾之阴阳，调补冲任，清化痰热并投。

处方：仙茅 12g，淫羊藿 15g，菟丝子 15g，川断 10g，当归 20g，女贞子 30g，墨旱莲 20g，炒白术 15g，茯苓 15g，陈皮 12g，清半夏 12g，竹茹 12g，石菖蒲 15g，郁金 12g，炒莱菔子 20g，炙甘草 3g，丹参 15g，川芎 10g。

每日 1 剂，水煎 150ml，分 2 次温服。

二诊　服上方 10 剂，面部潮热、潮红及汗出症状基本消失，畏寒、胸闷口苦、泛恶欲呕好转，仍纳差、大便不畅，脉、舌象同前。上方化裁，以草决明 30g 易炒莱菔子。

三诊　服上方 10 剂，诸症消失。效不更方，守方继服 10 剂，以巩固疗效。随访半年未见复发。

【按语】患者年逾七七，肾气衰少，冲任二脉空虚，阴血不足，肾阴虚则生内热；肾内寓元阴元阳，阴阳互根，日久阴损及阳，肾阳不足则生外寒，以致形成肾阴阳俱虚，寒热错杂之证。易怒，胸闷口苦，泛恶欲呕，纳差等症并见，为肝脾失调，气滞痰阻化热之征。治疗应注重滋肾阴，扶肾阳，调冲任，化痰清热。方中仙茅、淫羊藿是治疗妇女围绝经期综合征补肾壮阳的常用药对，仙茅可补肾阳，温脾阳，强筋骨，祛寒湿，具有改善性机能，提高机体免疫功能的作用；淫羊藿具有补肾壮阳，强筋健骨及抗衰老作用，并且可预防、改善骨质疏松。菟丝子、川断补肝肾，强筋骨，加女贞子、墨旱莲，以增强育阴息风之功，善补阳者，必于阴中求阳。半夏、白术、茯苓、陈皮与竹茹、郁金、石菖蒲、炒莱菔子相伍，共达清化痰热之效；加丹参、当归、川芎以养肝血，补肾精。

医案 3

刘某，女，53 岁。主因心悸，多汗乏力，时轻时重 4 年，加重 2 周就诊。

现病史：患者于 4 年前绝经，继而渐见心悸，多汗乏力，时轻时重，西医诊断为"心脏神经官能症"，经中西医治疗乏效，病情时轻时重，2 周前因工作劳累而加重。刻诊：心悸不安，胸闷，时或隐痛不适，汗乍出乍止，面部潮红，疲乏无力，气短懒言，烦躁，腰膝酸痛，手足心热，伴纳差，便溏，舌质黯淡略红，舌下络脉紫黯，舌体肥胖，边有齿痕，苔薄白腻，脉沉细稍数。心电图检查无异常。

初步诊断　西医诊断：围绝经期综合征。中医诊断：绝经前后诸证。辨证：肾阴血虚，水停血瘀。治则：补肾养血，活血利水。

予滋阴养血汤合当归芍药散加减。

处方：女贞子 15g，墨旱莲 15g，菟丝子 30g，川断 10g，丹参 15g，熟地黄 15g，当归 10g，茯苓 15g，炒白术 15g，泽泻 12g，白芍 12g，川芎 12g。

每日 1 剂，水煎 500ml，分 2 次温服。

二诊　服上方 10 剂，心悸、汗乍出乍止、面部潮红好转，胸闷消失，仍手足心热、烦躁，脉舌象同前。上方易熟地黄为生地黄 15g。

三诊　服上方 14 剂，心悸、汗乍出乍止、面部潮红基本消失，乏力、手足心热、烦躁好转，舌质稍红，边有齿痕，舌下络脉青紫，苔薄白，脉沉细。效不更方，守方加减调理 3 周，诸症悉除，随访半年未复发。

【按语】本案患者年逾半百，已绝经 4 年，其肾气显然已衰，天癸已竭，精血亏虚，血不养气，以致脾气虚弱，湿浊渐生，阻滞气机，则血行瘀滞，脉络不畅。故投以滋阴养血汤益肾养血；当归芍药散燥湿健脾，活血利水；全方标本兼顾，俾阴血双补，水瘀同调，而诸症渐失。

医案 4

孙某，女，53 岁。主因眩晕，胁肋胀痛 4 个月，伴面部潮红，汗乍出乍止 1 个月就诊。现病史：患者于半年前绝经，渐见眩晕，胁肋胀痛 4 个月。近 1 个月来面部潮红，汗乍出乍止，经中西药治疗乏效。刻诊：头晕目眩，胸胁胀痛走窜，疼痛每随情志变化而增减，心情抑郁，善太息，面部潮红，汗乍出乍止，腰膝酸软，失眠多梦，咽干口燥，纳可，二便调，舌质红，苔少，脉弦细数。血压 150/96mmHg。

初步诊断　西医诊断：围绝经期综合征。中医诊断：绝经前后诸证。辨证：肝肾阴虚，肝气郁滞。治则：滋补肝肾，疏肝解郁。

方选：滋阴养血汤合柴胡疏肝散加减。女贞子 30g，墨旱莲 20g，菟丝子 10g，川断 10g，熟地黄 20g，当归 12g，白芍 18g，炒枣仁 18g，川芎 20g，陈皮 12g，枳壳 15g，柴胡 12g，香附 12g，栀子 9g，牡丹皮 12g，甘草 6g。

每日 1 剂，水煎 150ml，分 2 次温服。

二诊　服上方 21 剂，头晕目眩、面部潮红、汗乍出乍止明显减轻，胸胁胀痛消失，血压 135/80mmHg，但仍感腰膝酸软，失眠多梦，咽干口燥，并见脘闷纳差，大便黏滞不爽，虽肝肾阴虚得补，肝郁气滞得畅，而脾胃湿浊郁滞之象渐著，故上方去熟地黄，加炒苍术 15g，厚朴 12g。

三诊　服上方 10 剂，头晕目眩、面部潮红、汗乍出乍止悉除，腰膝酸软、失眠多梦、脘闷纳差好转，大便已畅，血压 130/80mmHg，舌质略红，苔少，脉弦细。此乃气滞湿阻渐消，故上方去炒苍术，继续调理 2 周，诸症悉除，随访半年未再复发。

【按语】《素问·上古天真论》谓："女子七七，任脉虚，太冲脉衰少，天癸竭，地道不通。"本案患者年近半百，绝经半年，头晕目眩，面部潮红，汗乍出乍止，腰膝酸软，其因正如。胁肋胀痛，心情抑郁，善太息，乃肝郁气滞之象。《黄帝内经》曰"木郁达之"，肝属木，性喜条达，两胁乃其分野，七情内伤，厥阴疏泄乖常，气郁有滞，血为之瘀，故以滋阴养血汤合柴胡疏肝散加减。在滋阴养血汤的基础上加柴胡、香附疏达肝气，《景岳全书·本草正》云，柴胡解"胸胁痛结"，香附"专入肝胆二经，兼行诸经之气，用此者，用其行气血之滞"。《本草求真》说："气郁于血，则当行气以散血，血郁于气，则当活血以通气，行气必用芎归，以血得归则补，而血可活，且血之气，又更得芎而助也。"佐白芍、甘草以缓急止痛，陈皮、枳壳以理气除胀。诸药相伍，滋补肾阴与养血柔肝并用以扶正，疏肝解郁与清热兼顾以祛邪，如此标本兼顾，药证合拍，而诸症渐除。

（田望旺）

参 考 文 献

[1] 曲苗. 围绝经期综合征的中医理论与临床研究 [D]. 哈尔滨：黑龙江中医药大学, 2010.
[2] 许丽绵，欧阳惠卿，卢如玲. 更年期综合征病因病机及其证治述要 [J]. 中医药学刊, 2003, 21（9）：1550-1552.
[3] 世界中医药学会联合会，中华中医药学会. 国际中医临床实践指南更年期综合征 [J]. 世界中医药, 2021, 16（2）：190-192.
[4] 李雅彦，赵利华. 更年期综合征体质研究及防治概况 [J]. 亚太传统医药, 2015, 11（19）：91-93.

第五节 月 经 不 调

一、概述

月经不调是月经病中最常见的疾病，是指月经的期（周期、经期）、量出现异常，包括月经先期、月经后期、月经先后不定期、经期延长和经量过多、经量过少[1]。

二、现代医学的认识

月经不调也称月经失调，是妇科常见疾病，表现为月经周期或出血量的异常，可伴月经前、经期时的腹痛及全身症状。病因可能是器质性病变或是功能失常。

正常月经周期的建立，有赖于下丘脑-垂体-卵巢-子宫之间的功能协调。正常月经的发生是基于排卵后黄体生命结束，雌激素和孕激素撤退，使子宫内膜功能层皱缩坏死而脱落出血。正常月经的周期、持续时间和血量，表现为明显的规律性和自限性。体内外多种因素如过度紧张、恐惧、忧伤、环境和气候骤变以及全身性疾病、营养不良、贫血及代谢紊乱等都可能影响下丘脑-垂体-卵巢轴的功能，而致月经不调。

三、中医学的认识

中医理论认为，在生理上，水血本同源，相济并倚行。血主要由营气和津液所组成，津液和调，变化而赤是为血[2-4]。在病理上，《金匮要略·水气病脉证并治》云："经为血，血不利则为水。"瘀血内停，脉络瘀滞，水积脉中而外渗，水气停聚或泛溢为患，指出血液运行不畅则出现水病。又指出："经水前断，后病水，名曰血分，此病难治；先病水，后经水断，名曰水分，此病易治。"指出了水血并病先后辨证的关系。清代唐容川在《血证论》中指出"血积既久，亦能化为痰水"，"瘀血化水，亦发水肿"，"瘀血流注，亦发肿胀者，乃血变成水之证"，明确指出瘀血与水相互胶结为害的病理机制，强调"血病不离乎水"、"水病不离乎血"的病理关系。血和水在病理上具有"瘀阻则水停，水蓄则血凝"的关系，从活血与利水的关系上看，活血促利水，利水促活血，张仲景运用血水理论治疗妇人病，前者如大黄甘遂汤、当归芍药散，后者如桂枝茯苓丸。

四、赵莉娟教授心得

（一）调经当血水同治，肝脾同调

中医学认为女子以肝为本，肝为藏血之脏，司血海，具有贮藏血液，调节血流、血量的作用。肝血充盈，藏血功能正常，冲脉盛满，血海充盈而经至。

"脾胃为生化之源"，女性以阴血为主。月经不调者，大多有脾虚证，脾虚则易出现痰阻水停。把握肝与脾的关系。肝主疏泄，其中重要的作用就是调节血和津液的运行输布，而肝疏泄功能的中心环节在于调畅气机，这就把水、血二者的关系以"肝气"为中心架构了起来。脾主运化，水饮需经脾之运化才可成为津液，而脾的运化功能与肝息息相关，肝脾之间的密切联系，是病理情况下水血互结证出现的主要矛盾。

（二）调经当调气为先

调气是"血水同治"过程中不可忽视的重要问题。气能行津，亦能行血，津血运行的基础均为气的调控和推动，若气机畅达则痰瘀行，血水利，疾病愈。而气运行的动力当为人体的正气，所以在重视气滞的同时，不可忘气虚。若肝气无力疏达，多因肝血不足所致，所以此时调气除了疏达气机外还需要补养肝血以复肝气疏泄之职。

赵莉娟教授在临床中发现，肝郁脾虚是月经不调的常见证型，气滞血瘀，痰阻水停是临床常见表现，故临床以当归芍药散加减治疗月经不调之肝郁血虚，脾虚湿困。

（三）妙用当归芍药散

当归芍药散出自《金匮要略·妇人妊娠病脉证并治》，原文曰："妇人怀妊，腹中㿗痛，当归芍药散主之。"同时亦见于《金匮要略·妇人杂病脉证并治》，其曰："妇人腹中诸疾痛，当归芍药散主之。"原方由当归三两、芍药一斤、泽泻半斤、茯苓四两、白术四两、川芎半斤组成。用法：上六味，杵为散，取方寸匕，酒和，日三服。方中当归辛甘而温，主入肝经，为补血之要药。芍药味酸苦而性微寒，入肝脾二经，养肝血、柔肝止痛，同时有利小便之功效，《神农本草经》谓其："主邪气腹痛，除血痹……止痛，利小便。"川芎味辛温，活血行气止痛。三药共用养血调肝。白术甘苦温，归脾胃经，健脾燥湿；茯苓甘淡平，健脾利水；泽泻味甘咸微寒，疏利水道，消水泄热。三者合用健脾利湿，行其所积，且与当归、芍药相伍，达到气血并调、血水同治、肝脾两调之功效。此方中芍药用量独重，意在补血柔肝外，加强泻肝补脾之力，具有土中泻木之功。六味相伍，调和气血，使木条达，土气畅，肝脾调和，脾健湿除，气机调畅，月经自调。

临床可根据情况加减：如腹痛明显用白芍，加甘草、延胡索、香附、郁金；血虚月经不调者加熟地黄、桑寄生；湿盛白带多加车前子、薏苡仁、柴胡；腰痛者加川断、杜仲、牛膝；脉数、身热、苔黄者加金银花、蒲公英、连翘、紫花地丁；月经量多者加地榆、海螵蛸、炒蒲黄；气虚明显者加党参、黄芪；伴腹痛者可合失笑散等。

五、医案精选

赵莉娟教授临床上根据血水理论治疗妇人月经不调，取得明显疗效，现将其临证特色分享如下。

医案1

张某，女，27岁，主因月经量少2年余就诊。现病史：近2年月经量少，色暗，有小血块，行经2~3天，经前腹痛腰酸，乳房胀痛，周期延长40~60天不等，平素带下基本正常，有异味，纳食及睡眠尚可，二便调。查体：神清，精神可，一般情况良好。舌淡红，苔薄黄，脉弦细。

初步诊断 西医诊断：月经失调。中医诊断：月经过少。辨证：气血失调。治则：调和气血。

处方：当归10g，赤芍15g，川芎10g，白术10g，茯苓15g，泽泻15g，鱼腥草15g，败酱草15g，黄连片5g，大血藤10g，醋延胡索15g，吴茱萸3g，紫苏叶15g，栀子15g，麸炒枳壳20g，龙胆草6g，山楂15g，炒六神曲10g，炒鸡内金10g，乌梅6g，醋香附6g，益母草15g，郁金10g。

7剂，每日1剂，水煎服，分两次服，每次200ml，不适随诊。

【按语】月经量少是月经不调的一种，赵莉娟教授认为，血水不调是月经不调的常见原因，从脏腑来说，就是肝脾不调，《临证指南医案》曰："女子以肝为先天，阴性凝结，易于拂郁，郁则气滞，而血亦滞。木病必妨土，故次重脾胃。"明确指出女子调经应重视肝和脾胃。

从经络循行来看，肝之经脉起于足大趾爪甲后丛毛处，经太冲穴沿腿内侧中线进入阴毛中，绕阴器，至小腹，挟贯两旁，向上穿过膈肌，分布于胁肋。可见，肝的经脉循行于人体的阴器、胞宫及乳房。且"肝为冲脉之本"、"太冲脉盛，月事以时下"。因此，在病理上，妇人经带胎产诸病，均与肝密切相关。

脾主运化，胃主腐熟，脾胃居中焦而为后天之本，同为气血生化之源；胃足阳明之脉下行，与冲脉会于气街，所以胃中水谷之气盛，气血生化正常，冲脉也盛，血海常满，经行正常。

赵莉娟教授调经多从调肝理脾入手，法用养血柔肝，健脾化湿，肝脾同调治疗月经不调。常用当归芍药散为基本方进行化裁，方中当归补血活血；芍药敛阴养血；川芎入血分理血中之气，合当归、芍药补血而不滞血，行血而不破血，补中有散，散中有收；茯苓渗利下行而益心脾之气，既有助于行瘀血，并能清瘀热；白术燥湿健脾，合茯苓增强健脾祛湿之力；泽泻降湿浊，助祛湿以健脾；全方合用，共成调和肝脾，养血活血，健脾利湿，化瘀止痛之功。其中当归、川芎、芍药为血分药，有补血活血之功，泽泻、茯苓、白术为气分药，有健脾化湿利水之作用。

益母草可活血利水，加强当归、川芎、芍药养血活血作用，同时还能增加泽泻、茯苓、白术利水化湿作用。大血藤有清热活血作用，与鱼腥草、败酱草等清热药配伍，则加强清热利湿作用，与活血药配伍则加强活血化瘀作用。吴茱萸味辛、苦，性热，辛则疏肝郁，配黄连清热，同时可兼制吴茱萸之热。苏叶辛，温，配吴茱萸加强行气之效，配黄连辛开苦降，以通上清下。乌梅酸、涩，性平，与吴茱萸相伍，敛肝气而除肝热，总之，全方共治肝脾不和，血水不调，气郁化热，湿热阻滞之月经不调。

肝体阴而用阳，肝血不足，易致肝气郁滞，故加香附、郁金、延胡索等行气药以疏肝理气。水湿郁而化热，加鱼腥草、败酱草清热利湿，严重者可加黄连、龙胆草加强清热利湿作用。出现食滞，可加神曲、鸡内金等消食。

医案 2

陈某，女，36 岁，主因月经周期延长 6 个月就诊。现病史：近半年来月经周期延长，30～40 天，经期正常，血量较前减少，有小血块，行经 4～5 天，经前乳房胀痛，平素易怒，体重增加，纳食及睡眠尚可，二便调。查体：神清，精神可，一般情况良好。舌淡红，苔薄，脉弦细。

初步诊断 西医诊断：月经不调。中医诊断：月经后期。辨证：气血失和。治则：调和气血。

处方：小通草 5g，赤芍 15g，川芎 10g，白术 10g，茯苓 15g，泽泻 15g，鱼腥草 15g，败酱草 15g，大血藤 10g，醋延胡索 15g，吴茱萸 3g，泽兰 10g，醋香附 10g，牛膝 10g，益母草 15g，醋五灵脂 10g，丹参 15g，艾叶 6g，续断片 10g，蚕沙 10g，徐长卿 10g，炒鸡内金 10g，钩藤（后下）15g，黄连片 6g，牡丹皮 10g，郁金 10g。

7 剂，每日 1 剂，水煎服，分两次服，每次 150ml。

【按语】 月经后期（月经延期）：是指连续两个月经周期出现月经延迟 7 天以上的表现。赵莉娟教授认为月经延期与肝脾不调有关，肝藏血，主疏泄；脾统血，主运化，为气血生化之源，肝脾二脏在生理上有密切的关系。脾胃的升降、运化，有赖于肝气的疏泄。若肝之功能正常，疏泄调畅，则脾胃升降适度，运化健全；若肝之疏泄失职，就可影响脾胃之升降、运化，从而形成"肝胃不和"或"肝脾不和"之证。反之，脾病也可影响于肝。若脾气不足，消化吸收功能不健，则血无生化之源，或脾不统血、失血过多，均可累及于肝，形成肝血不足；若脾失健运，水湿内停，日久蕴而成热，湿热郁蒸，则肝胆疏泄不利。《金匮要略·脏腑经络先后病脉证》第 1 条即专论肝病传脾，指出脾病不愈可从肝论治，反之肝病不愈亦可从脾论治。

当归芍药散是肝脾两调之方，主要是从肝入手，兼调脾，既入血分，又可利湿。临床选用当归芍药散加减调理肝脾，具有养血活血、健脾行水之功，伴有湿热阻滞者，加鱼腥草、败酱草、小通草、蚕沙、徐长卿以清热利湿，加大血藤以清热活血。伴有肝郁气滞者加郁金、醋延胡索、醋五灵脂行气活血，加益母草、泽兰加强活血利水作用。月经延期还与肾有关，肝肾同源，肾虚则肝血不足，肾主水，脾主湿，脾肾两虚，则水湿不化，故临床上可加用健脾补肝肾之品，如吴茱萸味辛性热，辛则升肝气，热则温肝脾；续断补肝肾，调冲任；艾叶辛、苦、温，归肝、脾、肾经，可温经散寒，使肝脾肾三脏同调，气血水共治，月经正常。

医案 3

马某，女，38 岁，主因月经经期缩短 1 年就诊。现病史：近 1 年月经周期缩短，经期为 6～7 天，量较前变化不大，偶有少量小血块，经前腹痛，带下量多有异味，饮食及睡眠尚可，二便正常。末次月经：2021 年 5 月 28 日，已干净，彩超提示子宫内膜息肉。查体：神情，精神可，一般情况良好，舌淡，苔薄，脉细弦。

初步诊断 西医诊断：子宫内膜息肉。中医诊断：月经先期。辨证：气血失和。治则：调和气血。

处方：当归 10g，赤芍 15g，川芎 10g，白术 10g，茯苓 15g，泽泻 15g，鱼腥草 15g，败酱草 15g，醋延胡索 15g，吴茱萸 3g，醋莪术 6g，大血藤 10g，炒鸡内金 10g，连翘 15g，夏枯草 6g，煅牡蛎 20g，白芷 6g，荔枝核 15g，郁金 10g，泽兰 10g，土贝母 10g，柴胡 10g，蚕沙 10g，徐长卿（后下）10g。

7 剂，每日 1 剂，水煎服，分两次，每次 150ml。

【按语】月经先期是说月经周期超前 7 天以上，并连续达到 3 次以上者。血是月经的物质基础，诸经之血除营养周身以外皆藏于肝。肝主疏泄，能疏调气机，流畅气血，疏通经络，并与冲任二脉通过经络互相连属。若肝气平和，藏血守职，则气血和调，血脉畅达，冲任通盛，经行有时。若肝气郁结，疏泄失职，阴血不能按时下注血海而为月经；肝郁日久化热，灼伤阴血，则肝血更虚。若素体脾虚，或肝郁乘脾，脾失运化，不能输布水谷精微，一方面致肝肾精血亏虚，另一方面致水湿内停，痰湿内生。痰瘀互结，阻塞脉道，则见月经不调。因此，赵莉娟教授认为肝脾不调是月经先期主要因素。肝郁化热，热扰冲任，迫血妄行，故月经提前；肝郁血海失司，故月经量多或少；血为热灼，故经色紫红，质稠有块；脾气虚弱，统血无权，冲任不固，故月经提前而至；脾虚湿阻，水湿之邪与肝热相合，湿热之邪阻滞，则加重病情，故选用当归芍药散调和肝脾，方中当归、白芍、川芎和血养血，白术、泽泻、茯苓健脾利湿，配柴胡、郁金以疏肝养肝，鱼腥草、败酱草、连翘、夏枯草、蚕沙、徐长卿以清热利湿，加大血藤以清热活血，加夏枯草、土贝母、荔枝核、牡蛎等软坚散结之品。

（田望旺）

参 考 文 献

[1] 罗颂平. 中医妇科学 [D]. 北京：人民卫生出版社，2012：110.

[2] 王冰. 黄帝内经素问 [M]. 北京：人民卫生出版社，1963：80.

[3] 傅山. 傅青主女科 [M]. 上海：上海人民出版社，1978：124.

[4] 李春瑜. 探讨女性月经不调的中医治疗 [J]. 中外健康文摘，2014，（22）：267-268.

第六节　结节性甲状腺肿

一、概述

结节性甲状腺肿指各种原因引起甲状腺滤泡细胞增生导致的甲状腺肿大，伴有大小、数量不等的结节，属于甲状腺的一种良性结节病变。近年来，随着人们生活节奏加快、饮食结构改变以及对身体健康意识的提高，本病的检出率越来越高，目前我国人群发病率高达 6%～7%。

甲状腺结节患者常常无明显自觉症状，而是在体检时发现，经过触诊而检出的甲状腺结节只占 4%，而通过超声检查的检出率为 20%～70%[1]。多项调查显示女性的发病率高于男性，且女性患者中以中年女性居多。本病病因比较复杂，可由多种因素引起，如碘的摄入量、细胞因子、遗传因素等，其中缺碘和高碘均可导致本病的发生。由于大多数国家对日常饮食中的碘摄入给予了高度重视，所以目前临床上出现的结节性甲状腺肿多数为高碘引起。

二、现代医学的认识

（一）诊断依据

结节性甲状腺肿的诊断依据包括以下方面：

（1）症状 颈前肿大，肿物随吞咽上下活动，可有颈部不适或局部压迫症状，肿物无红、肿、热、痛。

（2）体征 甲状腺触诊检查发现单侧或双侧甲状腺肿大，其上可触及1个或以上结节，可随吞咽上下活动，边界清楚，表面光滑，无压痛，无震颤，无血管杂音。

（3）影像学检查 甲状腺B超检查发现甲状腺有1个或以上结节，排除恶性肿瘤及压迫周围器官的可能性。

（4）实验室检查 甲状腺功能可在正常范围内；甲状腺自身免疫性抗体：如甲状腺球蛋白抗体、甲状腺过氧化物酶抗体正常或稍高于正常。

（二）鉴别诊断

1. 与甲状腺腺瘤鉴别（尤其是多发性腺瘤）

结节性甲状腺肿患者病史较长，甲状腺肿大呈分叶状或多个大小不等的结节，甲状腺激素治疗，腺体呈对称性缩小。而多发性甲状腺腺瘤甲状腺肿大不对称，可触及多个孤立性结节，如合并单纯性甲状腺肿，腺瘤结节边界亦较清楚，质地较周围组织略坚韧，甲状腺激素治疗，腺体组织缩小，但结节更加突出。

2. 本病伴甲状腺功能亢进症应与 Graves 病鉴别

前者地方性甲状腺肿流行区多见，年龄一般较大，多在 40 岁以上，常在出现结节多年后发病，甲状腺功能亢进症状较轻而不典型。Graves 病发病年龄多在 20～40 岁，两侧甲状腺弥漫肿大，眼球突出，手指震颤，甲状腺局部可触及震颤及听到血管杂音。甲状腺扫描发现一个或数个"热结节"。

（三）西医治疗

结节性甲状腺肿良性病变者由于其病情的进展比较慢，无明显临床症状改变，一般以保守观察治疗为主。首先调整饮食习惯，合理摄碘；西药治疗以左甲状腺素钠片等药物口服以缩小结节；此外还有放射性碘治疗及手术治疗等，但都存在一定的副作用。

三、中医学的认识

结节性甲状腺肿可归属于中医"瘿病"、"瘿瘤"的范畴。《吕氏春秋·尽数篇》记载到"轻水所，多秃与瘿人"。指出本病的发病与地理环境因素密切相关。《圣济总录·瘿瘤门》将本病分类："石瘿泥瘿劳瘿忧瘿气瘿，是为五瘿，石与泥则因山水饮食而得之，忧劳气则本于七情。"《三因极一病证方论·瘿瘤证治》提出石瘿、肉瘿、筋瘿、血瘿、气瘿的五分类法。《神农本草经》提出了含碘中药海藻能用于治疗甲状腺疾病，魏晋时期就有关于手术治疗甲状腺疾病的记载，隋唐时期使用含碘药物与动物甲状腺治疗甲状腺肿比较普遍。《本草纲目》明确指出了黄药子有"凉血降火、消瘿解毒"的功效，同时记载了黄药子酒治疗瘿病时，"常把镜自照，觉消及停饮"以免过量的用药方法，及"以线逐日度之，乃知其效也"的观察疗效方法。

现代医家对于本病的认识也比较丰富。朱氏[2]认为瘿病的发生与情志不畅有密切关系，提倡"从肝论治"。本病多见于中年女性，可能与女性更易受情志因素的影响有关，同时认为只有肝经气血调和，女性的经、带、胎、产才会正常。故认为本病的病机为肝郁，治疗当疏肝解郁、活血散结，以柴胡疏肝散为主方，随证加减，辨证施治。汪氏[3]认为瘿病早期以实证偏多，但其本质为本虚标实，发病的根本原因是体质阴虚，主要是肝肾阴虚。肝脏体阴而用阳，肝的阴血调和，脏腑功能才会正常。肾是一身阴阳的根本，共同调控人体脏腑功能活动和精血津液的代谢。因此肝肾阴虚，日久机体阴阳失衡，发为本病。杜氏[4]认为气滞、血瘀、痰凝是瘿病的病机，其中发病之本是气机郁滞。五行之中，肝属木，为阴中之阳，木气条达，则血脉得畅。人体一身之气的通畅有赖于肝木正常的疏泄功能。五行之中，脾属土，有运化饮食水谷精微的功能。若长期情志不畅，肝木克脾土，脾失健运，痰浊内生，日久血脉不行，形成瘀血。三种病理产物循经上行，壅结于颈部，发为本病。陈如泉[5]教授多年研究甲状腺疾病，对结节性甲状腺肿有着丰富的诊治经验。陈教授认为本病早期以气滞为主，中后期发展为痰凝血瘀，同时指出正气亏虚是发病之本。

《甲状腺疾病中医治疗》[6]将本病分为以下4个证型：

（1）气郁痰阻证　颈前正中肿大，质软不痛，颈部觉胀，喜太息，或兼胸胁窜痛，病情常随情志波动，苔薄白，脉弦。方选四海舒郁丸加减。

（2）痰结血瘀证　颈前肿块按之较硬或有结节，经久未消，胸闷，纳差，舌暗紫，苔白腻，脉弦或涩。方选海藻玉壶汤加减。

（3）肝火旺盛证　颈前结节柔软光滑，烦热，易出汗，性情急躁易怒，眼球突出，手指颤抖，面部烘热，口苦，舌质红，苔薄黄，脉弦数。方选栀子清肝汤和藻药散加减。

（4）心肝阴虚证　瘤肿质软，病起较缓，心悸不宁，心烦少寐，易出汗，手指颤动，眼干，目眩，倦怠乏力，舌质红，舌体颤动，脉弦细数。方选天王补心丹加减。

四、赵莉娟教授心得

赵莉娟教授结合多年临床经验认为，本病的发病与现代生活节奏加快，工作压力增加有明显关系，情志抑郁、精神紧张则肝之疏泄功能失常，导致肝气郁结；思虑过度则伤脾，脾气不足可导致津液输布障碍，痰湿内生。气机不畅、痰湿不化，日久影响血液的正常运行，故而形成血瘀。因此，本病的基本病机为气滞、痰凝、血瘀三种病理产物壅结于颈前，在疾病发展的不同阶段，病机侧重点也有所区别，初期以气滞痰凝为主，日久则气、痰、瘀互结而发病，同时与患者正虚体质有关，主要为气虚、阴虚。病理性质为虚实夹杂，以标实为主。病变脏腑主要与肝脾有关。

治疗上以理气化痰、活血消瘿为主要原则，临证时灵活运用清热、益气、养阴、散结之品。常用连翘、蒲公英、白花蛇舌草、夏枯草、白芷等以清热散结，木香、荔枝核、郁金等以行气散结，海螵蛸、海藻、煅蛤壳等以化痰散结，川芎、泽兰、当归等以活血散结。因土鳖虫、蜈蚣等虫类药物性善走窜，可使药效直达病所，故重用虫类药以加强活血、散结、化痰之力。

五、医案精选

医案1

冯某，女，30岁，平素性情急躁易怒。半年前体检发现甲状腺右叶可探及一个大小为15mm×10mm的低回声团块。未予重视。半月前患者由于生气后发现颈前正中肿大，质软不痛，颈部憋胀，善太息，伴有胸胁窜痛，口苦，病情常随情志波动，小便色深黄，大便干结，舌红，苔薄黄，脉弦滑。查体：脉搏80次/分，血压125/75mmHg，呼吸20次/分。双侧甲状腺未触及肿大，心肺腹未见明显阳性体征。

初步诊断　西医诊断：结节性甲状腺肿。中医诊断：瘿病。辨证：气郁痰阻。治法：行气化痰散结。

方选：四海舒郁丸加减。海藻10g，煅蛤壳10g，连翘15g，夏枯草6g，蒲公英15g，白花蛇舌草15g，白芷6g，川芎10g，木香6g，川楝子10g，荔枝核15g，郁金10g，茯苓10g，泽兰10g。

7剂，水煎服，每日1剂，早晚温服。

二诊　患者颈部憋胀感缓解，胸胁痛减轻，仍善太息，二便正常。舌红，苔薄黄，脉弦。上方加柴胡10g，枳壳10g，继服半个月。

三诊　患者诸症均有缓解。复查彩超提示：甲状腺右叶可探及一个大小为13mm×10mm的低回声团块。继续观察。

【按语】患者为青年女性，平素性情急躁，易怒则伤肝，肝主疏泄，可以调畅全身气机，维持机体脏腑功能活动，肝气郁结则气机不畅，形成气滞。脾脏具有运化饮食水谷精微的功能。五行之中肝木克脾土，肝郁可致脾失健运，痰浊内生，从而形成气郁痰阻之证。痰浊日久易化热，故结合舌脉特点，四诊合参，中医辨证为气郁痰阻证，同时夹有热象。在治疗时我们本着理气化痰、活血消瘿的原则，以四海舒郁丸为基础方进行加减。

方中以海藻、煅蛤壳化痰散结，《神农本草经》中记载到："海藻性味苦寒，主瘿瘤气，颈下核，破散结气"。该药具有消痰软坚的功效，现代药理研究认为海藻含有碘化物，对缺碘引起的地方性甲状腺肿大有治疗作用，临床上可以通过检测尿碘来评估人体的碘含量[7]，进而指导用药。以连翘、蒲公英、白花蛇舌草、夏枯草、白芷等清热散结，夏枯草的主要功效是清肝火、散郁结。常用于治疗肝郁化火，痰火凝聚，结于颈部所致的瘿瘤等疾病，临床上常与海藻等药物配伍加强散结之效。此外，现代药理研究认为该药还具有抗肿瘤、调节免疫的作用。以木香、川楝子、荔枝核、郁金行气散结，以川芎、泽兰活血散结，以茯苓健脾化湿祛痰。二诊时患者仍喜太息，肝气郁结明显，故在首方基础上予柴胡、枳壳以疏肝行气解郁。

纵观全方，赵主任从行气、化痰、活血等方面着手治疗，虽然患者瘀血征象不明显，但考虑到"气行则血行"、"气滞则血瘀"的机理，方中以少量活血药以助行气，同时可以使药效直达病所。

医案2

周某，女，48岁，2年前单位体检发现甲状腺双叶多发结节，最大为23mm×15mm的低回声团块。化验甲状腺功能提示正常。未进一步治疗。现症见：颈前肿块按之较硬，肿块不易消，伴有胸闷，纳差，大小便正常，舌质紫暗，舌底脉络迂曲，苔白腻，脉涩。查体：双侧甲状腺肿大，其上可触及数个结节，大小不等，可随吞咽上下活动，边界清楚，表面光滑，无压痛，无震颤，无血管杂音。余未见明显阳性体征。

初步诊断 西医诊断：结节性甲状腺肿。中医诊断：瘿病。辨证：气滞痰结血瘀。治则：行气化痰，活血散结。

方选：海藻玉壶汤加减。海藻 10g，半夏 9g，陈皮 10g，青皮 10g，浙贝母 10g，当归 12g，连翘 15g，夏枯草 9g，猫爪草 12g，白芷 6g，土鳖虫 10g，川芎 10g，木香 6g，荔枝核 15g，郁金 10g，茯苓 10g，白术 10g。

7 剂，水煎服，每日 1 剂，早晚温服。

同时予海藻、昆布、夏枯草、牡蛎、制香附等药物研磨醋调敷于患处，每日 1 次，每次 2 小时。

二诊 患者纳差、胸闷症状较前有改善，余症状同前。舌质紫暗，舌底脉络迂曲，苔白腻，脉涩。患者经理气化痰活血等药物治疗后，症状较前有改善，四诊合参，在前方基础上酌加王不留行 20g、莪术 10g，继服半个月，继续予以中药患处外敷治疗。

三诊 患者自觉颈部肿块较前有缩小，舌暗红，舌底脉络迂曲，苔白腻，脉涩。复查彩超提示甲状腺双叶多发结节，最大为 21mm×15mm。中药汤剂在二诊基础上酌加蜈蚣 1 条，继服半个月。

【按语】患者为中年女性，病程较长，体检发现甲状腺双叶多发结节，属于中医"瘿病"范畴。患者多因肝失条达，不能调节情志，而出现胸闷不适；气机不畅，肝克脾土，脾虚生痰，痰阻中焦，故见纳差；痰气交阻，影响气血运行，血行不畅而成瘀，终致气滞、痰凝、血瘀互结而发为瘿病。治疗原则为行气化痰、活血消瘿。方以海藻玉壶汤加减。

方中以海藻、半夏、陈皮、浙贝母、猫爪草化痰散结。浙贝母具有清热化痰散结之功效。《本草正》云："善开郁结，解热毒及疗喉痹、瘰疬，治一切痈疡肿毒。"故临床上浙贝母常用于治疗瘿瘤、瘰疬等疾病。猫爪草能够化痰浊、消郁结，可以"治颈上瘰疬结核"，现代药理研究认为该药对肿瘤坏死因子有较强的诱生作用。以连翘、夏枯草、白芷清热散结，以木香、青皮、郁金、荔枝核行气散结，以当归、川芎、土鳖虫活血散结，以茯苓、白术健脾化痰。因病程较长，痰瘀互结，胶着难解，使得病情迁延难愈，故治疗时宜加强活血行气之力，二诊予王不留行以行气散结，莪术破血散结。《医家心法》指出莪术："凡行气破血、消积散结，能用之。"现代西医药理研究表明，该药具有免疫抑制作用。三诊时予以蜈蚣旨在活血通络以散结，因土鳖虫、蜈蚣等虫类药物性善走窜，可使药效直达病所，故赵教授临证时善于重用虫类药以加强活血、散结、化痰之力。

（孙 茹）

参 考 文 献

[1] 施秉银. 甲状腺结节应积极主动干预 [J]. 中华耳鼻咽喉头颈外科杂志, 2008, 43（11）：868-869.

[2] 张晶滢. 朱明方用柴胡疏肝散治疗瘿病经验举隅 [J]. 湖北中医杂志, 2012, 34（5）：28-29.

[3] 汪文星. 滋阴补肾兼化痰祛瘀法治疗结节性甲状腺肿的临床研究 [D]. 武汉：湖北中医药大学, 2012.

[4] 孙宇, 马建, 徐洪涛, 等. 杜丽坤教授治疗结节性甲状腺肿 [J]. 吉林中医药, 2015, 35（4）：342-343.

[5] 赵勇, 徐文华, 陈继东, 等. 陈如泉教授治疗甲状腺结节的用药经验 [J]. 世界中西医结合杂志, 2014, 9（1）：20-22, 36.

[6] 许芝银. 甲状腺疾病中医治疗 [M]. 南京：江苏科学技术出版社，2002：193-194

[7] 李芮. 名老中医许芝银教授治疗痰瘀互结型结节性甲状腺肿的临床经验总结及疗效观察 [D]. 南京：南京中医药大学，2018.

第七节 水　肿

一、概述

水肿是临床上常见的一种病证，是指因肺脾肾三脏对水液气化输布功能失调，致体内水湿滞留，泛溢肌肤，引起头面、眼睑、四肢、腹背，甚至全身水肿的一类病证。水肿在中医学中是以疾病命名的，而在西医学中是指诸多疾病的一个症状，临床上可见于肾性水肿、心性水肿、肝性水肿、营养不良性水肿以及内分泌失调引起的水肿[1]，比如肾性水肿多见于急慢性肾炎、肾病综合征、肾衰竭等疾病。

二、中医学的认识

中医对水肿的认识较为久远，早在《黄帝内经》时代就根据其症状的不同分为"风水"、"石水"、"涌水"，《灵枢·水胀》中论述到："水始起也，目窠上微肿，如新卧起之状，其颈脉动，时咳，阴股间寒，足胫肿，腹乃大，其水已成矣。以手按其腹，随手而起，如裹水之状，此其候也。"文中比较详细地描述了水肿的症状。《素问》中明确提出"故其本在肾，其末在肺"，"诸湿肿满，皆属于脾"等相关条文，认为水肿的发病与肺、脾、肾三脏密切相关。张仲景在《黄帝内经》的基础上，联系脏腑和水肿的症状表现，提出了"五脏之水"，将水肿分为"心水、肝水、肺水、脾水、肾水"，认识到了水肿的发病与五脏皆有关系。隋代医家巢元方在《诸病源候论》中将水肿分为"十水候"及"二十四水候"，其中"十水者，青水、赤水、黄水、白水、黑水、悬水、风水、石水、里水、气水也"，对于水肿的分类也愈加详细。汉代医家张仲景在《金匮要略·水气病脉证治》中指出"血不利则为水"。清代医家唐宗海在《血证论》中认为"瘀血化水"是水肿发生的基本病机。宋代严用和将水肿分为了阴水与阳水，对于后世医家的疾病辨证起到了很好的指导作用。

关于水肿的治疗，《素问·汤液醪醴论》记载到："平治于权衡，去宛陈莝……开鬼门，洁净府。"《金匮要略》中指出"诸有水者，腰以下肿，当利小便；腰以上肿，当发汗乃愈"，提出发汗、利尿的治疗原则，这些治疗原则一直沿用至今。唐代孙思邈指出水肿的十种预后，《千金方·水脾候》曰："水有十种，不可治者有五。第一唇黑伤肝……第五足下平满伤肾。此五伤必不可治。"并最早发现盐与水肿的相关性，指出治疗水肿必须忌盐，这与我们现代的临床认识具有一致性，可见中医对水肿的认识源远流长，且系统而全面。

三、赵莉娟教授心得

（一）对病机的认识

在古代文献研究的基础上，现代医家认为水肿的发生多与风邪袭表、疮毒内犯、外感水湿、饮食不节及禀赋不足、久病劳倦等因素有关，基本病机为肺失通调、脾失转输、肾失开合及三焦气化不利。赵莉娟教授认为瘀血在水肿的形成过程中也起着重要作用。水肿其证候本质是血气与水气的失和。中医认为，人体血与水关系密切，血主要由营气和津液所组成，津液和调，变化而赤是为血。瘀血内停，脉络瘀滞，水积脉中而外渗，水气停聚或泛溢而为患，指出血液运行不畅则出现水病，即"血不利则为水"[2]。正如清代唐容川在《血证论》中指出的"血积既久亦能化为痰水""瘀血化水亦发水肿""瘀血流注亦发肿胀者，乃血变成水之证"，明确指出瘀血与水相互胶结为害的病理机制[3]。

（二）中医辨证施治思路明确

赵莉娟教授在临床诊疗过程中，对于水肿患者首先辨阴阳，阳水属实，多由风、湿、热、毒等诸邪导致，一般起病急，病程较短；而阴水则多属本虚标实，以脏腑虚弱为本，一般病程较长，多久病迁延反复。其次辨病变之脏腑，因五脏皆可导致水肿，故临床上望闻问切结合，四诊合参，准确辨证，从而对症下药。通过多年的临床经验，赵教授认为目前多数水肿患者病变属本虚标实，虚实夹杂，虚证以肺脾肾等脏气亏虚为主，而实证以风、湿、热、瘀等为主，故在治疗时多采用扶正祛邪、补虚泻实的治疗原则，补益正气以利于祛邪，切忌单纯的补或泻。此外，日本长尾善治通过研究认为："瘀血形成不单血循环的障碍，同时也有水代谢障碍。"进一步说明血和水在病理上具有"血阻则水停，水蓄则血凝"的关系，从活血与利水的关系上看，活血促利水，利水促活血，前者如大黄甘遂汤、当归芍药散，后者如桂枝茯苓丸。

（三）专方应用

赵教授临床善用当归芍药散治疗水肿。该方由当归、芍药、川芎、泽泻、茯苓、白术 6 味药组成，其中当归、川芎、芍药为血分药，有补血活血之功；泽泻、茯苓、白术为气分药，有健脾化湿利水之作用。全方具有养血柔肝、健脾利湿、通畅血脉、和血利水之功效。也就是说只要符合血气与水气失和的病机，无论男女都可用当归芍药散治疗。现代研究证明，利水药能消除水肿，减轻心脏负荷，有助于纠正心力衰竭，改善血液循环，从而促进瘀血消除。活血药具有溶解血凝块，吸引水解物入血和降低血黏度等作用[4]。故在临证选药时，赵教授善用活血化瘀药物，认为"血"与"水"是分不开的，二者可以互相转化，该类药物既可以活血化瘀，又能增强利水消肿之力，在水肿患者的治疗过程中屡屡见效。

（四）注重中医外治法的临床运用

本病常用中医外治法有普通针刺、穴位注射、艾灸、中药外敷等，选穴以足太阴脾经、少阴肾经及足阳明胃经穴位为主，如三阴交、阴陵泉、复溜、足三里、丰隆等。中药以冰硝散局部外敷，可以通过改变渗透压，从而减轻肿胀。方中芒硝[5]外用时能吸附渗透液，软坚散结，消除水肿，同时可以加强抗炎作用；冰片性寒凉，预防血郁化热。

四、医案精选

医案1

吕某，男，32 岁，既往体健，于 2019 年 3 月 5 日就诊于门诊。患者诉于 2019 年 3 月 4日晚蒸桑拿后回家，次日晨起出现双眼睑水肿明显，睁眼困难，故来诊。就诊时症见：双眼睑水肿明显，如卧蚕之状，睁眼困难，四肢及周身皆肿，伴有恶寒、发热，咽喉肿痛，腹部胀满，无汗出，小便不利，大便干燥，舌质红，苔薄黄，脉浮滑数。查体：体温37℃，脉搏108次/分，血压130/80mmHg，呼吸21次/分。急性病容，颜面眼睑水肿，咽部略充血，双侧扁桃体Ⅰ度肿大，双肺呼吸音粗，未闻及干湿啰音，心律齐，各瓣膜听诊区未闻及病理性杂音，腹软，无压痛、反跳痛及肌紧张，双肾区叩击痛（-），四肢可凹陷性水肿。化验检查：血细胞分析示白细胞计数$6.8×10^9$/L，中性粒细胞63%；尿常规示潜血（-），尿蛋白（-）；肾功能生化指标及血清C反应蛋白均正常。

　　初步诊断　西医诊断：水肿。中医诊断：水肿（阳水）。辨证：风水相搏。治法：疏风清热，宣肺行水。

　　方选：越婢加术汤加减。麻黄9g，石膏30g，生姜6g，大枣6g，甘草9g，白术10g，防风10g，僵蚕10g，连翘12g，泽泻10g，陈皮10g，厚朴10g，大腹皮20g。

　　5剂，水煎服，每日1剂，早晚温服。

　　二诊　患者眼睑水肿消失，双下肢仍有轻度水肿，咽痛及腹胀症状减轻，二便改善，舌质红，苔薄白，脉略滑，前方减僵蚕、泽泻、大腹皮，加川牛膝15g，继服5剂后随访患者已痊愈。

　　【按语】本病例中，患者为青年男性，起病急，病程短。就诊症见：双眼睑水肿明显，如卧蚕之状，睁眼困难，四肢及周身皆肿，伴有恶寒、发热，咽喉肿痛，腹部胀满，无汗出，小便不利，大便干燥，舌质红，苔薄黄，脉浮滑数。病机分析：患者疾病起因于桑拿后肌肤腠理开泄，受热出汗，夜间外出当风，风邪袭表，肺气闭塞，肺失通调，风遏水阻，水气滞留肌表，发为水肿。风邪袭表，侵袭肺卫，故可见恶寒、发热等表证；患者以感受风热之邪为主，故见发热、咽喉肿痛等症状；腹部胀满、大便干燥提示有胃热之象；结合舌脉特点，脉浮主表证，舌红苔黄脉滑数提示患者有热象。综上所述，本病病位在肺卫，中医辨病属"水肿"范畴，辨证为风水相搏证。治疗上以越婢加术汤加减旨在疏风清热、宣肺行水。

　　《金匮要略·水气病脉证并治》指出："里水者，一身面目黄肿，其脉沉，小便不利，故令病水。假如小便自利，此亡津液，故令渴也，越婢加术汤主之。"吴崑在《医方考》中指出："名曰越婢者，越，以发越为义。婢，卑也。是方能发越至卑之气，故以越婢名之。"越婢汤为向外发越邪热与水气的代表方，治疗风水夹热证。本病例中拟方以越婢汤发散其表，白术主治其里，使得风湿之邪有去处，风邪从皮毛而散，水湿从小便而利，二者相合，表里双解，表里通和，诸症得除。防风为"风药之润剂"、"治风之通用药"，具有祛风胜湿解表之功效，用于治疗外感风湿之证。配合僵蚕加强祛风之力。泽泻具有利水消肿、渗湿之效，该药淡渗利湿，利湿作用较强，临床上常用于治疗水肿、小便不利等诸症。陈皮辛、苦，温，归脾、肺经，有理气健脾燥湿之效，与厚朴同用有平胃散之意，旨在加强燥湿运脾之效。大腹皮辛，微温，归脾、胃、大肠、小肠经，具有行气宽中、利水消肿之功效，该药为宽中利气之捷药，本病例中与陈皮、厚朴同用主要治疗患者湿阻气滞之腹部胀满。连翘具有清热解毒、疏散风热之功效，长于散上焦风热，兼有利尿之功，因患者水肿合并有咽喉肿痛症状，故选用连翘以一举两得。二诊时患者上述症状明显改善，考虑到患者病久易入络成瘀，且以双下肢水肿为主，故酌加川牛膝以活血利水，同时引药下行，使药效直达病所，服药后疾病痊愈。

医案 2

王某，女，40 岁，职业：教师。平素喜食冷饮。患者 3 年前发现双下肢凹陷性水肿，症状时轻时重，未予进一步诊治。患者于 2020 年 5 月诉双下肢水肿再次加重故来诊。症见：双下肢水肿，按之凹陷不易恢复，伴有神疲乏力、面色不华，恶寒，皮肤可见瘀斑，脘腹胀满不适，纳差便溏，小便短少，舌暗淡，苔白腻，脉沉涩。查体：血压 136/78mmHg，心肺腹未及明显阳性体征，双肾区无叩击痛，双下肢可凹陷性水肿。化验检查：尿常规示潜血（-），尿蛋白（-）；肝肾功能生化指标均正常。下肢血管彩超示：双下肢静脉瓣膜功能不全。

初步诊断　西医诊断：水肿。中医诊断：水肿（阴水）。辨证：脾阳虚衰，夹瘀血阻络。治法：健脾温阳，化瘀通络，利水消肿。

方选：实脾饮合桃红四物汤加减。制附子 6g，干姜 6g，茯苓 12g，白术 12g，木瓜 15g，厚朴 9g，木香 6g，当归 10g，川芎 10g，赤芍 10g，丹参 12g，桃仁 10g，红花 10g，泽泻 10g，甘草 6g，大枣 6g。

7 剂，水煎服，每日 1 剂，早晚温服。

同时予以普通针刺，取穴如下：（双）阴陵泉，（双）足三里，留针 30 分钟，每日 1 次。

二诊　患者双下肢水肿症状较前稍有减轻，皮肤瘀斑明显变淡，腹胀便溏有改善，舌暗，苔白稍厚，脉沉。前方加黄芪 30g、车前子 15g、桂枝 6g，继服 7 剂。

三诊　患者上述症状均明显改善，原方继服 5 剂以巩固疗效。

【按语】本病例中，患者中年女性，平素喜食冷饮之品，损伤脾气，日久耗伤脾阳，致脾阳亏虚，故见恶寒。脾阳不振，温运无力，水湿内停，泛溢肌肤，故见下肢水肿。脾阳虚衰，运化无力，精微不布，则纳差腹胀。阳虚阴盛，阴寒内盛，水湿不化，流注肠中，故见大便溏薄。脾阳不足，温运无力，导致膀胱气化失司，故见小便短少。脾气不足，气血生化乏源，四肢失于气血充养，故见乏力。气虚日久，无以推动血行，导致血行不畅而形成瘀血，故可见皮肤瘀斑、舌暗、脉涩。舌淡、苔白、脉沉均为阳虚之征。故四诊合参，中医诊断：水肿，辨证为脾阳虚衰夹瘀血阻络。治疗上以实脾饮合桃红四物汤加减，旨在健脾温阳，化瘀通络，利水消肿。

方中制附子温肾助阳，以化气行水；干姜温脾散寒，以助运制水，二者温肾暖脾，扶阳抑阴。茯苓、白术渗湿健脾，使得水湿从小便而去。木瓜醒脾化湿，厚朴燥湿行气，木香理气行滞，使得气化则湿化，气顺则胀除。当归、川芎、赤芍、丹参、桃仁、红花，即为桃红四物汤，以活血化瘀通络，使得瘀血去，则水湿除。同时配合中医普通针刺，阴陵泉为足太阴脾经穴，具有健脾益气、利湿消肿之功效；足三里能够燥化脾湿，调理脾胃，具有提高免疫力的作用。患者病程较长，伴有乏力症状，有气虚的临床表现，气虚则水湿不化，血行不畅，故二诊时加用黄芪 30g 以健脾补气，同时利尿；桂枝以助阳化气；车前子以加强利尿渗湿之效。

医案 3

靳某，男，62 岁，务农。患者于 2 年前出现双下肢水肿，继而颜面水肿，症状时轻时重，曾就诊于省内某医院，化验尿蛋白（+），24 小时尿蛋白定量 0.98g，完善检查后考虑为慢性肾小球肾炎，予以 ACEI 类药物护肾、降尿蛋白及改善肾脏微循环药物治疗后，水肿症状改善不明显。为寻求中医治疗，故于 2019 年 9 月来诊，症见：双下肢水肿，神疲乏力，腰部酸困，烦渴欲饮，头晕目眩，小便不利，且多泡沫，大便溏薄，舌暗淡，苔白，脉浮。查体：

血压 145/88mmHg，心肺腹未及明显阳性体征，双肾区无叩击痛，双下肢可凹陷性水肿。化验检查：尿常规示潜血（-），尿蛋白（+）；肝肾功能生化指标均正常。

初步诊断　西医诊断：水肿。中医诊断：水肿（阴水）。辨证：脾肾亏虚、湿瘀互阻。治法：健脾益肾，活血利水。

方选：五苓散加减。猪苓 10g，茯苓 10g，白术 10g，泽泻 15g，桂枝 10g，赤小豆 30g，黄芪 30g，地龙 10g，僵蚕 10g，川芎 10g，川牛膝 10g，金樱子 15g，芡实 10g。

同时予以黄芪注射液 1ml，穴位注射，取穴：（双）足三里，每日 1 次。

10 剂，水煎服，每日 1 剂，早晚温服。

二诊　服药 10 剂后患者水肿等症状均明显改善。

【按语】中医认为水肿由风、湿、毒等外邪侵袭引起，亦可由饮食失节、劳倦内伤而诱发，致使肺失宣降、脾失转输、肾失开合，水液输布失常，膀胱气化无权，水液停聚，泛溢肌肤发为水肿。本病的根本治疗原则为利水渗湿，结合本病例患者以脾肾亏虚为主，故治疗时应注重扶正祛邪。根据张仲景"腰以下肿，当利小便"的治疗原则[6]，拟方五苓散以温通膀胱、健脾利水，使得肿去水消。

五苓散重用泽泻为君，直达肾与膀胱，利水渗湿；茯苓、猪苓为臣，以增强其利水之力；佐以白术健脾化湿，以桂枝助膀胱气化。现代药理研究表明：五苓散有利尿作用，其利尿效果强于单味药，且维持时间长；可以抑制肾小管对钠的重吸收，使尿中钠、钾、氯排出量增加，对全身水液分布、细胞内外液中电解质无影响，可以提高肾小球滤过率[7]。方中以赤小豆利湿消肿，以黄芪、金樱子、芡实补气固涩，以地龙、川芎、川牛膝活血利水从而消肿。

配合中药穴位注射以增强疗效，将针刺刺激、药物性能及对穴位的渗透作用相结合，疗效显著。正如吴尚先在《理瀹骈文》中说："外治之理，即内治之理，外治之药，所异者法耳。"说明了外治法与内治法在病因、病机、辨证用药上是相同的，只是给药方法、吸收途径不同而已。

（孙　茹）

参 考 文 献

[1] 王永炎. 中医内科疾病名称规范研究 [M]. 北京：中华中医药学会内科分会内科疾病名称规范研究组，2003：71.

[2] 宋红莉. "血不利则为水"宜"气血水"同治 [J]. 中国民间疗法，2020，28（12）：21-23.

[3] 张爱香，俞征宙. "血不利则为水"当为中风后偏瘫肢体肿胀的病机 [J]. 按摩与康复医学，2015，6（15）：133-135.

[4] 伍建光. 伍炳彩应用当归芍药散经验 [J]. 江西中医药，2005，36（10）：5-8.

[5] 赵先峰，王世清，韩云红. 肿消散辅助治疗下肢水肿性疾病 42 例 [J]. 辽宁中医药大学学报，2009，11（11）：127-128.

[6] 孙思邈. 备急千金要方 [M]. 沈阳：辽宁科学技术出版社，1997.

[7] 丘余良，余飞兵，张文杰，等. 五苓散对肾综患者水电解质影响的临床观察 [J]. 光明中医，2016，31（18）：2665-2667.

第八节　支气管炎（咳嗽）

一、概述

支气管炎是呼吸系统疾病中最常见的一种临床疾病，多因环境因素、自身因素、它病迁延不愈等因素相互作用所引起。根据其疾病发生的时间及周期判断属于急性或者慢性支气管炎。临床上多表现为咳嗽和（或）咳痰为主，伴见气喘，中医辨病均属于"咳嗽"范畴，故中医诊治以咳嗽辨证论治。

咳嗽是以发出咳声或伴有咳痰为主症的一种肺系病证。它既可以是肺系病中的一个症状，也可以作为一个独立的一种疾病。临床上咳嗽多表现为痰声并见，故以咳嗽并称。急性气管-支气管炎以咳嗽、咳痰为主症，中医学将急性气管-支气管炎归结为"咳嗽"范畴，慢性支气管炎患者以咳嗽、咯痰为主要症状，或有喘促、气急，慢性支气管炎属于中医学中"内伤咳嗽"、"久咳"、"喘证"等范畴。

二、现代医学的认识

西医学认为，咳嗽常见于上呼吸道感染、急性和慢性支气管炎、肺炎、咳嗽变异性哮喘、支气管扩张等疾病。临床最常见的是以急、慢性支气管炎为主要表现的咳嗽来院就诊，咳嗽变异性哮喘导致的咳嗽归属于中医哮病的治疗范畴。故以急、慢性支气管炎介绍相关西医学的认识。

（一）现代医学对急、慢性支气管炎病因病理的认识

1. 急性支气管炎的认识

急性气管-支气管炎是在生物性或非生物性因素影响下所引发的气管-支气管黏膜急性炎症，病毒感染是引发本病的常见病因，其中成人以流感病毒和腺病毒多见，肺炎支原体、肺炎衣原体也是引起本病的常见病原体，常在病毒感染的基础上合并细菌或肺炎支原体、肺炎衣原体感染。

本病的主要病理为气管、支气管黏膜充血、水肿，黏液腺体肥大、分泌物增加，纤毛上皮细胞损伤脱落，黏膜及黏膜下层炎症细胞浸润[1]。临床表现以咳嗽为主，常持续1~3周，起病常先有鼻塞、流涕、咽痛、声音嘶哑等上呼吸道感染的症状，以及发热、畏寒、头痛、全身酸痛等全身症状。常见于寒冷季节或气候突变时，也可由急性上呼吸道感染迁延而来。老年患者临床表现多不典型，并发症多，病程较长。现代医学治疗急性气管-支气管炎主要采用抗感染、止咳、祛痰等对症治疗，对伴随细菌感染患者给予抗生素治疗。

2. 慢性支气管炎的认识

慢性支气管炎是由感染及非感染（过敏、氧化应激等）致病因子引起的气管、支气管黏膜和周围组织的慢性非特异性炎症疾病。吸烟、空气污染等因素均与慢性支气管炎的发生有关。大量研究证实，吸烟和年龄是慢性支气管炎的主要影响因素。

慢性支气管炎患者的主要临床表现为咳嗽、咯痰、喘息等，病理特征以支气管腺体增生、黏液分泌增加、气道重塑等为主。慢性支气管炎的早期表现往往较轻，在冬季更常见，在春

季气温转暖后可缓解，如果治疗不及时或诊治失当，则疾病会持续进展，甚至合并肺动脉高压、慢性阻塞性肺疾病、肺源性心脏病等，严重影响患者的生活质量。研究表明，中医药在治疗慢性支气管炎方面可以取得显著疗效。

慢性支气管炎根据临床表现常分为急性发作期、慢性迁延期进行分期治疗。其中急性发作期以控制感染、止咳、祛痰及平喘为主，慢性迁延期则以戒烟、提高免疫力及对症治疗为主。有研究表明，慢性支气管炎应有效切断其发病的诱发因素才能起到有效的治疗效果，尤其对于慢性支气管炎迁延期，戒烟为减少慢性支气管炎急性发作最为有效的方法[2]。如韩春红等[3]即对吸烟与慢性支气管炎的关系进行调查，结果表明吸烟可导致慢性支气管炎的患病率升高，且与吸烟指数呈正比，而减少吸烟量或完全戒烟可以有效预防呼吸系统疾病，提高生活质量，说明戒烟可有效减轻慢性支气管炎的发生与发展。还有临床研究结果显示，慢性支气管炎患者还常伴持续的不良情绪，如焦虑、抑郁等，进而对其预后造成影响，降低其生活质量[4]。

（二）西医学对咳嗽的分类认识

咳嗽根据病程分为急性咳嗽，亚急性咳嗽，慢性咳嗽；根据病因分为喉源性咳嗽，咽炎性咳嗽，鼻后滴漏综合征，心源性咳嗽，药物引起的咳嗽及其他。

急性咳嗽是指持续时间<3周的咳嗽；亚急性咳嗽是指持续时间在3～8周时间内的咳嗽；慢性咳嗽是指持续时间>8周的咳嗽。结合辅助检查除外其他疾病引起的咳嗽，如血细胞分析、胸片、胸部CT、痰细胞学检查有助于进一步明确诊断。

慢性咳嗽较急性咳嗽病因更复杂，治疗更难。在临床中，应将慢性咳嗽进一步做细分：特发性咳嗽，顽固性咳嗽，咳嗽高敏综合征及其他。传统西医对咳嗽的治疗主要为对因治疗及神经系统抑制性药物治疗。对因治疗对病因明确的慢性咳嗽来说效果较好，但对于特发性咳嗽患者及难治性咳嗽患者效果较差。神经系统抑制性药物最常用，具有一定的镇咳作用，但针对性不足，不良反应较多，患者难以耐受。

三、中医学的认识

咳嗽作为临床常见的疾病，历代医家在其病因病机、辨证分型、治法方药、预防调摄等各方面均积累了大量的理论和实践经验。

（一）病因病机的认识

"咳嗽"一词首见于《黄帝内经》。后世医家大多尊崇"有声无痰谓之咳，有痰无声谓之嗽"之说，但咳与嗽常常并见，很难截然分开，虽然也有干咳无痰或者不咳只有痰的情况出现，仍可以按咳嗽来论治，通称为咳嗽。

1. 关于病因

早在《素问·咳论》中就已指出咳嗽成因有内、外两个方面，属"内外合邪"。外"皮毛先受邪气，邪气以从其合也"，内则"其寒饮食入胃，从肺脉上至于肺"。关于内因致咳，提出"五脏六腑皆令人咳，非独肺也"的理论。即五脏六腑的功能失调皆可致咳。宋代陈无择在《三因极一病证方论》中指出致咳的内因、外因和不内外因。明代李梴《医学入门》中关于外感、内伤的病因分类，为后世对咳嗽整体病因的认识提供了借鉴。明代戴思恭《证治要诀》称咳嗽外发于"风寒暑湿",内发于"七情饥饱"。明代张景岳总结前人经验,将咳嗽分为外感和内伤两大成因,认为外感由外邪所致,素无他疾,起病突然,由肺及他脏;内伤病无外邪,体质较弱,来势缓慢,由他脏及肺,故以他脏为本肺为标。清代程国彭在《医学心悟·咳嗽》中形象地概括咳嗽为"肺体属金,譬若钟然,钟非叩不鸣。风寒暑湿燥火六淫之邪,自外击之则鸣,饮食炙煿之火,自内攻之则亦鸣"。

2. 关于病机

本病病机主要在于"气"和"痰",宋代杨士瀛在《仁斋直指附遗方论·咳嗽方论》中形象地描绘到"江流滔滔,日夜无声,狂澜激石,不平则鸣。所以咳嗽者,痰塞胸脘,气逆不下,冲击而动肺耳"。金代刘河间在《素问气宜保命集·咳嗽论》中从肺脾的关系出发,提出了"伤于肺气"和"动于脾湿"是咳嗽之由。明代王肯堂在《证治准绳》中阐发了肺肾与气的相互关系,为肾虚咳嗽治疗提供了理论依据。明代赵献可《医贯》则进一步论述咳嗽与肺、脾、肾三脏的关系,强调肾的重要性。清代沈金鳌论述咳嗽病机说,"盖肺不伤不咳,脾不伤不久咳,肾不伤火不炽,咳不甚,其大较也",亦指出肺、脾、肾三脏是咳嗽的主要病变所在。

不论何种内外因导致的咳嗽,最终导致的结果都是"关于肺",都是致使肺的宣发和肃降功能受到影响而咳嗽。赵燕平在外感内伤引起咳证的病因学调查评析中发现不论致病因素为外感或内伤,发生咳嗽的根本机制在于肺气的宣发肃降受到影响,而咳嗽是肺病的外在表现。

(二)辨证论治的认识

《黄帝内经》开辟了脏腑分类咳嗽的先河,元代王好古补其不足,在《此事难知》中对咳嗽分别提出了具体处方。元代朱震亨在《丹溪心法》中云:"善治痰者,不治痰而治气。气顺则一身之津液亦随气而顺矣。"提出了治咳嗽理气治痰的重要意义。明代张介宾在《景岳全书·杂证谟·咳嗽》中认为对于外感和内伤咳嗽的分类,还"当辨阴阳,当分虚实耳",治病必求于本,他认为外感咳嗽肺为本,伤及之脏为标;内伤咳嗽他脏为本,肺为标。明代赵献可在《医贯·咳嗽论》中进一步论述了咳嗽与肺、脾、肾三脏在咳嗽辨证中的关系。明代李中梓在《医宗必读·咳嗽》中说"大抵治表者,药不宜静,静则留连不解,变生他病,故忌寒凉收敛……治内者,药不宜动,动则虚火不宁,燥痒愈甚,故忌辛香燥热",提出咳嗽的治疗要辨证用药。清代喻昌在《医门法律·咳嗽门》中重视燥邪,开凉润、温润两大法之先河。叶天士从治法角度说明了脾胃在咳嗽辨治中的重要意义。

在咳嗽的治疗中,历代医家也创制了一系列著名的方剂和方药,《伤寒论》的小青龙汤、《金匮要略》的射干麻黄汤、苓甘五味姜辛汤、麦门冬汤等。明代虞抟认为咳嗽治疗的关键在于"痰"和"气",在《医学正传·咳嗽》中云:"……夫欲治咳嗽者,当以治痰为先,治痰者,必以顺气为主。是以南星、半夏胜其痰,而咳嗽自愈。枳壳、橘红利其气,而痰饮自降……"清代喻昌的清燥救肺汤、清代程国彭的止嗽散,都是治疗咳嗽的名方。

(三)分类的认识

历代医家立论纷纭,《素问·咳论》在其"五脏六腑皆令人咳,非独肺也"的理论指导下,将咳按脏腑病位分为了心咳、肝咳、脾咳、肺咳、肾咳、小肠咳、胆咳、胃咳、膀胱咳和三焦咳 10 种。隋代巢元方在《诸病源候论·咳嗽候》中将咳嗽分为风咳、寒咳、支咳、肝咳、心咳、脾咳、肺咳、肾咳、胆咳、厥阴咳 10 种，宋代钱乙在《小儿药证直诀》中按病因将咳嗽分为"肺盛"和"脾虚"两大类。金代张从正在《儒门事亲·嗽分六气毋拘以寒述》中以六气分类咳嗽。明代李梴在《医学入门·咳嗽》中首先将咳嗽按病因分为外感、内伤两大类。明代张介宾在《景岳全书·杂证谟·咳嗽》中推行并发挥了这种简明扼要的分类法，此法被后世医家接受，并沿用至今。

（四）现代中医学的认识

中医学将急性气管-支气管炎归为"咳嗽"范畴，中医认为本病症因外感六淫之邪、痰邪内生、肺气上逆所致，在临床治疗中根据患者不同证型给予辨证治疗，使治疗更具有针对性[5]。慢性支气管炎归属于"内伤咳嗽"、"久咳"、"喘证"等范畴，中医认为，慢性支气管炎病位虽在肺脏，但与肝、脾、肾三脏有密切的联系，病机根本在于气血阴阳虚衰而致肺、脾、肾功能失调，以痰、热、瘀为标，为本虚标实之证。对慢性支气管炎，中医还可以辅以特色治疗如穴位贴敷，依据中医经络学说理论，以疏通经络、调整脏腑阴阳、扶助正气，减少疾病发作。

现代中医学沿用明代张介宾提出的咳嗽分类法，分为外感和内伤两大类，外感咳嗽起病急，病程短，初起常伴有恶寒、发热、鼻塞流涕、全身酸痛等肺卫表证，一般属邪实。内伤咳嗽，病势缓，病程长，常反复发作，可伴见其他脏腑兼证，多为虚实夹杂，本虚标实。无论外感或内伤均导致肺失宣发、肃降，均会使肺气上逆而引起咳嗽。

咳嗽治疗以宣降肺气、止咳化痰为总的原则，首辨外感内伤，外感咳嗽治以祛邪利肺，因外邪不同而分别予以对症治疗；内伤咳嗽治以祛邪止咳，但需注意固护正气，以免体虚或宣散过度致正气损伤，以达到扶正祛邪的目的。其次重视化痰降气，使痰清气顺，则咳嗽易除。

中医治疗包括内治法和外治法，内治法以中药汤剂为主，外治法包括针刺、贴敷、艾灸等治法。现代研究发现中医特色疗法如针刺、贴敷、中成药及膏方的治疗对急慢性支气管炎有较好的改善作用，对慢性迁延期的患者效果更为显著。如孙剑峰等[6]即采用中医特色疗法杵针疗法调治慢性支气管炎处于慢性迁延期的患者，通过杵针疗法整体调节能够有效改善患者免疫功能，对预防疾病的复发具有较好的疗效。王蓓蓓[7]则通过对 164 例慢性支气管炎慢性迁延期患者的观察表明，中成药固本止咳胶囊对慢性支气管炎慢性迁延期的疗效显著。田咏[8]则采用 Meta 分析的方法评价三伏贴治疗慢性支气管炎的有效性，结果表明三伏贴治疗的方式优于单纯应用中成药或西药常规疗法。

四、赵莉娟教授心得

咳嗽是中医临床诊疗中最常见的病证之一。咳嗽发病率高，传变迅速，常涉及多个脏腑的病变，咳嗽日久导致缠绵难愈，不仅严重影响患者的工作和生活质量，同时也常常困扰临床医师的诊疗工作。在跟赵莉娟教授出诊及查房的不断学习过程中发现，在治疗咳嗽方面，赵莉娟教授有自身的一些经验心得，以供他人临证参考。

（一）首辨证型，合理选方

赵莉娟教授认为，无论外感咳嗽还是内伤咳嗽，病位均在肺脏，病机根本在于邪犯于肺，或因外感六淫之邪，或因寒邪、痰饮等内生之邪，而致肺失宣降，成标实之证，若迁延日久至肝、脾、肾功能失调，成本虚标实之证。总结前人经验及学说，首辨证型，才能合理选方。基于"治咳不离肺，亦不限于肺"的理论，论表邪有风温、风寒、风燥之分；论痰邪有寒痰、热痰、湿痰之分；论虚实有实证、虚证、虚实夹杂证之分。根据患者的主症及伴随症状明确表里、寒热、虚实，运用合适方药才能见效显著。

（二）咳嗽日久，宜配活血

外感咳嗽，感风邪为主，常夹杂他邪致病，故咳嗽初期多见风寒闭肺、风热闭肺或风燥闭肺之分。治疗不及时或迁延后多以痰湿、痰热闭肺为主，此时痰、热交织为患，易出现瘀阻及阴阳虚衰的变证。多因外邪在表不解，化热入里，灼津炼液成痰，痰热互结，郁闭肺气，血流不畅，脉道壅滞则痰滞血瘀，而致痰热瘀互结之势。如喉源性咳嗽体检发现咽后壁滤泡增生呈小结节样、色泽红润或暗红。中医将结节责之为瘀血、浊气、痰滞。王清任在《医林改错·积块记》中说："无论何处，皆有气血，气无形不能结块，结块者必有形之血也。"认为"结块者必有形之血"，即瘀血。这也符合"久病入络为血瘀"之理论。因此在治疗时要注意咽后壁滤泡增生，这是外邪入络、脉络不通之表现。治疗时加用地龙、防风、全蝎、川芎、红花祛风活血。

慢性咳嗽日久多为正虚邪恋，易因虚致瘀，或气虚致瘀，或阴虚致瘀。肺主气，司呼吸，肺气以肃降为顺，肺失肃降，气逆而咳，又"气为血之帅"，"血为气之母"，血赖气以运行，并赖气以收摄，所谓气能摄血，气病则不能摄血，则血凝或血脱而成瘀血。故治疗上加用桃仁、广郁金、丹参、水蛭以疏通气血，促进血行，祛瘀散结，达到"坚者削之"、"结者散之"之功效。现代医学研究也表明，活血化瘀药物具有改善呼吸道组织之微循环，促进组织修复与再生，促进增生病变的逆转与吸收的作用。

（三）主次分清，注意传变

咳嗽是肺系疾病的主要证候之一，临证当首先分清主次，然后再论治宣肺、健脾、补肾、活血。在治疗的同时要注意疾病的传变，《医学心悟·咳嗽》曰："凡治咳嗽，贵在初起得法为善。经云：初治必须发散，而又不可过散……久咳不已，必须补脾土以生肺金。此诚格之言也。"咳嗽不及时治疗或者较顽固，外感咳嗽可能发展为内伤咳嗽，急性支气管炎可能发展成慢性支气管炎、咳嗽变异性哮喘等慢性炎症性疾病。慢性支气管炎患者可能发展为肺气肿、肺源性心脏病，这样会加重治疗的难度和时间。所以在疾病发生的早期，要及时检查，积极治疗，防止疾病的发展。

中医治疗咳嗽不仅要重视辨证治疗，也要重视预防疾病的进展和因疾病状态带来的情志影响。如急性支气管炎治疗不当或不及时导致病久迁延不愈，如慢性支气管炎因长期迁延反复发作的特点，其发作时症状较重，常伴心烦急躁易怒，夜寐差等诸多不良情绪的影响，严重影响患者疾病的恢复及生活质量。目前已有相关方面的临床研究证实慢性支气管炎可以引起焦虑、抑郁等不良情绪。正如《素问·四气调神大论》明确提出："圣人不治已病治未病，不治已乱治未乱，此之谓也。夫病已成而后药之，乱已成而后治之，譬犹渴而穿井，斗而铸锥，不亦晚乎！"概括起来有四层意思，即未病先防，治病萌芽，待衰而刺，既病防变。故中医治疗除药物治疗外，还常配合生活方式的干预和心理治疗，如嘱患者戒烟戒酒，保持心情舒畅。

（四）中西结合，分型论治

咳嗽是人体祛邪外达的一种病理反应。通过多年临床经验，赵莉娟教授认为急性及亚急性咳嗽的病因一般相对简单，临床上，急性、亚急性咳嗽多见于急性气管-支气管炎，肺炎，感冒后引起的上呼吸道感染，属于中医学"咳嗽"范畴；慢性咳嗽多见于慢性支气管炎、咳嗽变异性哮喘、鼻后滴漏综合征等，属于中医学"久咳"、"顽咳"的范畴。慢性咳嗽的病因相对复杂，明确病因最为关键。多数慢性咳嗽无需使用抗菌药物治疗。

西医对咳嗽的治疗主要为对因治疗和神经系统抑制性药物治疗。对于病因不明的咳嗽或难治性咳嗽患者治疗效果较差。神经系统抑制性药物虽具有镇咳作用，但针对性不足，不良反应较多，依从性差，故治疗效果欠佳。中医治疗咳嗽从症状、体征、患者体质及致病因素等多方面对疾病进行审因求证，权衡主次，体现整体观辨证，治随症出。外感咳嗽治以祛邪利肺，常用治风热、风寒诸法，但需注意化痰顺气，忌敛邪留寇。内伤咳嗽治以祛邪止咳，但需注意宣散过度，以免损伤正气，以达到扶正祛邪的目的。

五、医案精选

临床门诊工作中，最常见的呼吸系统就诊疾病之一就是咳嗽，赵莉娟教授在临床治疗咳嗽的过程中，依据中医的四诊合参对咳嗽进行辨证论治，辨证施治过程体现在具体的病例之中，具体病例列举如下。

医案1

江某，男，25岁，患者1周前淋雨受凉，后出现恶寒、鼻塞流清涕，四肢酸困，无发热，自服感冒胶囊后鼻塞、恶寒、流涕减轻，3天前出现咳嗽，今咳嗽声重，咳痰不爽，色白量不多，痰出而咳缓，伴鼻塞流涕，无发热，伴身困疼，乏力，精神不振，纳食差，夜眠尚可，二便调。舌苔薄白，脉浮。自服"咳特灵"效果欠佳，今来就诊。

初步诊断　西医诊断：急性支气管炎。中医诊断：咳嗽（外感咳嗽）。辨证：风寒袭肺，肺失宣肃。治法：疏散风寒，宣肺止咳。

方选：止嗽散合荆防败毒散加减。紫菀12g，百部12g，白前9g，桔梗9g，荆芥9g，防风9g，羌活9g，独活9g，杏仁9g，陈皮12g，甘草6g，生姜3片。

水煎服200ml，早晚各1次。

服药3剂后复诊，恶寒、鼻塞已解，咳嗽减半，咳痰量多，身困疼不明显，原方去荆芥、防风、羌活、独活，杏仁改为6g，加前胡9g、半夏9g。服3剂，咳嗽、吐痰症状全部消失。

【按语】从病史看，本患者初为风寒感冒兼咳嗽，现以外感风寒咳嗽为主。肺喜温而恶寒，外感3日未愈，咳嗽甚为突出，咳嗽声重，咳出白痰而咳缓，此为风寒之邪，郁闭于肺，肺失宣降，故见恶寒，鼻塞，咳嗽连续不断，苔白脉浮。故方药选荆防败毒散合止嗽散，方中荆芥、防风、羌活、杏仁疏风散寒；陈皮、紫菀、桔梗宣通肺气，化痰止咳；甘草、生姜调和营卫以助宣肺之力。服3剂后，风寒表症减轻，唯咳嗽不减。故去荆芥、防风、羌活、独活辛温发散、祛湿解表药，加前胡、半夏以宣肺肃降，辅以化痰止咳。服3剂后咳嗽、吐痰症状全部消失。诸药配合，共奏宣肺止咳、疏风散邪的功效，荆防败毒散合止嗽散，全方祛风解表，宣肺止咳，使伏于肺内的邪气从表而外解，肺气得以宣发，咳嗽自然得止。

【按语】《素问·咳论》曰："皮毛者，肺之合也，皮毛先受邪气，邪气以从其合也。其寒饮食入胃，从肺脉上至于肺，则肺寒，肺寒则外内合邪，因而客之，则为肺咳……感于寒则受病，微则为咳。"这段话从肺的生理联系阐述了咳嗽发生的原因与皮毛受邪有关。外邪侵袭肌体，最易犯肺而致病。其中，外感风寒是引起咳嗽的重要因素。赵莉娟教授认为根据感邪不同、体质不同、病因不同，方药选用亦有不同。如麻黄汤与荆防败毒散均用于外感寒邪感冒，前者适合相对寒冷地区或素体壮实者，后者相对适合于虚者感冒或风寒湿邪为主的感冒。

风寒袭肺型咳嗽，常用方药有止嗽散、三拗汤、小青龙汤、杏苏散等。

（1）止嗽散 用于风寒或者风热咳嗽均可，其中紫菀、百部为君药，止咳化痰，性温不热，润而不腻，对于新老咳嗽均能取效。桔梗、白前为臣药，桔梗善于开宣肺气；白前擅长于降气化痰，一宣一降，能恢复肺气的宣降功能，增强君药的化痰止咳效果。橘红、荆芥、甘草为佐使药。诸药配合，共奏宣肺止咳、疏风散邪的功效。

（2）三拗汤 仅麻黄、杏仁、甘草三味药，其中麻黄发汗散寒，宣肺平喘；杏仁宣降肺气，止咳化痰；甘草协同麻黄、杏仁以利气祛痰。三药相配，共奏疏风宣肺、止咳平喘之效。

（3）小青龙汤 治疗外感风寒，内有水饮之证。

（4）杏苏散 也是治疗风寒咳嗽的常用方，但杏苏散主治外感凉燥证，是治疗外感凉燥、肺失宣降咳嗽的代表方。

本患者前有淋雨着凉史，初起以外感风寒表证兼咳嗽，且痰饮症状不明显，也无明显燥证表现，故选用了荆防败毒散与止嗽散合用加减。

医案 2

陈某，女，感冒后咳嗽2周。就诊时自诉间断刺激性咳嗽，咽干、咽痒，咽痒即咳，痰少而黏不易咳出，咳出黏痰后咳嗽暂平，咳嗽、咽干影响睡眠，舌红，舌苔薄白而干，脉浮。职业为老师。平素有慢性咽炎病史。

初步诊断 西医诊断：急性支气管炎。中医诊断：咳嗽（外感咳嗽）。辨证：风燥伤肺，肺失宣降。治则：疏风清肺，润燥止咳。

方药：桑杏汤加减。桑叶12g，苦杏仁9g，蝉蜕9g，牛蒡子6g，沙参12g，浙贝母12g，紫菀12g，款冬花12g，百部9g，紫苏叶9g，防风9g，桔梗12g，甘草6g。

二诊：服上药5剂后，咳嗽次数减轻，咳痰较前易咳出，痰色白稍黏，咽干、咽痒症状减轻，稍恶寒，无发热，无咽痛，夜眠较前改善，其余正常。舌尖红，苔薄黄，脉浮。上方去蝉蜕、牛蒡子、紫菀、款冬花，加枇杷叶12g，麦冬12g，橘红12g，以加强养阴生津化痰之效。服7剂后咳嗽偶有，咽干、咽痒不明显，其余无明显不适。嘱其平素多饮水，保持气道湿润。

【按语】本例为感冒后余邪未尽，风邪内伏于肺，久而不去，肺失宣肃，故咳嗽迁延不愈，此时风邪未尽，表现为刺激性咳嗽，咽干，咽痒即咳，该临床表现符合中医风邪"善行而数变"、"无风不作痒"的致病特点，故从风论治。肺为娇脏，喜润恶燥，感受温燥之邪易耗伤津液，故见痰少而黏不易咳出，咽干、咽痒，舌红，苔薄白而干，正如前人言"咳嗽连声痰便不出者属肺燥"，综上所述本病属风燥犯肺，赵莉娟教授针对此病例从风燥论治，风燥重在辛散宣肺，其中温燥重在辛凉。本患者选用方药为桑杏汤，此方是《温病条辨》中辨治外感温燥的重要用方。

方中桑叶润肺止咳，苦杏仁降气止咳。紫菀清肺化痰降气，款冬花润肺下气、化痰止咳，两药共助桑叶、苦杏仁化痰止咳。防风、紫苏叶祛风解痉。蝉蜕、牛蒡子疏风利咽。浙贝母、百部利咽散结。桔梗宣肺利气，祛痰镇咳。甘草调和诸药。诸药合用，共奏疏风清热、润肺止咳之功效。二诊咳嗽风燥症状减轻，热象较轻，且燥邪易伤津，不宜甘寒养阴，故去蝉蜕、牛蒡子等偏寒性药物，加用枇杷叶、麦冬等以养阴生津，加橘红消痰利气。

　　通过案例分析体会到：肺燥引起的咳嗽主要是以刺激性咳嗽、咽痒、咳痰不利等津液不足之症为主，日久常伴见便秘、舌红、皮肤干燥等热邪燥邪。温燥邪气易侵犯肺脏。燥邪在五行属金，五脏之肺在五行亦属金，此乃同气相求，因此温燥邪气多病犯在肺。外感温燥病邪无论从口鼻还是从皮毛侵犯人体，其病位皆在肺，故有口渴，咽干鼻燥，身热恶寒，咳嗽咽痒或干咳无痰等肺病症状。平时需要注意饮食，多喝水，室内空气比较干燥的时候可以用加湿器，可以多吃滋阴去火的食物，主要可以吃雪梨、百合、杏仁，比较严重的情况下需要口服润肺止咳的药物，可以用沙参麦冬汤、百合固金汤等，还可以用黄芩、石斛、金银花、麦冬来泡水喝。

　　肺燥咳嗽常归属于西医学的急慢性咽炎、急慢性支气管炎、肺炎等。因大气污染，环境失调，气候干燥，本病的发病率逐年上升，古代文献也早有记载。《症因脉治·伤燥咳嗽》曰："天行燥烈，燥从火化，肺被燥伤则必咳嗽。"《不居集》卷十曰："肺燥咳嗽，金性喜清润，润则生水以滋脏腑。若本体一燥，则水源渐竭，火无所制，金受火燥，则气自乱而咳嗽，嗽则喉干声哑，烦渴饮引，痰结便秘，肌肤枯燥，形神虚萎，脉必虚数，久则涩数无神。"《金匮翼·燥咳》曰："肺燥者，肺虚液少而燥气乘之也。其状燥甚而少涎沫，咽喉干，气哽不利。子和云：燥乘肺者，气壅不利，百节内痛，皮肤干燥，大便秘涩，涕唾稠黏。"方药选用桑杏汤，此为外感温燥的重要用方，方中以桑叶、杏仁共为君药，起到相制互用作用，相制者，桑叶甘寒清肺，制约杏仁温热燥肺；杏仁苦温，制约桑叶清肺伤肺。互用者，桑叶助杏仁降气止咳，杏仁助桑叶疏风清肺；配合养阴润肺，生津之品。

医案 3

　　王某，女，42 岁，咳嗽、咽痛、咽干 2 日，伴声音嘶哑，无明显鼻塞流涕，咳痰少偏黏，口干欲饮水，大便 2 日未解，小便正常，纳食可，咽痛、咽干影响睡眠，自服润喉片、银黄含片可暂时缓解。查体：会厌充血，咽喉壁可见滤泡增生。扁桃体Ⅱ度肿大，舌苔薄黄，脉滑。

　　初步诊断　西医诊断：急性支气管炎。中医诊断：咳嗽（外感咳嗽）。辨证：风热犯肺，肺气郁闭。治法：疏风清热，利咽止咳。

　　*方药：*金银花 12g，连翘 12g，生地黄 15g，玄参 15g，桔梗 9g，杏仁 6g，射干 6g，蝉蜕 9g，淡竹叶 9g，荆芥 9g，牛蒡子 9g，地龙 3g，牡丹皮 9g，甘草 6g。

　　3 剂，水煎服，每日 3 次或者多次代茶饮。

　　二诊　上剂服 3 日后咽痛不明显，口干减轻，咳嗽为主，咽痒，咽痒即咳，咳痰少，痰黄质黏不易咳出，咳嗽影响睡眠，余正常。上方金银花、连翘减量，去射干、牛蒡子，加桑白皮 12g，浙贝母 3g，法半夏 9g，陈皮 12g。服 3 剂，水煎服。

　　三诊　患者咳嗽、咽痒减半，睡前咳嗽但不影响睡眠，咳痰易咳出，余症自除。上方去生地黄、玄参，加苏子 9g，服 3 剂，余症自除。

　　【按语】风热犯肺，热邪从口鼻或皮毛而入，口咽部首当其冲，热灼津伤故见咽痛、咽干。风邪侵袭肺系，郁闭肺气，肺失宣肃，而致肺气上逆作声，咳吐痰液。肺的卫外功能减退或失调，邪从外而入，内舍于肺导致咳嗽。赵莉娟教授辨证此为风热犯肺，肺热失于清肃，热毒津伤为甚，故以银翘散为主，配玄参等养阴清热之品，本方重在疏风清热养阴为主，3剂后热毒症状明显改善。二诊以咳嗽、咽干为主，辨病为咳嗽，热毒症状明显减轻，故金银花、连翘减量，去射干、牛蒡子利咽清热之品，加桑白皮、浙贝母、陈皮、法半夏等清热润肺、止咳化痰之药物。三诊患者以咳嗽、咽痒轻症为主，余症不显。3剂后患者余症自除。

体会：针对风热犯肺所致的咽痛、咳嗽，赵莉娟教授在临床中常用银翘散配合生地黄、玄参，生地黄、玄参，含有增液汤（生地黄、玄参、麦冬）之义，两方配合，在疏风清热解毒的基础上，养阴生津，防苦寒伤津，润肺复滋肾阴，使金水相生，泉源不竭。银翘散源于清代医家吴鞠通所著《温病条辨》，是治疗风温、温热等邪在卫分、上焦，辛凉清解的代表方剂。由金银花、连翘、竹叶、芦根、荆芥穗、生甘草、桔梗、薄荷、淡豆豉、牛蒡子组成。银翘散化裁中金银可有效消炎杀菌；金银花、连翘可有效疏散风热、清肺润肺；荆芥疏风散邪，给邪以出路；射干、牛蒡子、蝉蜕利咽解毒；桔梗、杏仁宣肺祛痰止咳；生地黄、玄参养阴润肺生津，以防热邪内传加重伤阴耗液；芦根、淡竹叶清热生津；淡竹叶通利小便，使湿热随小便而出；地龙、牡丹皮助生地黄、玄参凉血解毒而消痈肿，共奏养阴清肺解毒之功；甘草可用来润肺止咳、清热清火，调和药性。诸药共奏疏风清热，宣肺化痰止咳之效。

王清任在《医林改错·积块记》中说："无论何处，皆有气血……气无形不能结块，结块者必有形之血也。"认为"结块者必有形之血"，即瘀血。这也符合"久病入络为血瘀"之理论。咽后壁滤泡增生，这是外邪入络，脉络不通之表现。故方药中加用了地龙、牡丹皮，清热活血化瘀促进血行，以祛瘀散结达到"坚者削之"、"结者散之"之功效。现代药理研究也表明，牡丹酚是从中药牡丹根皮或徐长卿干燥根中提取的一种活性单体成分，具有解热、抗炎、抗菌等多种药理作用。现代医学研究也表明，活血化瘀药物具有改善呼吸道组织之微循环，促进组织修复与再生，促进增生病变的逆转与吸收的作用。

赵教授在临床诊疗过程中常用银翘散化裁加减治疗多系统的疾病，如上呼吸道感染、泌尿系疾病、喉源性咳嗽、过敏性鼻炎、急慢性咽喉炎等，治疗效果显著。本病例选方以银翘散为主化裁加减，综合作用，可有效疏风解热、利咽解毒、祛痰止咳。

医案4

刘某，男，53岁，咳嗽、咳痰反复发作2个月，自诉每年冬春季或受凉后咳嗽2～3个月，自服橘红颗粒、甘草片等症状稍有改善。但仍间断咳嗽，咳嗽气逆日久，咳声重浊，咳白痰质黏或稠厚，胸闷乏力，纳差，大便时干时稀，舌苔白腻，脉濡滑。胸部X线提示：双肺纹理增粗。

初步诊断 西医诊断：慢性支气管炎。中医诊断：咳嗽（内伤咳嗽）。辨证：痰湿蕴肺。治法：燥湿化痰，理气止咳。

方选：二陈汤加减。陈皮12g，法半夏12g，茯苓15g，杏仁9g，苏子12g，紫菀12g，款冬花12g，白前9g，瓜蒌仁12g，焦神曲9g，党参9g，白术9g，甘草6g。

二诊 咳逆，咳痰量减少，仍咳痰不爽，苔薄脉濡滑。上方去茯苓、党参、半夏，加百部6g、莱菔子9g、玉竹6g。

三诊 咳嗽次数减少，痰白稀量少，纳眠如常，无明显咽干、咽痒，无胸闷，上方去瓜蒌仁、白前，加枇杷叶9g、前胡6g。

【按语】形寒饮冷则伤肺。患者咳嗽日久，咳逆伤肺，缠绵日久，肺病及脾，脾失健运，水谷不能化为精微上输以养肺，反聚为痰湿，痰邪干肺，肺气上逆，乃生咳嗽。赵莉娟教授治疗此病例，治法以化痰健脾为主，辅以清肺宣肺，方药以二陈汤为主，健脾燥湿，脾健则痰湿不生。陈皮、法半夏健脾行气，止咳化痰；茯苓可导脾湿下行。咳逆加杏仁、苏子、白前清肺顺气，化痰止咳；胸闷、痰黏稠夹热者加瓜蒌仁宽胸散结，降火滋阴。因患者平素遇冷极易患病，纳差，大便时干时稀，故加党参、白术以增强健脾益气，化痰运痰之功。二诊患者咳痰量减少，仍咳逆，故去茯苓、半夏、党参，加莱菔子降气化痰，助苏子加强降逆止咳作用。患者咳痰不爽故加百部、玉竹以润肺滋阴。三诊患者仍咳嗽、痰白量少，故去瓜蒌仁、白前，加枇杷叶、前胡加强润肺化痰之功。

医案5

陈某，女，63岁，咳嗽2个月。初起咳嗽较甚，咳嗽痰多色白质黏，自服一些中成药，咳嗽症状较前减轻，咳痰量减少，无发热，无胸痛。就诊时症见：咳嗽，咳痰质黏稠，咳吐不爽，口干欲饮水，伴咽痒，咽干鼻干，头痛，时感胸闷，纳食尚可，平素夜眠差，多梦，醒后不易入睡，感心烦，大便干结，小便正常。既往有慢性支气管炎病史，高血压病史，糖尿病病史，口服药物治疗，自诉血糖、血压控制尚可。神情，精神倦怠，舌质淡，舌暗苔黄腻，脉弦滑。测空腹血糖6.8mmol/L，血压138/80mmHg。胸部X线提示：双肺纹理增粗。

初步诊断 西医诊断：急性支气管炎。中医诊断：咳嗽（内伤咳嗽）。辨证：痰热蕴肺。治法：实则泻之，虚则补之，清热化痰止咳。

方药：桑白皮12g，黄芩5g，浙贝母12g，前胡9g，桔梗9g，苦杏仁9g，瓜蒌10g，芦根10g，玄参20g，生地黄20g，牡丹皮10g，甘草6g，茯苓12g，紫菀10g，酸枣仁20g，川芎9g。

7剂，水煎服，每日1剂，早晚分服。

二诊 咳嗽减轻，咳痰易咳出，仍感口干，大便干结改善，精神倦怠。上方去黄芩、浙贝母、前胡、苦杏仁，加党参6g，白术6g。

三诊 偶有咳嗽，痰多稀白，精神倦怠，时感乏力，平素活动量不大，纳食可，夜眠稍有改善，无胸闷。

方药：党参12g，白术12g，陈皮12g，茯苓12g，半夏9g，沙参10g，款冬花10g，紫菀10g，酸枣仁20g，川芎9g，甘草6g。

【按语】 脾为生痰之源，肺为贮痰之器。本病例为老年人，有慢性病史多年，长期口服药物治疗，损伤脾胃，脾失健运，痰湿内生，蕴久化热，痰热上干于肺，肺失清肃，故见咳嗽，咳少许黏稠痰，咳吐不爽。痰热郁蒸，肺热内郁，故见口干欲饮水。痰热伤津故见鼻干咽干，咽痒。苔黄腻，脉滑均为痰热之候。故辨证为痰热蕴肺，治疗以清肺化痰止咳为法，方药以清金化痰汤为主加减。方中黄芩、桑白皮清泻肺热；浙贝母、瓜蒌、桔梗化痰止咳，瓜蒌并能宽中理气，润肠通便；苦杏仁、紫菀宣肺止咳；芦根清肺生津；茯苓、甘草健脾化痰；玄参、生地黄养阴生津；酸枣仁滋养安神；生地黄养阴清心；痰热日久致瘀血内停见舌质红，头痛，加牡丹皮清热兼活血，川芎活血兼行气。全方共奏清肺化痰，宣肺止咳之功。

二诊时患者痰热之征减轻，故去黄芩、浙贝母、前胡、苦杏仁。精神倦怠，且有多年病史，辅以党参、白术健脾益气固本。

三诊时患者痰热之征明显减轻，此时以本虚为主，故调整方药给予四君子汤加二陈汤，健脾益气，化痰止咳。《素问》中有载："邪之所凑，其气必虚。"脾肺虚则气不化津，更易生痰浊，故而发病。方中半夏、陈皮，具有化痰、利气之功效；甘草、茯苓可化湿调脾；白术、党参可益气、健脾；款冬花、紫菀止咳、化痰，为治疗咳嗽常用对药；痰热易伤津液，沙参入肺、胃经，润肺化痰，养阴清热；酸枣仁滋养安神；川芎活血行气；甘草还能调和诸药，祛痰润肺。诸药合用，共奏益气化湿、健脾补肺、理气止咳、燥湿化痰之功效。《素问·遗篇》云："正气存于内，则邪不能干。"二陈汤合四君子汤加减治疗慢性咳嗽，还有助于恢复机体正气，健脾肺，从而避免咳嗽反复发作，降低复发率。

　　咳嗽是临床肺系疾病常见的一个症状，也是独立的一种病证。严重咳嗽常常影响患者的日常生活及睡眠。其发生的主要病机是肺的宣发肃降功能失常，导致肺气上逆，发为咳嗽。引起咳嗽的原因有外感和内伤2个方面。传统西医对咳嗽的治疗主要为对因治疗及神经系统抑制性药物治疗，但对于病因不明的咳嗽或者难治性咳嗽患者效果较差。神经系统抑制性药物最常用，具有镇咳作用但针对性不足，不良反应较多，患者难以耐受，需多次就诊，治疗效果欠佳。中医治疗咳嗽从症状、体征、患者体质及致病因素等多方面对疾病进行审因求证，权衡主次，治疗可以从病因论治、分期论治、脏腑论治，体现整体观辨证思维，治随症出。

（路燕琴）

参 考 文 献

[1] 中华医学会. 临床诊疗指南——呼吸病分册 [M]. 北京：人民卫生出版社，2009：6-8.
[2] 缪志强. 慢性支气管炎患者住院前后吸烟行为特点及影响因素的研究 [D]. 苏州：苏州大学，2017.
[3] 韩春红，郝淑玲，闫靖芳. 吸烟与慢性支气管炎关系的调查 [J]. 中国误诊学杂志，2012，12（6）：1383-1384.
[4] 王琳琳. 优质护理对老年慢性支气管炎患者生活质量的影响 [J]. 中国医药指南，2019，17（22）：268-269.
[5] 曲志成，曹迎，郭飒，等. 止咳清肺汤治疗急性气管-支气管炎所致急性咳嗽的临床研究 [J]. 北京中医药，2018，37（1）：29-32.
[6] 孙剑峰，郭鸿，晋松，等. 杵针疗法调治慢性支气管炎迁延期的临床体会 [J]. 四川中医，2018，36（2）：49-51.
[7] 王蓓蓓. 固本止咳胶囊治疗慢性支气管炎迁延期的临床研究 [J]. 临床医药文献电子杂志，2017，4（33）：6486.
[8] 田咏. 三伏贴治疗慢性支气管炎的随机对照试验 Meta 分析 [J]. 继续医学教育，2019，33（11）：160-163.

第九节　慢性阻塞性肺疾病（肺胀）

　　慢性阻塞性肺疾病（chronic obstructive pulmonary disease，COPD）简称慢阻肺，是呼吸系统常见病、多发病，通常呈进行性、不完全可逆性发展，最终导致慢性呼吸衰竭。持续存在的气流受限是慢阻肺的标志性症状，吸入支气管舒张剂后，FEV_1/FVC 小于 70% 可以作为诊断慢阻肺的金标准。近年来，慢阻肺患病率和死亡率日渐升高，2017 年世界卫生统计报告显示全球慢阻肺患者共 3.84 亿，患病率约 11.7%。在我国 60 岁以上人群患病率已超过 27%，年龄越高，慢阻肺患病率越高。中医学认为，慢阻肺多属"肺胀"、"喘证"等范畴，多由反复咳喘发展而来。我国慢阻肺患病人群庞大，但在临床实践中，仍存在识别率低、诊治不足等问题。本节通过概念、诊断、具体的病案分析，介绍赵莉娟教授运用中医药治疗慢阻肺（肺胀）的经验，为医学者运用中医药治疗慢阻肺提供更多的临床实践和借鉴经验。

一、概述

慢阻肺是由吸烟、有害气体、粉尘等有毒颗粒或气体引起的气道和（或）肺泡异常所导致的一种慢性肺部疾病，以持续呼吸道症状和气流受限为特征，主要表现为咳嗽、咳痰、胸闷和呼吸困难等[1-2]。老年人多发，且病情进展缓慢，病程相对较长，若治疗不及时或治疗措施不当，有可能引发呼吸衰竭及肺部癌变[3]。慢阻肺分为缓解期和急性加重期，急性加重期即原有呼吸道症状加重，需要调整药物或住院治疗，其中病毒性上呼吸道感染和气管、支气管感染是急性加重的重要原因。缓解期是指咳嗽、咳痰和气短等症状稳定或症状轻微，病情基本恢复到急性加重前的状态。本病属中医"肺胀"范畴。

肺胀是指多种慢性肺系疾病反复发作，迁延不愈，导致肺气胀满，不能敛降的一种病证。临床以喘息气促，咳嗽咳痰，胸部膨满，胸闷如塞，或唇甲紫绀，心悸，水肿，甚至出现喘脱、昏迷为主要表现。

二、现代医学的认识

（一）病因病理的认识

慢阻肺的发展是一个复杂、多元素、多环紧扣的过程。传统认为慢阻肺是一种慢性炎性反应性疾病。肺生长受损、慢性炎症、气道壁的反复损伤与修复所致的气道重塑及进行性发展的气流受限是慢阻肺的主要病理特点。

慢阻肺发病原因尚没有完全阐明，但与环境污染、长期吸烟、肺部感染及有害气体长期吸入等因素有密切关系。现代医学认为慢阻肺的发生机制与患者气道环境改变有关，气道黏膜长期受到不良刺激导致上皮细胞增生分化，形成肉芽肿病灶，同时黏膜细胞受损引发局部炎症，大量炎症细胞聚集浸润，严重影响肺部组织健康[4]。炎症进展在慢阻肺病情的稳固中起到关键性作用，也是患者呼吸功能恢复的重要影响因素。本病病情发展缓慢，但一旦恶化，容易诱发呼吸衰竭、自发性气胸等严重并发症[5-6]，严重影响患者生命安全。

（二）治疗的认识

治疗目标：减少急性发作的频率和严重程度，缓解症状，延缓病情进展，进一步改善患者肺部症状。

西医治疗慢阻肺，急性期以缓解症状为主，常规给予支气管扩张剂、化痰药、抗生素以及吸氧，用以缓解气道梗阻，促进分泌物排出，控制感染和改善缺氧状态[4]。稳定期以干预与治疗并用，包括药物与非药物疗法，药物治疗主要使用支气管扩张剂、糖皮质激素、β_2受体激动剂等药物，基础药物治疗是吸入支气管扩张剂；非药物治疗包括吸氧、康复训练。长期家庭氧疗在慢阻肺严重低氧血症患者中被证实具有临床意义的益处[7]。

目前西医治疗虽能明显缓解症状，但存在毒副作用较大、细菌耐药等多种问题。稳定期治疗是一个长期过程，单纯通过改变生活习惯及吸入药物治疗起到预防疾病急性发作的作用，具有一定的效果，但效果并不理想，且长时间用药会给患者带来一系列的副作用，严重影响患者生活质量。

（三）中医学的认识

"肺胀"一词最早出现在《黄帝内经》中，《灵枢·胀论》言"肺胀者，虚满而喘咳"，提出了"肺胀"之名。

张仲景在《金匮要略·肺痿肺痈咳嗽上气病脉证治》中言"上气喘而躁者，属肺胀"，"咳而上气，此为肺胀，其人喘，目如脱状，脉浮大者，越婢加半夏汤主之"，"肺胀，咳而上气，烦躁而喘，脉浮者，心下有水，小青龙加石膏汤主之"。将"肺胀"作为病名来分析其病因病机、症状与治法。提出肺胀的主证除了肺部胀满、咳嗽、喘之外，还有烦躁、短气、目如脱状、脉浮，用越婢加半夏汤和小青龙加石膏汤主治。

《丹溪心法》首次论述了肺胀的病机为痰夹瘀血，阻碍气机，在《丹溪心法·咳嗽十六》中曰："肺胀而嗽，或左或右，不得眠，此痰夹瘀血碍气而病。"

古代各医家对肺胀按照病因病机认识的不同，提出了不同的治法。

如张仲景在《金匮要略》中，针对肺胀"欲作风水"提出"发汗则愈"即汗法的治疗原则。元代朱丹溪在《丹溪心法》中首创活血化瘀法，针对肺胀"痰挟瘀血碍气而病"，提出了"养血以流动乎气，降火疏肝以清痰"的治疗原则。王纶在《明医杂著》中提出"实脾行水"，"清金降火"，"培元气、补肾水"，"补脾肺、生肾水"等治疗原则。明代虞抟在《医学正传》中提出"肺胀者，主收敛"，即采用敛肺法的治疗原则。

中医认为，肺胀病位在肺，肺肾气虚为其基本病机，与心、脾、肾等脏腑密切相关，属本虚标实之证。肺胀的发生多因久病肺虚，致痰瘀潴留，肺气壅滞，肺不敛降，气还肺间，胸膺胀满而成，并逐渐损及脾肾心，每因复感外邪诱使病情发作或加剧。病机因素主要为痰浊水饮与血瘀互为影响，兼见同病，且早期以痰浊为主，逐渐痰瘀并见，终至痰浊、血瘀、水饮错杂为患。临床医学对近20年相关的文献分析研究显示，慢阻肺病变部位在肺、脾、肾三脏，主要病因包括痰浊、血瘀、气虚。证中虚实夹杂，治愈率较低。

中医秉承"整体调节"的理念，总的治则是补虚泻实。根据"急则治其标，缓则治其本"原则，发作期邪盛标实以宣散伏邪为主，稳定期正气耗损以固本扶正为主，正虚邪实需标本兼顾，常见治法以扶正解表、止咳平喘、温肺化饮、温阳利水为主，根据其他兼夹证给予相应辨证论治。中医治疗，除内服中药外，还包含中医特色外治法，如穴位贴敷、针刺法、灸法、拔罐法等。有研究显示，中医特色疗法联合西医药物治疗慢阻肺，不论在急性发作期还是稳定期，均可增加疗效，并取得显著效果。

研究发现，中西医结合治疗慢阻肺可以显著改善患者咳嗽、咯痰、呼吸困难等症状，降低急性发作次数，减少并发症，改善肺通气功能，降低致残率等[8-11]。部分学者结合中西医治疗理念，将中药汤药与常规治疗药物联合使用，取得了良好的应用效果[12]。

三、赵莉娟教授心得

赵莉娟教授认为中医治疗肺胀具有独特的优势和特色，不论在急性发作期还是稳定期加用中药治疗，对减少慢阻肺的急性加重、提高生活质量、缓解症状均具有较好作用。尤其对慢阻肺稳定期的治疗，中医药具有明显优势，通过辨证施治，可明显改善患者的临床症状，减缓疾病的进程，提高患者的生活质量。在跟赵莉娟教授出诊及查房的不断学习过程中，总结相关经验，具体心得如下。

（一）四诊合参，辨清证型

慢阻肺临床证候复杂多变，主要病因病机为外感六淫，肺气失宣，痰浊阻肺，气机郁滞，痰瘀互阻，肺脾肾心之气虚损，日久气阴两虚，痰瘀内阻，复感外邪致本病反复发作，痰瘀互结贯穿本病的始终，痰饮、血瘀等既为本病的病理产物，又进一步成为本病加重的原因，导致气虚进一步加重，另外肺气不足，无力推动血液运行，则可导致血液瘀滞，如此便会形成恶性循环，加重治疗的难度。故肺胀患者一定要四诊合参，辨清证型，才能对肺胀的发展及恶化及时控制。

赵莉娟教授结合相关指南及多年临床经验，总结出慢阻肺（肺胀）的临床常见证型，主要见于以下内容：

（1）急性加重期 多见痰热壅肺或痰浊阻肺证等，常兼肺脾气虚或肺肾气虚证等，时或兼瘀，以痰热、痰湿或血瘀等实证为主，肺脾气虚、肺肾气虚等虚证为次，故治疗当以清肺化痰、燥湿化痰、活血化瘀等为主，辅以补肺健脾或补益肺肾等。

（2）稳定期 多见肺气虚、肺脾气虚、肺肾气虚等虚证，常兼痰浊、血瘀或痰瘀互阻等实证，以虚证为主，以实证为次，故治疗以补益为主如补益肺气、补肺健脾、补肺益肾等，佐以祛邪如化痰、活血等。

（二）肺胀多瘀，善用活血化瘀

赵莉娟教授认为，慢阻肺（肺胀）血液具有浓、黏、聚、凝特征。瘀血为慢阻肺（肺胀）的关键致病因素，久病入络，久病多瘀，瘀血内阻，痰瘀互结，治当活血化瘀；在肺胀的发生和发展过程中，活血化瘀治疗应该贯穿于肺胀治疗的始终。不论是现代病理学解剖，还是临床治疗结果都证明了活血化瘀药可改善肺胀患者的症状。在临床中，赵教授常用丹参、牡丹皮、当归、川芎、地龙等活血化瘀药物。

肺胀多瘀，历代医家早有论述，《证治汇补•卷五•肺胀》曰："肺胀者……如痰夹瘀血碍气。"《丹溪心法•咳嗽》曰："肺胀而咳，或左或右不得眠，此痰夹瘀血碍气为病。"可见本病与血瘀有密切关系。血液运行，依赖于肺气的推动，血随气之升降而遍布全身；肺同时又是血液气体交换的场所，全身的血液通过静脉而聚于肺，然后输布全身。血液在肺部气体交换的完成，又赖于肺的宣发和肃降功能。肺的功能正常，血液进行气体交换的功能才能正常，肺气不能正常地推动血液运行，则气滞血瘀，发为瘀血。

现代病理解剖学证明，如果肺部出现严重病变，则会造成肺毛细血管和横断面积显著减少，血流阻力增加，出现肺动脉高压，右心室则会代偿性肥厚，如加重进而发展为右心室衰竭，静脉系统和内脏可见大量瘀血，同时，肺的严重病变导致肺换气功能障碍，形成高碳酸血症，出现唇、舌及脉络发绀的瘀血征象；尤其缺氧，引起红细胞代偿性增多，血黏度增高，同时可促进瘀血，故血瘀在慢阻肺的前期病变中就已经存在，并对慢阻肺的形成、发展、恶化起到了关键作用。由此可见，瘀血在慢阻肺中占有非常重要的地位。研究显示，活血化瘀药，包括丹参、当归、川芎等，可以扩张肺血管，降低肺组织及支气管壁水肿发生率，改善心肌缺氧[13]，调节机体免疫功能。

（三）尽早治疗，权衡主次，有所侧重

慢阻肺不论发作期还是缓解期应尽早地加入中医治疗。赵莉娟教授认为，慢阻肺多由外邪侵袭或脏腑功能失调导致肺失宣肃，肺气上逆所致，故治疗此病应补肺脾肾之虚，清痰浊、瘀血之症。在肺胀急性期加入中医药辅助治疗延缓气道重塑发展、改善气流受限并减轻急性加重的症状。慢阻肺稳定期常表现为肺脾肾三脏亏虚，故在治疗上，宜扶正祛邪，虚实并治，燥湿化痰，理气止咳。加入中医药辅助治疗，可进一步提高治疗效果、改善患者生活质量。

同时在治疗时注意权衡主次，有所侧重。即急性期攻邪不忘补虚，缓解期补虚不忘攻邪。病情稳定，重在于防。"正气存内，邪不可干；邪之所凑，其气必虚"，"是故圣人不治已病治未病……"中医"治未病"理念，给我们指明了方向。慢阻肺稳定期患者依然存在慢性炎症反应，呼吸肌疲劳，免疫力低下，营养障碍等，表现为反复咳嗽、咯痰、喘急等症状，并逐渐出现活动耐力下降，从而导致生活自理能力下降，生活质量严重降低，出现病情反复发作，逐渐加重。故稳定期重在固护正气。机体抵抗力下降为慢阻肺发病重要条件之一，中医药在调整机体、调动内在抗病力、双向纠正免疫功能紊乱中具有独特优势。如运用玉屏风散颗粒治疗慢阻肺时发现其对免疫功能存在双向调节作用，可有效增强机体免疫功能，改善血液运行速度[14-16]。

（四）整体配合治疗，注重预防传变

近年来中医非药物疗法对于慢阻肺的作用日益受到关注，中医药辨证施治包括口服中草药治疗和中医药外治法，如冬病夏治、穴位贴敷、中药熏洗、针灸推拿、拔罐等中医特色疗法。在临床工作中，赵教授对于慢阻肺患者，或者慢性支气管炎患者，通常在慢阻肺稳定期建议配合穴位贴敷和膏方调理，穴位贴敷以夏季三伏天为主，膏方调理多于冬季调理，此二法操作简便且效果显著，可在病情加重期起到既病防变的作用，在病情稳定期起到瘥后防复的作用，根据病情需要及时施治，如此可大大拓展慢阻肺中医治疗肺胀的优势，增强了防治效果，进一步突显预防为主的中医"治未病"的思想。

除了注重中医特色疗法在慢阻肺稳定期的治疗外，赵莉娟教授还注意生活方式的配合治疗。赵莉娟教授认为戒烟是防治慢阻肺患者的重要措施，慢阻肺多见于老年人，且有长期吸烟史，导致慢阻塞发病的主要因素之一就是吸烟，烟雾中存在一些对人体的呼吸道黏膜造成伤害的物质，造成患者的气道分泌物增加，其渗出物量也显著增加，吸烟的时候患者的气管平滑肌会受到较大的刺激，发生收缩反应，影响正常的血液循环，直接导致气道黏膜下的静脉丛发生瘀血情况，使症状加重。所以，此类患者首先注意其不良生活习惯的改变，要戒烟，这是预防疾病急性发作的主要方法。

四、医案精选

在临床工作中，慢阻肺是属于常见的肺系疾病之一，在西医治疗的同时，赵莉娟教授依据四诊合参、辨证论治，加用中药汤剂不仅改善患者的症状，还增强患者的信心。辨证施治过程体现在以下具体的病例之中。

医案 1

殷某，男，54 岁，反复咳喘胸憋 10 年并逐渐加重，5 年前症状复发加重于医院诊断为慢阻肺急性加重期，平素口服中药及吸入布地奈德福莫特罗药物治疗，每年基本住院一次，1 周前受凉后出现咳喘、恶心、反酸，伴有呼吸困难，自行吸入药物症状稍缓解，今感腹胀、头晕就诊，症见：胸憋闷、气喘明显，呼吸困难，活动后加重，咳嗽，咳黄白色黏痰，头晕，腹胀、恶心，乏力，腰膝酸软，双下肢水肿，无胸痛、咳血、发热，精神差，纳食差，夜眠差，大便时干，小便正常。舌质淡暗，苔白腻，脉细滑。体型肥胖。既往有脂肪肝、高脂血症病史多年。长期吸烟史 30 年，间断饮酒。

初步诊断 西医诊断：慢阻肺急性加重期。中医诊断：肺胀。辨证：肺脾肾虚，痰瘀内阻。治则：补虚泄实，标本兼治。治法：益气健脾补肾，祛痰宽胸，平喘活血。

方选： 生脉散合瓜蒌薤白半夏汤加减。太子参 15g，麦冬 15g，合欢皮 15g，瓜蒌 12g，三七 3g，五味子 10g，薤白 9g，法半夏 9g，山楂 10g，枳壳 10g，川芎 15g，天麻 15g，甘草 6g。

5 剂，水煎服，每日 1 剂。

【按语】 患者年老病久，长期吸烟，有基础疾病多年，日久损伤肺脏，肺失宣肃，故见咳嗽、咳痰。肺病及脾，脾不运化，痰浊内阻故见胸憋、气喘。久病及肾，肾不纳气故见呼吸困难，活动后加重。痰浊内阻致血运不畅，瘀血内生，故见舌质暗，形体肥胖、痰多。苔腻，脉滑为痰浊壅肺之征，结合舌脉，辨病为肺胀，辨证为肺脾肾虚，痰浊内阻兼血瘀。方药为生脉散合瓜蒌薤白半夏汤加减。

方中太子参甘平，补气健脾，为清补之品，能益气扶正，适合病后元气虚羸者及体质虚弱的患者。麦冬甘寒养阴，益胃生津，润肺止咳。五味子酸温，敛阴止汗，生津止渴。瓜蒌甘寒入肺，善于涤痰散结，理气宽胸；薤白辛温，通阳散结，行气止痛。二药相配，化上焦痰浊，宣胸中气机。法半夏助瓜蒌、薤白加强通阳散结，祛痰宽胸之力。加枳壳宽胸理气，止咳化痰。天麻消风化痰，清利头目；川芎活血行气，祛风止痛；天麻、川芎治疗痰瘀互结之眩晕。夜眠差加合欢皮以安神，《神农本草经》中述："合欢皮主安五脏，和心志，令人欢乐无忧。"现代研究证明合欢皮有抗过敏、消炎杀菌作用；五味子具有抗炎、保护肝脏、抗氧化、抗菌等药理作用。综上所述，诸药合用共奏益气健脾补肾，祛痰宽胸，平喘活血之效。

生脉散出自金代张元素的《医学启源》，是治疗气阴两虚的经典方，原方由人参、麦冬、五味子组成，三药合用，一补一润一敛，益气养阴、生津止渴、敛阴止汗，使气复津生、汗止阴存、气充脉复，故名"生脉"。在实际运用中，经常用党参、太子参、西洋参来替代人参。现代药理研究，人参、麦冬、五味子均含有增强免疫功能的成分[17-18]。

瓜蒌薤白半夏汤，出自《金匮要略》，功效通阳散结、行气祛痰，是治疗胸阳不振、痰浊痹阻的代表方。现代药理研究，瓜蒌除作用于心肌细胞，增加冠脉流量外；还可以调节免疫力，增强机体抵抗力[19]。薤白中的薤白多糖具有抗氧化的作用，还具有广泛的抗肿瘤、抗菌以及保护血管内皮等作用[20]。

本病药物治疗同时，赵莉娟教授强调要戒烟、排痰。吸烟会加重患者的气管平滑肌收缩，影响血液循环，直接导致气道瘀血，使症状加重。所以，此类患者要戒烟，预防疾病急性发作加重。鼓励患者排痰，尤其在秋冬季节，气候干燥，慢阻肺患者气管内分泌物逐渐增加，且呼吸道干燥，痰液黏稠，增加了病情加重的风险。建议患者在病情稳定期可于夏季三伏天配合穴位贴敷外治法或者于冬季配合膏方调理，通过辨证论治，体质辨识，提高患者的抗病能力。

医案 2

刘某，男，60 岁。咳喘胸憋闷 5 年，加重 1 周，患者咳喘、胸憋病史反复发作并逐渐加重，间断吸入布地奈德福莫特罗吸入剂和口服孟鲁司特钠片控制症状，多于受凉感冒及气候变化时咳喘加重，1 年前平地行走即可出现胸憋、气喘加重，口服中药和西药治疗后可缓解。1 周前再次出现咳喘加重，现症见：咳黄稠痰，痰黏不易咳出，夜间咳嗽较剧烈，不能入眠，胸憋、气喘，活动后加重，喉中有喘鸣音，纳食少，无发热、恶寒，无胸痛、咳血，大便易粘马桶。舌暗，苔白腻，脉滑。门诊行肺功能检查提示气流不可逆受限，FEV_1/FVC：37.4%。既往有陈旧性心肌梗死病史多年，有吸烟史 30 年，每日 1.5 包，已戒烟 3 年。

初步诊断 西医诊断：慢阻肺急性加重期。中医诊断：肺胀。辨证：痰浊内阻兼血瘀。治法：化痰平喘，活血化瘀。

方选：二陈汤合三子养亲汤。陈皮 15g，法半夏 9g，茯苓 15g，紫苏子 15g，莱菔子 12g，浙贝母 12g，苦杏仁 9g，桑白皮 12g，黄芩 12g，丹参 15g，川芎 12g，黄芪 20g，山药 15g，甘草 6g。

5 剂，水煎服，每日 1 剂。

【按语】患者老年男性，吸烟日久，损伤肺脏，日久肺病及脾，脾失健运，聚湿生痰，痰浊上涌于肺，故见咳嗽较剧烈，咳痰黏稠，喉中有喘鸣音。痰热故见痰黄黏稠，不易咳出，大便黏腻。痰浊壅肺，气机阻滞，血运不通，日久瘀血内生，痰瘀互结故见舌质暗，苔白腻，脉滑。根据辨证给予二陈汤合三子养亲汤，二陈汤偏于燥湿化痰，理气和中，用于咳而痰多，胸闷胃脘痞满，痰质黏稠，苔腻者。三子养亲汤主要有降气化痰作用，用于痰浊壅肺之咳逆痰涌，胸满气急，苔滑腻者。

方中法半夏化痰；陈皮行气；茯苓利水；莱菔子行气祛痰、消食导滞；紫苏子具有止咳平喘、降气行痰、润肠通便之效，加快痰湿之邪从肠而出；浙贝母镇咳平喘祛痰；咳黄稠痰，痰黏不易咳出提示痰湿化热，故加黄芩、桑白皮清热化痰；苦杏仁入肺经，味苦能降，且兼疏利开通之性，降肺气之中兼有宣肺之功而达止咳平喘之效，为治咳喘之要药；甘草为佐使，健脾和中，调和诸药。加丹参、川芎活血化瘀，改善血液黏稠。此患者虽辨证为痰瘀内阻兼血瘀，但结合患者症状多年反复发作病史，在祛邪同时辅以少量黄芪、山药补益肺肾，以防祛邪伤正。诸药合用，共奏燥湿化痰、止咳平喘、理气和中之效。

二陈汤出自成书于北宋的《太平惠民和剂局方》（简称《局方》），由半夏、橘皮、白茯苓、炙甘草、生姜、乌梅组成。具有健脾化痰，和中理气的功效。被称为祛痰之祖方。汪昂在《本草备要》中提出"治痰通用二陈"，陈念祖谈道"此方为痰饮之通剂也"，研究发现多种呼吸系统疾病都会因雾霾诱发或者因雾霾而加重，包括慢阻肺，哮喘，肺癌等[21]。这些疾病都会被二陈汤治愈或者改善[22]，研究证实运用二陈汤治疗慢阻肺可明显改善临床症状，延缓肺功能下降，提高生活质量，二陈汤加减具有治疗慢阻肺的优越性[23-24]。赵莉娟教授认为中医讲究辨证论治，本患者病性虽为本虚标实，但目前以痰浊内阻兼瘀血标实证为主，是因为痰多潴留、肺虚久病，加上外感风寒后造成急性发作，因此临床治疗原则应以燥湿化痰、补肺降气为主。二陈汤重点在脾胃，痰多痞满者适用，本患者病位主要在肺脾，且胃脘痞满症状不明显，但是表现为肺脾两虚，痰浊壅肺，故用二陈汤和三子养亲汤加减。《症因脉治·喘证论·附肺胀》曰："（肺胀之因）内有郁结，先伤肺气，外复感邪，肺气不得发泄，则肺胀作矣。"又言："（肺胀之治）肺受热邪，桑白皮汤；肺受寒邪，小青龙汤。"故在原方基础上加用桑白皮、苏子、杏仁等有桑白皮汤的成分，加强宣肺泄热的功效。有研究发现，二陈汤合三子养亲汤辅助治疗能够进一步抑制脂联素所介导的炎症反应激活，可能原因为方中橘红、桔梗、甘草等具有较强抗炎作用，同时可起到抗变态反应、止咳及解除支气管痉挛等多种功效。

医案 3

孙某，女，65 岁，反复咳嗽、咳痰、气喘病史多年，曾多次咳喘复发加重住院治疗，明确诊断为慢阻肺，慢性支气管炎。平素口服金水宝、氨茶碱、氨溴索等药物，1 周前出现气喘加重，咳嗽，自服氨茶碱后气喘稍减轻，仍咳嗽，咳痰量多色白，晨起或夜间咳嗽较明显，活动后气喘明显，夜眠差，胸闷不适，入睡困难，咳嗽亦影响睡眠，纳食差，饮食不合适即感胃脘部胀闷，偶有吐酸，尤其进冷食时，大便不调，易感疲倦，活动后尤明显，口唇紫暗，舌质暗，苔白，舌边齿痕明显，脉细滑。

初步诊断　西医诊断：慢阻肺急性加重期。中医诊断：肺胀。辨证：肺脾两虚，痰瘀内阻。治法：补益肺脾，健脾化痰兼活血。

方选：参苓白术散加补肺汤加减。党参 20g，茯苓 15g，薏苡仁 12g，白扁豆 9g，白术 12g，山药 15g，莲子肉 9g，桔梗 12g，瓜蒌 12g，杏仁 9g，干姜 6g，肉桂 3g，紫菀 12g，款冬花 12g，紫苏子 9g，五味子 12g，甘草 6g。

7 剂，水煎服，每日 1 剂。

【按语】患者为老年人，慢性病史多年，平素常服药物，日久损伤脾胃，脾虚健运失司，痰湿内生，脾为肺之母，母病及子，致肺气虚，痰浊阻肺，肺失宣肃，肺气上逆发为咳嗽，咳痰色白量多。肺居胸中故见胸部憋闷。肺脾气虚故活动后气喘，易疲乏，大便不调。气虚血液运行不畅导致瘀血内生，故见舌质暗，口唇紫暗。故辨证为肺脾气虚，痰湿内阻兼瘀血，但以本虚为主，治疗以补益肺脾为主，兼健脾化痰、活血化瘀，故治疗给予参苓白术散加补肺汤加减。临床上根据情况人参常用党参或太子参代替。

方中党参、白术、茯苓益气健脾、燥湿止泻；山药、莲子肉补脾兼涩肠止泻；白扁豆、薏苡仁健脾除湿；桔梗开宣肺气、通利水道，并载药上行而具有培土生金之功；患者饮冷食即感胃脘部不适，吐酸，考虑中焦虚寒，给予干姜、肉桂以温中祛寒止痛；寒痰内盛加紫菀、款冬花、紫苏子；咳嗽阵作加五味子敛肺止咳；甘草益气和中、调和诸药。诸药合用益气健脾、渗湿止泻，虚实并治，补而不滞，其健脾佐以宣肺，培土生金，通过补脾达到补益肺气的效果。注意事项：本方适用于咳嗽日久肺气虚弱者；患者兼胸闷不适故加瓜蒌等宽胸理气散结。

参苓白术散出自《太平惠民和剂局方》，主治脾胃气虚夹湿证以及肺脾气虚夹痰湿证，是体现培土生金治法的常用方剂。有益气健脾、渗湿止泻之功。在呼吸系统疾病中主要用于肺脾气虚证型，广泛用于治疗慢阻肺、支气管哮喘等慢性疾病，体现了中医培土生金的治法，通过补脾达到补益肺气的效果，是治疗呼吸系统疾病良好的辅助药，可以有效缓解症状，提高临床有效率，减轻药物的不良反应，提高患者生活质量。现代药理研究提示参苓白术散具有增强免疫功能、改善气道炎症、减轻气道重塑、改善肺功能、抗肿瘤、调节能量代谢等作用；药理学研究表明，茯苓、五味子中的有效成分均能够调节免疫应答，抗炎效果显著[25-26]；紫菀化学成分丰富，在镇咳、祛痰、平喘方面表现优异，同时能够对缺氧细胞产生保护作用，因此被广泛应用于呼吸系统疾病的治疗中[27]。需注意，若见泄泻兼有大便不通畅，肛门有下坠感者忌服参苓白术散。

赵莉娟教授在治疗咳嗽时，不论新久咳嗽常选用款冬花、紫菀配对使用，以止咳化痰，尤其用于慢性气道炎症引起的久咳劳嗽。两药其性皆温，但温而不燥，既可化痰，又能润肺，咳嗽无论寒热虚实、病程长短均可用之。

（路燕琴）

参 考 文 献

[1] 杨书玉，刘士林，张雪琴. 吸烟与肺部感染在慢性阻塞性肺部疾病中的发病机制探讨 [J]. 临床肺科杂志，2009，14（6）：796-797.

[2] 刘娅钦，马丽，刘琳. 慢性阻塞性肺疾病发病机制的研究进展[J]. 临床肺科杂志，2016，21（6）：1113-1117.

[3] 张斌，彭辉. 老年慢性阻塞性肺气肿并发自发性气胸的临床分析 [J]. 中国医药指南，2011，9（21）：90-91.

[4] Agusti A，Faner R. Chronic obstructive pulmonary disease pathogenesis-science direct [J]. Clin Chest Med，2020，41（3）：307-314.

[5] 王勤涛. 牙周病学 [M]. 北京：人民卫生出版社，2011：36-37.

[6] 国家食品药品监督管理局. 中药新药临床研究指导原则（试行）[S]. 北京：中国医药科技出版社，2002：243-252.

[7] Lacasse Y，Tan A Y M，Maltais F，et al. Home oxygen in chronic obstructive pulmonary disease [J]. Am J Respir Crit Care Med，2018，197（10）：1254-1264.

[8] 李建生，王至婉，余学庆，等. 中药治疗 COPD 急性加重期的系统评价 [J]. 天津中医药，2008，25（5）：428-432.

[9] 朱立成，朱文娟，尚云飞. 中西医结合治疗慢性阻塞性肺疾病并呼吸衰竭疗效及安全性的 Meta 分析 [J]. 现代中西医结合杂志，2009，18（31）：3789-3791，3794.

[10] 王兰娣，潘文. 沙美特罗替卡松联合益气养阴合剂治疗轻症及缓解期 COPD 36 例 [J]. 西部中医药，2012，25（5）：76-77.

[11] 冯毅，杨祎，周丽华. 中西医结合治疗慢性阻塞性肺疾病气虚血瘀证临床观察 [J]. 中国中医急症，2013，22（2）：301-302.

[12] 王莹，陈亚红. 慢性阻塞性肺疾病合并重度肺动脉高压的诊断与治疗 [J]. 中国医师杂志，2019，21（10）：1452-1455.

[13] 吴建军，李欣，姜良铎，等. 中医药治疗慢性阻塞性肺疾病急性加重期组方规律探讨 [J]. 中医杂志，2016，57（13）：1109-1112.

[14] 高凌云，李丽娜. 补肺祛瘀汤治疗慢性阻塞性肺疾病稳定期临床观察 [J]. 河北联合大学学报（医学版），2013，15（6）：761-762.

[15] 唐婷玉，俞李羚，陆晓玲，等. 活血化瘀治疗对慢性阻塞性肺疾病伴高凝状态患者血管内皮功能的影响 [J]. 中华中医药学刊，2015，33（9）：2192-2194.

[16] 杨赟，梁爱武. 中医药对慢性阻塞性肺疾病 MMP-9、TIMP-1 影响的研究进展 [J]. 大众科技，2015，17（186）：78-80.

[17] 郑丽莉. 生脉汤对大鼠非特异性免疫功能的影响 [J]. 内蒙古中药，2013，32（16）：77-78.

[18] 李焕，贾妮. 论生脉散研究进展 [J]. 辽宁中医药大学学报，2020，22（10）：190-193.

[19] 游维丽. 浅论栝楼皮、栝楼种子和栝楼根的化学成分及药理作用 [J]. 当代医药论丛, 2017, 15 (23): 163-164.

[20] 乔凤仙, 蔡皓, 裴科, 等. 中药薤白的研究进展 [J]. 世界中医药, 2016, 11 (6): 1137-1140.

[21] 曾维思, 孟柳, 肖梦加, 等. 雾霾对呼吸系统影响的研究进展 [J]. 临床肺科杂志, 2018, 23 (10): 1898-1901.

[22] 马玉恩, 高越, 张泽宙, 等. 二陈汤治疗雾霾导致肺相关疾病理论研究 [J]. 中华中医药杂志, 2018, 33 (6): 2541-2543.

[23] 谢文英, 王俊月, 包永生. 二陈汤加味对慢性阻塞性肺疾病大鼠 β2AR/β-arrestin2 信号通路的影响 [J]. 中国实验方剂学杂志, 2019, 25 (23): 34-40.

[24] 廖中林, 许媛, 吴霞. 二陈汤治疗慢性阻塞性肺疾病急性加重期的临床研究 [J]. 中国中医药现代远程教育, 2019, 17 (4): 67-68.

[25] 崔鹤蓉, 王睿林, 郭文博, 等. 茯苓的化学成分、药理作用及临床应用研究进展 [J]. 西北药学杂志, 2019, 34 (5): 130-136.

[26] 余黄合, 李鑫, 杨珍, 等. 中药五味子药理作用研究进展 [J]. 环球中医药, 2019, 12 (7): 1133-1138.

[27] 范玲, 王鑫, 朱晓静, 等. 紫菀化学成分及药理作用研究进展 [J]. 吉林中医药, 2019, 39 (2): 269-273.

第十节　支气管哮喘（哮病）

支气管哮喘（简称哮喘）是常见的慢性呼吸道疾病之一，哮喘常因反复发作，严重影响患者的生活质量，给患者、社会带来沉重的经济负担。哮喘的发病机制尚未明确，气道炎症形成机制、气道高反应性、气道重构以及神经因素等均是哮喘发病的重要环节。目前我国哮喘的控制水平与发达国家仍有差距。中医药防治哮喘历史悠久，有其独特的优势，中医学将其归属于"哮病"范畴，并提出了"发时治标，平时治本"的诊疗原则，诸多研究成果为中医药有效治疗哮喘提供了科学的临床依据。本节通过概念、诊断、具体的病案分析，介绍赵莉娟教授运用中医药治疗哮喘的经验，为各位医学同道运用中医药治疗哮喘提供更多的临床经验和借鉴。

一、概述

《全球哮喘防治创议》（Global Initiative for Asthma，GINA）报告指出，近年来随着全球工业化、城市化的迅速发展，生态环境和气候的改变，全球哮喘的发病率和死亡率均呈现上升趋势[1]。

支气管哮喘（bronchial asthma，BA）是由多种细胞（如嗜酸性粒细胞、肥大细胞、T 淋巴细胞、中性粒细胞、气道上皮细胞等）和细胞组分参与的气道慢性炎症为特征的异质性疾病。主要特征包括气道慢性炎症，气道对多种刺激因素呈现的高反应性，多变的可逆性气流受限，以及随病程延长而导致的一系列气道结构的改变，即气道重构。临床表现为反复发作的喘息、气急、胸闷或咳嗽等症状，常在夜间及凌晨发作或者加重，多数患者经治疗后可缓解[2]。支气管哮喘受遗传因素和环境因素的双重影响。其喘息、气急、胸闷或咳嗽的症状和气流受限的程度在不同时间和发作时的严重程度表现为多变性[3]。

本病在古代文献中，属于中医学的"哮证"、"喘"、"痰饮"范畴。哮病，又称哮证，是以喉中哮鸣有声，呼吸困难，甚则喘息不能平卧为主症的反复发作性肺系疾病。后世医家鉴于哮必兼喘，而喘未必兼哮，为与喘证区分，故定名为哮病、哮证[4]。

二、现代医学的认识

（一）病因病理的认识

支气管哮喘的病因很复杂，公认的说法为哮喘的发病病因主要与遗传有关，是一种具有多基因倾向的疾病。此外，变应原吸入是主要的激发因素，而促发因素则包括大气污染、吸烟、呼吸道病毒感染等。支气管哮喘的发病机制不明确，常见的主要学说有：气道慢性炎症、气道高反应性、气道神经-受体调节失常、气道重塑。

（二）哮喘分期的认识

依据中华医学会呼吸病学分会哮喘学组《支气管哮喘防治指南（2020年版）》，根据其临床表现将支气管哮喘分为急性发作期、慢性持续期和临床缓解期。

（1）**急性发作期** 是指喘息、气急、咳嗽、胸闷等症状突然发生，或原有症状加重，并以呼气流量降低为其特征，常因接触变应原、刺激物或呼吸道感染诱发。

（2）**慢性持续期** 是指每周均不同频度和（或）不同程度地出现喘息、气急、胸闷、咳嗽等症状。

（3）**临床缓解期** 是指患者无喘息、气急、胸闷、咳嗽等症状，并维持1年以上。

（三）病期评估

依据中华医学会呼吸病学分会哮喘学组《支气管哮喘防治指南（2020年版）》，初始治疗时严重程度的判断，在临床研究中更有其应用价值。病情严重程度分为四级：间歇状态（第1级）；轻度持续（第2级）；中度持续（第3级）；重度持续（第4级）。

（四）西医治疗

哮喘治疗目标在于达到哮喘症状的良好控制，维持正常的活动水平，同时尽可能减少急性发作、肺功能不可逆损害和药物相关不良反应的风险。经过适当的治疗和管理，绝大多数哮喘患者能够达到这一目标。但研究尚发现，我国26.22%的哮喘患者存在气流受限，该比例显著高于高收入水平国家，这与哮喘治疗不当所致相关[5]。

传统哮喘治疗药物分为控制药物和缓解药物两类，前者是需要长期使用的维持药物，后者主要为急救药物，可以快速解除支气管痉挛。按照作用机制来划分，前者主要以抗炎和免疫抑制作用为主，后者主要作用机制为舒张支气管。近几年针对哮喘异质性的研究成为学界热点，哮喘的靶向药物治疗成为针对常规治疗无效的一种挽救性治疗手段。

三、中医学的认识

（一）历史源流

传统中医对哮喘的认识从春秋战国时期就已经有了记载，元代朱丹溪首创哮喘病名，并阐明病理因素为"专注于痰",提出"未发以扶正为先,既发以攻邪气为急"的治疗原则。伏痰为夙根已为广大医家所认可,同时中医对哮喘之瘀血认识也由来已久,清代唐容川认为"人身之气道不可阻滞,内有瘀血气道阻塞不得升降"而致喘,另外又在《血证论•瘀血》中指出了"瘀血乘肺,咳逆喘促"瘀血致喘的病机,同时随着现代临床观察和研究的进展,瘀血致喘逐渐引起人们的重视,目前认为痰瘀互结为哮喘反复发作、缠绵难愈的最主要病理因素。

（二）病因病机的认识

中医认为,哮喘发生的发病基础为宿痰伏肺。伏痰主要由于脏腑功能失调,肺不能布散津液,脾不能运化精微,肾不能蒸化水液,以致津液凝聚成痰,伏藏于肺,成为发病的"夙根"。每因外感、饮食、情志、劳倦等诱因引动而触发,致痰阻气道,肺气上逆,气道挛急。

（三）治疗的认识

流行病学调查结果显示:我国城区哮喘患者的症状控制率只有 28.5%,但我国边远地区和基层医院的哮喘患者控制率估计达不到这样的水平,总体控制水平尚不理想[6]。中成药在改善临床症状、减少急性发作、改善肺功能方面有一定优势,且具有远期疗效好、不良反应少的特点[6-8]。

中医治疗早在《金匮要略•痰饮咳嗽病脉证并治》中已提及,其云"病痰饮者,当以温药和之",故后世将温法作为痰饮病的治疗大法。"温药"主要指的就是辛温、苦温、甘温之药。辛温的药物能行、能散;苦温药物有燥脾土的作用;甘温药物能够补脾肾之阳气。"和"就是调和,主要指的就是温药不能太过、太燥,避免伤正。根据中医"饮为阴邪,得温则行,得寒则聚"的原理,治疗痰饮的时候需要用温药来达到振奋阳气的目的。

中医除了传统的中药内服治疗哮喘外,还有穴位贴敷、埋线、针刺、电针、热敏灸等治疗手段辅助治疗。如临床工作中,针对哮喘缓解期于三伏天进行穴位贴敷辅助治疗取得一定疗效,部分患者急性发作频率减少、缓解期延长,咳嗽、气喘症状减轻。

四、赵莉娟教授心得

赵莉娟教授根据多年的临床经验结合中医理论,认为本病病因较为复杂,气候变化、感受外邪是哮喘的重要诱因。本病起病在肺,继则脾,日久及肾,同时在其发生发展过程中痰瘀互结为主要的致病因素或加重因素。故治疗哮喘除了大家公认的"病痰饮者当以温药和之"的治法外,赵莉娟教授还从肺脾肾等诸方面着手,哮喘初期祛邪宣肺为先,以祛邪为主,忌苦寒收敛,使外邪得散,肺气得宣,而哮喘自止。哮喘顽疾则以化痰健脾、活血化瘀为要。哮喘日久气阴两虚宜益气养阴。活血化瘀贯穿于本病治疗始终。同时在治疗中注意以下几点。

（一）哮喘初期宜注意祛邪宣肺

哮喘的发病病因较为复杂,天气变化、感受外邪是哮喘的重要诱因。风为六淫之首,善行数变,多于气候突变、冷热失常之时,从口鼻、皮毛侵入机体,首先犯肺。肺主呼吸、司气道,喉为其系,开窍于鼻,外合皮毛,因此哮喘初发可出现上焦肺系及卫表症状。《素问•阴阳应象大论》中有文:"……邪风之至,疾如风雨。故善治者治皮毛,其次治肌肤,其次治筋脉，其次治六腑，其次治五脏。"揭示了疏风祛邪、宣肺平喘治疗本病的重大意义。赵莉娟教授根据"肺主宣发和肃降"的理论来指导临床，认为哮喘初发要紧抓"宣降"二字，治疗时立足"宣"字，宣发肺气，以祛邪为主，药不宜静，忌苦寒收敛，使外邪得散，肺气得宣，而哮喘自止。

（二）哮喘顽痰以健脾化痰为主

哮喘日久，顽疾难治，脾主湿，肾主水液蒸腾气化。若脾胃运化失司，水湿内停，聚湿生痰，"脾为生痰之源，肺为贮痰之器"，肾精亏虚，则水液蒸腾气化失司，痰恋不化，久留不去，遂成哮喘的夙根，一经外邪诱发则痰随气动，聚于肺系，发为哮喘。由此可见，哮喘的主要原因是"伏痰"遇感引触，临床表现除呼吸急促外，其特征为喉间痰鸣、胸闷、咳痰不爽等，复发必有诱因，每因感受外邪而触动内饮，痰阻气道，从而因痰而咳，因咳而喘，故健脾化痰，杜绝生痰之源是哮喘的重要治疗原则，故健脾化痰治疗应贯穿于哮病的治疗过程中。

（三）哮喘日久以补肾纳气为本

哮喘的发生和发展主要是由于伏痰的存在，其形成与脾肾不足有关。正气不足为病之本，宿痰内伏为病之根，外邪为诱发之因，气闭喘鸣为病之标。赵莉娟教授认为，无论是寒性哮喘还是热性哮喘，如果病情反复发作，势必引起肺气耗散，伤及于肾。肾乃先天之本，肾虚则脾气不振，痰湿更盛，久之则致命门火衰，不能温煦和气化水液，聚而为饮，痰饮一旦形成则极难祛除，如遇外邪内外相合，一方面使原有症状加重，另一方面又导致机体正气进一步受损，正气虚损，抵抗力减弱，不能御防，又极易感邪，于是形成恶性循环。正如《类证治裁》中所言："肺为气之主，肾为气之根，肺主出气，肾主纳气，阴阳相交，呼吸乃和。"若人体肾气不足则摄纳失司是导致哮喘的一个重要方面，所以在治疗时应视病情选用补肾纳气治法，使肾气充则水火相济，肺脾肾三脏功能恢复正常，哮喘可获得远期疗效，对哮喘治疗的进展有着重要意义。

（四）哮喘日久，从瘀论治

久哮者可见血瘀证，哮喘日久不愈，由浅入深，影响营血运行，而致瘀血。中医认为哮喘反复发作，久治不愈，则"久病必有瘀"，叶天士云："初病在气，久病在血。"血行有赖于肺气输布与调节，肺朝百脉，肺气的宣散和肃降使全身血液通过百脉汇聚于肺，将血液通过百脉输送到全身。久咳则肺气失其肃降功能，影响行血功能，导致血瘀。另外，肺有肃静、洁净作用，但肺的呼吸功能须在肺络通畅时才能进行，若痰浊阻塞肺络，或痰液未清，久而亦可致瘀。赵莉娟教授在治疗哮喘时，常加入活血化瘀类药物，如丹参、桃仁、延胡索、僵蚕、地龙等。其义一为引痰外排，使痰有出路；二则防痰成瘀，体现了中医的"未病先防、既病防变"的"治未病"思想。此外，在运用活血化瘀药物时均以宣肺、清肺、泻肺等为前提，亦在佐助祛邪，并缓解肺络瘀滞等症状。

现代研究证明，活血化瘀药物大多数具有扩血管，改善微循环障碍，提高携氧能力等作用，对于哮喘患者有明显的临床疗效。杨继兵等认为活血化瘀药具有促进炎症吸收、改善血液循环、抗过敏及解除支气管平滑肌痉挛的作用。陈志康认为在哮喘发作期和缓解期均存在瘀血征象。而活血化瘀药如当归、丹参等，活血化瘀的同时，还可以增强免疫力，进而减少哮喘复发，提高和巩固疗效，赵莉娟教授在临床治疗中针对久哮患者，常加入活血化瘀之类药物，多视病情轻重缓急而加减药物。一般初病瘀浅可单用丹参、川芎、当归等；病久瘀重可联合用药或加桃仁、红花、地龙、䗪虫，甚至可加三棱、莪术等破血逐瘀。

（五）整体辨证，注重预防

哮喘是属于过敏性疾病的一种，尽早判断和识别早发过敏性哮喘的危险因素，准确界定高危人群，是制定有效预防策略的前提。故避免诱发因素是其中重要的一个因素，包括饮食、气候、花草等致病因素，有明确病因的应尽早避免接触变应原，以免导致诱发哮喘。

哮喘反复发作，日久肺脾肾虚，根据中医治未病的理论，未发以扶正为先，治疗给予扶正固本药物。同时中医冬病夏治，三伏贴的贴敷原理是在夏季三伏日自然界阳气最旺盛的时候，根据中医"天人相应"的观点，此时人体的阳气和经络气血流注也最旺盛，此时采用生姜、白芥子等辛温的药物，贴在疾病相应的穴位上，两阳相合，能够很好地治疗一些反复发作及过敏性的疾病，以祛病保健。常选用的穴位有天突、大椎、肺俞、脾俞、定喘、膈俞、肾俞、膻中等，随症加减。

五、医案精选

赵莉娟教授从事临床 30 余年，在治疗哮喘时善用并灵活运用经方、辨证论治，不仅从肺脏本身论治，还善于采用健脾化痰、补肾纳气、活血化瘀等多种治法，临床疗效显著，笔者有幸随诊多年，现将赵莉娟教授临证之时从肺、脾、肾及活血化瘀等方面论治哮喘的学术思想通过具体病例来举例介绍。

医案1

杨某，男，30 岁，间断咳嗽 2 年。近 2 年间断咳嗽，每年咳嗽 2～3 次，每次咳嗽时间持续 1～2 个月，平素易出汗。1 周前开始咳嗽，咳嗽较甚，晨起及睡前咳嗽明显，咳痰不出，咽痒，咽干，左上肢疼痛，活动受限，纳食及睡眠尚可，二便正常，精神倦怠。否认过敏史。舌质淡，苔厚腻，脉滑。今于外院行肺功能检查示支气管激发试验阳性。

初步诊断 西医诊断：咳嗽变异性哮喘。中医诊断：咳嗽。辨证：风痰犯肺证。治法：祛风化痰，宣肺止咳。

处方：麻黄 9g，防风 10g，苏叶 10g，羌活 10g，茯苓 15g，荆芥穗 10g，北柴胡 10g，麸炒枳壳 20g，桔梗 6g，川芎 10g，紫苏叶 15g，姜半夏 10g，郁金 10g，栀子 15g，白芍 15g，蒲公英 15g，淡竹叶 10g，白术 10g，玄参 20g，生地黄 20g，甘草 6g，僵蚕 12g，地龙 6g。

7 剂，水煎服，每日 1 剂，早晚分服。

二诊 患者咳嗽次数减少，仍感咽部干痒，咳痰少许，较前易咳出，左上肢疼痛明显减轻。前方基础上去羌活、北柴胡、白芍，麸炒枳壳、茯苓减量为 12g，地龙减量为 3g，玄参、生地黄减量为 15g。嘱其继续服上方 7 剂以巩固治疗，后余症自除。

【按语】 本患者根据主症辨病为咳嗽，结合其他症状及舌脉辨证为风痰犯肺，同时根据病例特点属于西医咳嗽变异性哮喘。根据哮喘初期宜祛风解痉为主的治则，同时患者还有左上肢的痹证，故方药以祛风化痰、通络止痛为法，以麻黄、麸炒枳壳、紫苏叶祛风解痉、宣肺止咳为君药；以防风祛风解表；僵蚕、地龙等虫类药擅长走窜入络，祛肺经伏邪，增强平喘降逆之功效；羌活治疗上半身疼痛；荆芥穗祛风解表；配北柴胡、栀子、淡竹叶治疗风热表证；肺失宣发肃降加桔梗；以茯苓、姜半夏健脾化痰祛湿；以白芍酸甘健脾、缓急止痛；生地黄、玄参滋阴润肺以防过燥伤肺阴；郁金、川芎活血化瘀；甘草调和诸药。二诊患者痹证症状明显减轻，故去羌活、北柴胡、白芍，咳嗽次数明显减少，故将麸炒枳壳、茯苓、玄参、地龙等药物减量。诸药起到祛风解痉平喘的作用。同时以防宣肺伤阴，继续给予生地黄、玄参润肺生津。

风邪致病者，为痰伏于肺，外感风邪触发，具有起病多快、病情多变等风邪"善行而数变"的特性，治则遵行急则治其标，给予祛风解痉法。针对哮喘急性发作期表现为"风盛痰阻、气道挛急"的病机所设，药用麻黄、苏叶、防风祛风解痉平喘。僵蚕、地龙虫类药擅长走窜入络，祛肺经伏邪，增强平喘降逆之功效，且现代研究显示虫类药具有抗过敏、调节免疫功能作用，对缓解支气管痉挛、改善缺氧现象均有显著疗效。

咳嗽变异性哮喘（cough variant asthma，CVA）是多因素协同作用所致，本病原因复杂，多认为与气候变化、冷空气刺激、运动、油烟刺激、感染甚至情志改变等因素诱发相关[9]。此外，自身免疫功能缺陷也是 CVA 主要病因。数据显示[10]，CVA 多有家族史或明确过敏史，过敏性鼻炎及湿疹等疾患常伴见于本病，特异性 IgE 介导的变态反应是本病的特征。儿童和青少年是本病发病的主要群体，此类人群先天遗传缺陷，后天环境不当，共同形成 CVA 病变。故中医治疗本病时，祛风宣肺同时要辅以健脾化痰或补肾纳气。本患者在祛风解表的同时加用茯苓、半夏、白术等药物辅以健脾化痰之功效，辅以生地黄、玄参补肾养阴生津。

医案 2

曹某，女，55 岁，哮喘病史 30 余年，每年于冬春季节易发作，轻则喷用沙丁胺醇气雾剂 2～3 次可缓解，重则住院治疗方可缓解。近 1 周咳嗽阵作，有痰不易咳出，咳出少许白沫痰，喉中偶闻及喘鸣音，胸闷，易出汗，口不渴，畏寒，大便时干时稀。既往有糖尿病病史多年，血糖控制尚可。舌淡苔白滑，脉弦滑。

初步诊断　西医诊断：支气管哮喘急性发作。中医诊断：哮病。辨证：寒饮内停。治法：温肺散寒，化痰平喘。

方选：射干麻黄汤加减。射干 10g，炙麻黄 15g，干姜 10g，细辛 3g，款冬花 10g，紫菀 12g，法半夏 9g，五味子 10g，甘草 6g，桔梗 15g，苦杏仁 10g。

7 剂，水煎，每日 1 剂，早晚分服。

【按语】患者哮喘病史多年，日久肺脾肾虚，痰饮内停，寒痰伏肺，冬春季节易发作，此次遇感触发，痰升气阻，以致呼吸急促而哮鸣有声。肺气闭阻，不得宣畅，则见胸闷，咳嗽而咳痰量少。病因于寒，内无郁热，故口不渴。外寒引动内饮，故天冷或受寒易发作咳嗽。舌苔白滑，脉弦，皆为寒盛之象。治疗以温肺散寒，化痰平喘为法，方药以射干麻黄汤加减。射干麻黄汤原方为生姜，考虑患者咳少许白沫痰，出汗，寒象较重，将生姜改为干姜达到温中散寒、温肺化饮之功效；且干姜与细辛配用，取小青龙汤之意，加强温肺化饮的功效。患者诉胸闷，大便时干时稀，考虑肺气不畅，"肺与大肠相表里"，给予桔梗、苦杏仁宣肺降气，辅以润肠通便；诸药相合，共奏温肺散寒、化痰平喘功效。

在本案治疗中，赵莉娟教授引用清初名医李用粹之说："内有壅塞之气，外有非时之感，膈有胶固之痰，三者相合，闭拒气道，搏结有声，发为哮病。"故当遵"急则治其标，缓则治其本"的原则治疗。本病例为急性发作期，属寒哮证，故用射干麻黄汤加减，即祛其邪而应。射干麻黄汤首见于《金匮要略》，其论述曰"咳而上气，喉中水鸡声，射干麻黄汤主之"。《本草正义》云："麻黄轻清上浮，专疏肺郁，宣泄气机，是治外感第一要药……虽曰解表，实为开肺；虽曰散寒，实为泄邪。"《丹溪心法》认为"哮喘必用薄滋味，专主于痰"，认为治疗哮病发作期以治"痰"为关键，《景岳全书》认为"治风寒实喘，当以温散"，因此治疗寒哮急性期应以温药散寒治痰为大法。"咳而上气，喉中水鸡声，射干麻黄汤主之"，认为射干麻黄汤治疗咳嗽与气逆而喘，喉中水鸡声为主的病证。而现代医学中哮喘（寒证）急性期发作以咳嗽、气逆、胸闷、恶寒、喉中哮鸣声等为主要临床表现，二者主治症状相似，因此采用射干麻黄汤治疗寒哮急性期必然取得良好的疗效。

单味药研究：射干味苦，性寒，归肝、肺经，具有清热解毒，消痰利咽之功效，首载于《神农本草经》，其云"治咳逆上气，喉痹咽喉痛不得消息"，认为射干具有治疗咳逆上气、咽喉疼痛、言语不利的作用。临床主要应用于呼吸系统疾病之痰浊壅盛者。麻黄苦辛温，入肺、膀胱经，为发汗、利水、平喘之要药，为防发汗力过，古代医家用药忌量过大，并有麻黄不过钱之说。张锡纯认为"麻黄用量，宜分地之寒热，而斟酌定量"。

医案 3

李某，女，52 岁，哮喘病史多年。未规律用药，遇天气变化即感气喘明显，自行喷用沙丁胺醇气雾剂多可改善。1 个月前出现晨起打喷嚏，自行服用感冒药物后，晨起偶有喷嚏流清涕，咳嗽，咳痰，痰多色白，活动后气短，偶可闻及喘鸣音，易感疲乏，大便时干时稀，平素饮食不合适即感胃脘部胀闷不适，无反酸呕吐，精神倦怠，活动后气短。舌质偏暗，苔白，脉沉细，舌下脉络紫暗迂曲。

初步诊断　西医诊断：支气管哮喘。中医诊断：哮病。辨证：肺脾两虚，痰瘀互结。治法：补肺健脾，化痰活血。

方选：生脉散合六君子汤加减。党参 20g，黄芪 20g，麦冬 15g，五味子 12g，白术 12g，茯苓 12g，陈皮 12g，法半夏 9g，苍耳子 9g，甘草 6g，川芎 9g，丹参 9g。

7 剂，水煎，每日 1 剂，早晚分服。

二诊　服上药后感精神状态改善，疲乏症状减轻，活动后感气短较前减轻，近 3 日大便成形，未见打喷嚏流鼻涕，余症同前。调整方药，在上方基础上，党参、黄芪减量为 15g，去苍耳子，余药不变，嘱其继续服药 7 剂，后诸症自除。

【按语】患者肺气阴两伤，日久导致脾虚，脾气虚健运失司，痰湿内生，日久痰瘀互结。辨证为肺脾两虚，痰瘀互结，故给予生脉散合六君子汤加减。方中黄芪、党参、麦冬合用益气养阴；五味子酸温，敛肺止咳，生津止渴；茯苓、白术健脾化痰；法半夏辛温而燥，为化湿痰之要药；陈皮既可调理气机，还能燥湿化痰以消湿聚之痰，所谓"气顺而痰消"；苍耳子发散风寒，祛湿；丹参、川芎活血化瘀，以助气行痰化。二诊时患者气虚症状有改善，无打喷嚏流鼻涕，故将益气药黄芪、党参减量，去苍耳子。

生脉散原方为人参、麦冬、五味子。人参甘温，益元气，补肺气，生津液，是为君药。麦冬甘寒养阴清热，润肺生津，用以为臣。人参、麦冬合用，则益气养阴之功益彰。五味子酸温，敛肺止汗，生津止渴。三药合用，一补一润一收使气复津生，汗止阴存，气充脉复生，故名"生脉"。《医方集解》说："人有将死脉绝者，服此能复生之，其功甚大。"至于久咳肺伤，气阴两虚者证，取其益气养阴，敛肺止咳，令气阴两复，肺润津生。本病例患者除了肺气阴两伤外，日久导致脾虚，脾气虚健运失司，痰湿内生，故见纳食不适，胃脘部胀闷，大便不调，故加六君子汤健脾化痰。六君子汤以四君子汤加陈皮、半夏而成，以益气健脾之品配伍燥湿化痰之药，补泻兼施，标本兼治。两方中均有人参，因人参大补元气，为大补之药，多用于元气虚弱明显者或病重危及生命之时，本患者虽为肺脾气阴两伤患者，但病情不致危急，党参补益肺脾，滋阴润肺，其价格较便宜，故赵莉娟教授在临床治疗此类疾病时，多用党参代替人参。

患者久病入络，瘀血阻滞肺络运行不畅，或痰浊阻塞肺络，久而致瘀。现代医学认为哮喘患者的气道变应性炎症的本质是气道瘀血，故采用活血化瘀、理气除痰的方法，改善气道血流，减轻气道瘀血，降低气道高反应性。川芎、丹参等活血化瘀药具有改善血液循环，有利于炎症的吸收及抗过敏和解除支气管平滑肌痉挛的作用。加用川芎、丹参等药活血化瘀，以助气行痰化。

痰瘀胶结是哮喘反复难愈的根本原因，痰瘀为阴邪，制之以动，必要时可选辛温理气之橘红、桔梗、白前与浙贝母、天竺黄等化痰之品同用，使痰瘀消融。

医案 4

黄某，女，32 岁，10 年前搬家后出现哮喘，后经外院检查诊断为支气管哮喘，住院后给予对症治疗，于冬春季节易复发，但均门诊用药治疗，三伏天在我院进行穴位贴敷，连续贴敷 4 年，于天气变化时注意保暖，近两年未见明显复发。两天前劳累后突然出现呼吸急促，喉中哮鸣有声，痰黄稠难咳出，汗出口渴，舌红苔黄腻，昨日至今大便未解，平素大便偏干，脉滑数。

初步诊断 西医诊断：支气管哮喘急性发作。中医诊断：哮病。辨证：痰热壅肺；治法：清热化痰，泻肺平喘。

方选：定喘汤加减。白果 9g，炙麻黄 6g，款冬花 9g，法半夏 9g，桑白皮 12g，葶苈子 9g，黄芩 6g，知母 12g，鱼腥草 9g，浙贝母 12g，桃仁 6g，地龙 6g，甘草 6g。

7 剂，水煎，每日 1 剂，早晚分服。

【按语】本病例发病机理系肺气壅塞所致，而肺气壅塞又由"痰瘀伏肺"而成。痰瘀的产生和气机不利互为因果，肺气不利则不能布津行血，津停血滞而成痰瘀，痰瘀伏肺则加重肺气之滞，本病例内有伏痰，遇邪引触，痰热壅肺，肺气壅实，痰鸣息涌，不得平卧故发为哮病。方中以炙麻黄开宣肺气以除壅塞；桑白皮清泻肺火；葶苈子、地龙泻肺平喘、解痉通络；肺热壅盛，咳痰稠黄，加浙贝母、鱼腥草以达清肺化痰之效；热盛伤阴，气急难续，口渴，舌红，苔黄腻，脉滑数，加用知母以养阴清热化痰；桃仁、地龙合用活血通络，润肠平喘。诸药合用共奏清热化痰、泻肺平喘、活血化瘀之功效。

通过医案分析体会到：定喘汤方中麻黄宣肺平喘，白果敛肺定喘，两药一宣一敛共为君药，既可加强平喘之功，又可防麻黄耗散肺气。本病例发作时未见明显表证，故将麻黄减量，以宣肺定喘为主。痰多难咳出，故加浙贝母以助清热化痰之效。肺热较重，体现在汗出口渴，喉中哮鸣有声，痰黄，脉滑数表现为肺热痰热之象明显，故加用鱼腥草清肺排痰。同时加用桃仁、地龙活血通络平喘。

赵莉娟教授根据多年的临床经验结合相关中医理论，认为哮喘的发病机理系肺气壅塞所致，而肺气壅塞又由"痰瘀伏肺"而成，二者互为因果，痰瘀气滞是哮喘的主要病理基础。哮喘患者病史较长，多存在血瘀之象，如唐容川在《血证论·瘀血篇》中说："瘀血乘肺，咳逆喘促。"现代研究认为，活血化瘀药在活血化瘀的同时，还可以增强免疫，进而减少哮喘复发，提高和巩固疗效。地龙为中医常用活血通络药，历代古籍已明确记载其具有止咳平喘、祛瘀通络、清热化痰等多种功效。药理研究表明地龙具有抗炎、抗菌、抗病毒、抗肿瘤、抗纤维化等多种药理活性。地龙性味咸寒，归肝、肺、膀胱经，具有清热祛风、通络平喘的功效，对哮喘[11]和慢阻肺等[12]呼吸系统疾病有显著的改善及治疗作用。气道重构是支气管哮喘的核心发病特征，地龙中琥珀酸与次黄嘌呤等成分具有抗炎、促纤溶和抗组胺活性，对哮喘起到防治和逆转的作用[13]。桃仁有活血祛瘀，润肠通便，止咳平喘的功效。现代药理研究表明，桃仁具有明显的抗凝血、抑制血小板聚集与改善血液流变学作用[14-16]，本患者平素大便干，目前哮喘发作，故用此药既止咳平喘，又活血润肠。

（路燕琴）

参 考 文 献

[1]Masoli M, Fabian D, Holt S, et al. The global burden of asthma: executive summary of the GINA Dissemination Committee report [J]. Allergy, 2004, 59 (5): 469-478.

[2]葛均波. 内科学 [M]. 9版. 北京: 人民卫生出版社, 28.

[3]Mauer Y, Taliercio R M. Managing adult asthma: the 2019 GINA guidelines [J]. Cleve Clin J Med, 2020, 87 (9): 569-575.

[4]张伯礼, 吴勉华. 中医内科学 [M]. 北京: 中国中医药出版社, 2017.

[5]Huang K, Yang T, Xu J, et al. Prevalence, risk factors, and management of asthma in China: a national cross-sectional study [J]. Lancet, 2019, 394 (10196): 407-418.

[6]苗青, 王冰, 张洪春. 近十年中医药治疗肺系疾病临床试验注册研究概况 [J]. 中医杂志, 2021, 62 (22): 1933-1939.

[7]王保芹, 李泽庚. 中医药治疗支气管哮喘实验研究进展[J]. 中医药临床杂志, 2021, 33 (11): 2251-2254.

[8]包海鹏, 史琦, 阎玥, 等. 支气管哮喘的干预现状研究与展望 [J]. 中华中医药学刊, 2020, 38 (11): 164-166.

[9]朱元记, 罗伟冰, 彭迎. 咳嗽变异性哮喘在不明原因慢性咳嗽中的患病率及相关因素分析 [J]. 中国临床研究, 2012, 25 (7): 658-659.

[10]林芳辉, 梁锋, 韩景辉, 等. 咳嗽变异性哮喘儿童检测血清总 IgE 含量及过敏原特异性 IgE 的临床意义 [J]. 现代预防医学, 2012, 39 (3): 583-585.

[11]李为民, 罗汶鑫. 我国慢性呼吸系统疾病的防治现状 [J]. 西部医学, 2020, 32 (1): 1-4.

[12]张晶, 李明, 姜彩霞, 等. 地龙饮子加味治疗慢性阻塞性肺疾病临床观察 [J]. 临床医药文献电子杂志, 2016, 3 (20): 4109-4112.

[13]张秋凤, 李薇, 吴晓东. 气道重构的发病机制与地龙的药理作用[J]. 医学综述, 2018, 24(6): 1115-1120.

[14]裴瑾, 颜永刚, 万德光, 等. 桃仁油对动物血液流变学及微循环的影响 [J]. 中成药, 2011, 33 (4): 587-589.

[15]金松今, 张红英, 朴惠顺, 等. 桃仁乙醇提取物对小鼠出血时间和凝血时间的影响 [J]. 延边大学医学学报, 2010, 33 (2): 98-99.

[16]以敏, 邓家刚, 郝二伟, 等. 桃仁提取物对不同病因所致大鼠血液循环障碍的影响 [J]. 中草药, 2013, 44 (7): 858-862.

第五章　经典方剂应用心得

第一节　银翘散的应用

银翘散出自《温病条辨》，是论治温病第一方，是根据叶天士"在表初用辛凉轻剂"的理论，仿照《伤寒论》麻黄汤、桂枝汤而制定的。其在《温病条辨》中的地位犹如《伤寒论》的桂枝汤。

银翘散是吴鞠通为治疗温病初起，邪在上焦所设，具有辛凉解表、清热解毒之效。用于感受风热之邪或者温病初起，出现发热、无汗，或者汗出不畅，微恶风寒，伴头痛、口渴、咳嗽、咽痛等病证，舌尖红，苔白或是薄黄，脉浮而数，常见疾病如西医的急性支气管炎、肺炎、流行性感冒、百日咳、腮腺炎、麻疹、水痘、急性喉头炎等属外感温邪，有肺卫证者。

银翘散是由金银花、连翘、竹叶、荆芥、牛蒡子、桔梗、芦根、薄荷、淡豆豉、甘草组成。方中重用金银花甘寒芳香，清热解毒，辟秽祛浊；连翘苦寒，清热解毒，轻宣透表，共为君药。薄荷辛凉，发汗解肌，祛风热而清头目；荆芥、淡豆豉虽属辛温之品，但温而不燥，与薄荷相配，辛散表邪，共为臣药。牛蒡子、桔梗、甘草宣肺祛痰，解毒利咽；竹叶、芦根甘寒轻清，透热生津，均为佐药。甘草并能调和诸药。共奏疏透（疏散透邪）、宣肺、利咽、清解、生津、导热六大功效。

本方配伍特点：①在辛凉甘寒之中配伍少量辛温药（荆芥穗既入气分，又走血分，善疏散风毒；淡豆豉辛苦微温），既有利于透邪，又不违辛凉之旨。用银翘散取效的关键即在于荆芥、淡豆豉这两味辛温药的运用，忽视这两味药，是造成用银翘散而不能取效的重要原因。②金银花、连翘甘寒清热解毒与疏散风邪相配，具有外散风热、内清热毒之功，构成疏清兼顾，以疏为主之剂。③桔梗、牛蒡子宣达肺气，桔梗、甘草合牛蒡子、薄荷开音利咽。④芦根甘寒清热，生津护阴。⑤本方在辛凉疏透宣散的同时，配用了渗湿导热的竹叶，清热利尿，导热下行。

一、临床应用举隅

（一）上呼吸道感染

王某，男，16岁。患者近1周咳嗽、打喷嚏、流涕，3天前出现咽喉肿痛，昨晚起发热，体温38.6℃，大便2天未解，小便黄，舌边尖红，苔薄白而干，脉象浮数。查体：咽后壁红，扁桃体肿大，有脓点。

辨证：风热袭肺，郁阻咽喉。治法：辛凉解表，清热解毒。

方选：银翘散加减。金银花10g，连翘10g，荆芥10g，牛蒡子10g，玄参20g，生地黄20g，桔梗5g，竹叶10g，芦根10g，柴胡10g，黄芩15g，牡丹皮10g，蒲公英15g，桃仁

10g，杏仁 10g，延胡索 15g，第 1 剂后微汗而热减，咽喉肿痛明显减轻，但仍咳嗽。第 2 剂热全退。

【按语】本例系风热之邪侵袭肺卫，肺卫失宣，故发热、咳嗽、打喷嚏；根据《黄帝内经》"风淫于内，治以辛凉"的治疗原则，治以辛凉解表，从而使外邪得清，肺气得平；郁阻咽喉，在银翘散中加玄参、生地黄、牡丹皮开结利咽；发热加柴胡、黄芩清热泻火解毒；加活血之桃仁，加强清热凉血解毒药之作用；玄参、生地黄、牡丹皮清营凉血，预防耗伤阴血。

临床运用时应当随症加减，通常高热加青蒿、黄芩；夹惊者酌加蝉蜕、钩藤、地龙；口渴甚者加天花粉；烦渴汗出者加石膏、知母；咽喉肿痛者酌加马勃、射干、玄参、板蓝根；颌下、耳后及枕部瘰核（淋巴结）肿大者加僵蚕、浙贝母、夏枯草；咳甚者去牛蒡子、竹叶，加杏仁、黄芩、瓜蒌壳、前胡、射干、枇杷叶；唇红、出疹者加生地黄、牡丹皮、大青叶、玄参；鼻衄者去荆芥穗、桔梗，加栀子炭、白茅根、侧柏炭；苔白厚腻者加滑石；呕恶胸闷者加藿香、郁金；伴下肢关节疼痛者加姜黄、海桐皮；兼夹食滞者加山楂、神曲；大便秘结、脐气不通者加大黄通腑泄热。

（二）泌尿系感染

赵某，女，41 岁。小便热痛急数 2 天。患者于 2 天前突然出现小便热痛急数，曾在其他医院检查尿常规提示白细胞阳性。就诊时尿频、尿急、尿痛，尿灼热感，尿色茶红，畏寒发热，体温 38.5℃，伴腰痛身痛，大便秘结，舌质红，舌苔黄腻，脉浮滑数。

辨证：湿热下注。治法：清热解表，利湿通淋。

方选：银翘散合八正散加减。金银花 15g，连翘 10g，荆芥 10g，通草 5g，淡竹叶 6g，玄参 20g，生地黄 20g，白茅根 15g，栀子 6g，甘草 6g，小蓟 15g，大黄 6g，车前子 15g，萹蓄 10g，瞿麦 10g，滑石 10g。服药 1 剂，小便热痛减轻，再进 6 剂，尿痛基本消失，小便次数减少，已无灼热感，尿色转清，体温正常，再服药 7 剂，诸症基本缓解，复查小便常规白细胞转阴。

【按语】泌尿系感染是一类因病原体侵犯泌尿系所引起的，以尿频、尿急、尿痛、血尿、小腹胀、腰痛、发热为主要表现的泌尿系统疾病。临床上常见湿热蕴结下焦，尿路络损血溢证，其治疗从湿热入手。此案乃湿热蕴积，熏蒸下焦所致。表解则热退，湿清则淋止。其治用小蓟、生地黄、白茅根、玄参清热凉血止血，通草、淡竹叶有利尿导热之功，湿热清则淋痛解，血热清则尿血止。

（三）肺部感染

黄某，男，35 岁，患者 2 天前出现发热、恶寒、咳嗽，咯吐黑色痰涎，右下胸部疼痛，时有鼻衄。查体：体温 39.1℃，咽部充血，右下胸背部可闻及少许湿啰音。血常规：白细胞计数 $18.0×10^9/L$，中性粒细胞百分比 87%，淋巴细胞计数 $0.1×10^9/L$，单核细胞计数 $0.3×10^9/L$。西医诊断为右下肺大叶性肺炎，曾用抗生素等治疗两天，疗效不显，故来中医科就诊。诊见：恶寒发热，头痛有汗，伴咳嗽，痰中带血，量不多，右季肋疼痛，咳则加重，口渴喜饮，舌质红，苔薄白，脉象浮数。

辨证：风温犯肺，肺失宣降。治法：辛凉解表，化痰清肺。

方选：银翘散加减。金银花 9g，杏仁 9g，桔梗 10g，连翘 9g，黄芩 15g，桑白皮 15g，金荞麦根 15g，生地黄 20g，玄参 20g，牡丹皮 10g，川芎 10g，桃仁 9g，葛根 15g，冬瓜子 15g，生薏苡仁 15g，牡丹皮 9g，仙鹤草 9g，甘草 6g。

二诊 服药 7 剂后表解热退，咳嗽胸痛亦减，痰中已无血，脉转和缓，苔薄白，尚口渴，午后尚有低热，血常规提示白细胞计数 5.6×10^9/L，治依原方加桑叶 9g，麦冬 10g，继服 7 剂，临床症状皆除。

【按语】据患者恶寒发热，头痛有汗，咳嗽，舌质红，苔薄白，脉象浮数，辨证为风热犯肺，肺失宣降，治疗以银翘散加减。在本方加减中，有两点需要重视：一是加玄参，玄参苦甘咸寒，具有凉血、解毒、散结、滋阴等作用，该药与清热解毒药配合能治疗血热发斑、疔肿等。二是加苇茎汤和桔梗汤加强化痰排痰作用。重用黄芩、桑白皮、金荞麦根等清热解毒药，以及葛根清热生津护阴之药。

（四）过敏性鼻炎

韩某，男，29 岁，近 3 年易在整理被褥或衣物、接触宠物、嗅到霉味时阵发性鼻痒、喷嚏、清水样鼻涕，严重时嗅觉减退。诊断为过敏性鼻炎。曾间断用喷雾剂、滴鼻剂等治疗无效。1 周前，由于过度劳累加之饮食不慎，喷嚏频繁、鼻痒鼻塞加重、鼻涕时清时浊，伴咽干、胸闷、咳嗽、眼痒流泪、睡眠差，醒后头痛，查鼻黏膜充血，舌苔薄黄，脉弦。

辨证：肺脾气虚，痰瘀阻滞为本，外邪入里化热，引动肺胃内热为标。

方选：银翘散加减。金银花 15g，连翘 15g，荆芥 10g，牛蒡子 10g，桔梗 10g，丹参 15g，川芎 10g，白芷 6g，辛夷 10g，竹叶 10g，苍耳子 6g，黄芪 15g，鱼腥草 15g，败酱草 15g，藿香 15g，蝉衣 10g，诃子 6g，桑白皮 10g。

二诊 鼻痒减轻，喷嚏相应减少，偶有咽干，但对寒冷刺激敏感，舌淡红，苔薄白，脉实。查鼻腔（-）。治疗银翘散合玉屏风散加减：金银花 15g，连翘 15g，荆芥 10g，牛蒡子 10g，桔梗 10g，丹参 15g，川芎 10g，白芷 6g，辛夷 10g，竹叶 10g，苍耳子 6g，黄芪 15g，白术 10g，防风 10g，茯苓 15g，五味子 6g，细辛 3g，甘草 6g。

三诊 鼻痒鼻塞已缓解，嚏也因之而辍歇，胸闷、咳嗽消失，睡眠质量改善，晨起无头痛，舌质淡红，苔薄白，脉实。改用固本治疗：黄芪 15g，太子参 15g，白术 10g，茯苓 15g，山药 15g，百合 10g，蝉衣 10g，桃仁 10g，乌梅 10g，白芍 15g，银柴胡 10g，五味子 6g，甘草 6g。

【按语】中医将过敏性鼻炎归于"鼻鼽"范畴，症状十分顽固，其基本病机为脾肺气虚，痰瘀阻滞鼻络。发作的诱因往往是外邪内袭，鼻为肺窍，极易受之。邪之寒热需要辨证，其中观察鼻黏膜颜色是关键。

在辨证选方的同时，适当加入一两味具有抗过敏作用的中药，如黄芪、白术、防风（玉屏风散），或银柴胡、五味子、乌梅（脱敏煎），或蝉衣、荆芥、徐长卿、干地龙、石榴皮等。干祖望的"脱敏汤"由茜草、紫草、墨旱莲、蝉衣、地龙五味组成，前三味既作为血分凉药，具有活血凉血之功效，并具有既泻热又"脱敏"之药理功能，在此可谓一箭双雕。

（五）咽源性咳嗽

杜某，男，36 岁。经常咳嗽，干咳少痰，伴咽部"吭"感，偶然有异物感，近 1 周加重，阵发性咳嗽，咳则不止，伴有声音嘶哑，咽干咽痒，大便偏秘，小便正常，舌红，舌尖略赤，苔薄白，脉滑数。

辨证：燥热咳嗽。治法：疏风清热，养阴凉血，解毒利咽止咳。

方选：银翘散合增液汤加减。金银花 15g，连翘 15g，荆芥穗 8g，牛蒡子 10g，淡竹叶 10g，桔梗 10g，生甘草 6g，芦根 20g，玄参 10g，生地黄 20g，桃仁 10g，延胡索 15g，杏仁 10g，麦冬 10g，牡丹皮 10g，射干 10g，僵蚕 10g，蝉衣 10g，浙贝母 10g。

7 剂后复诊：第 3 剂后咳嗽消失，声音恢复。7 剂后余症均消。

【按语】中医认为咽为肺胃之通路，肺主表，风热外侵，与体内积热相聚，肺气失宣则咳嗽；气机不畅，痹阻脉络，因而出现咽喉不利；热邪伤津耗液，故感口渴、咽喉干燥、发痒。银翘散和增液汤均出自《温病条辨》，银翘散用以治疗温病初起，风热表证；增液汤则主治阳明温病，津液不足。医者在长期临床实践中，将两方合用治疗咽源性咳嗽，取得了较为满意的疗效。方中金银花、连翘、淡竹叶疏风解表，芦根下泄热邪，桔梗宣通肺气，生地黄、玄参凉血解毒，麦冬滋阴生津，牛蒡子、射干解毒利咽。诸药合用，效果显著，且无明显不良反应。

（六）梅核气

黄某，女，34 岁。6 年来咽部常有不适，伴有异物感，易反复，工作烦劳时较重，近 15 天来咽干隐痛，有异物感，口渴，喜清嗓，咳少许黏白痰，舌红，苔腻微黄，脉滑。查体：咽部暗红，咽后壁淋巴滤泡增生，附有少量分泌物。

辨证：痰热互结，日久耗伤肺肾之阴。治法：清热利咽，化痰养阴。

处方：金银花 15g，连翘 15g，胖大海 10g，桔梗 6g，生地黄 20g，玄参 20g，蝉蜕 10g，射干 6g，芦根 10g，半夏 10g，厚朴 10g，紫苏 15g，茯苓 15g，莪术 6g，牡蛎 20g，荔枝核 15g，生甘草 6g。

连服 10 剂后，咽部症状大部分消失，体征亦明显改善。遂仍按原方服 5 剂，症状消失而愈。

【按语】梅核气以咽部有异物感为特征，常见于慢性咽炎，多种原因均可引起，病情迁延，日久不愈，又伤肺肾之阴。本例为外感风热、燥热等外邪侵犯咽喉，结聚咽部，灼津生痰，痰热互结，则咽部出现异物感，并见咽痒，时欲清嗓，检查咽部有颗粒突起。治疗上以清热利咽，化痰养阴为法。方用金银花、连翘、蝉蜕、射干清热利咽，直达病所；半夏厚朴汤化痰散结；生地黄、玄参、芦根养肺肾之阴；桔梗宣肺利咽；故而热清痰化，阴复而病自愈。此方法病程短，疗效确切，药价便宜，值得临床推广应用。

二、体会

银翘散一直被认为是"温病第一方"，出自著名清代医家吴鞠通笔下："初起恶风寒者，桂枝汤主之；但热不寒而渴者，辛凉平剂银翘散主之。"本方轻清宣气，具有辛凉透表，清热解毒的功效，方中各药相辅相成，对于风热感冒的疗效甚佳，尤其对发热、咽痛疗效十分明显。

（一）临床配伍心得

方中金银花和连翘作为君药，可以起到疏散风热、清热解毒的作用。淡豆豉与荆芥穗可以起到开门祛邪的作用，二者属于辛而微温的药物，能够打开体表的腠理，祛除藏匿在人卫表的邪气，是为臣药；而薄荷和牛蒡子两药，具有清利咽喉的作用，性味辛凉，与荆芥、淡豆豉两味微温的药一起使用，使辛温而不燥，同为臣药。金银花、连翘、荆芥穗、竹叶、薄荷都选用花、叶，质地轻，走势上行，诸药相伍，能起到良好的清宣透表的作用，尤其是荆芥穗配薄荷，共济疏散风热、清热生津之功，用之可使热退渴解。桔梗、芦根、竹叶则为佐药，桔梗可以开宣肺气、祛痰止咳；竹叶清热除烦，芦根生津止渴，二者配伍，既可以补充因热耗损的津液，对于热势没有那么严重的情况又可以起到防患于未然的作用，有"预护其虚"之妙。生甘草为使药，不仅可以调和诸药，还具有清热解毒、祛痰止咳的功用。从治法上看来，有负责开门祛邪者，有负责清热者，有负责补充津液者，上下共专于清肃上焦肺卫邪气，虽药少量轻，然用之得法，力专必当效宏。

（二）兼顾清解营分之热

加入生地黄、玄参、牡丹皮等药，可以透发营分郁热，对于既有银翘散证表现，又有因火郁而见的红肿热痛，如目赤且肿、牙痛红肿等症，以及某些营血分证表现的病证，如系统性红斑狼疮、结节性红斑、皮肌炎、痤疮、荨麻疹、过敏性皮炎等变态反应性疾病均可以治疗，这是银翘散可广泛应用于杂病的机制之一。

（三）活用银翘散

银翘散虽然是为温病而设，但掌握方中所寓治法的对应证是活用银翘散的窍门：一是牛蒡子、桔梗宣利肺气法对应的肺气失宣证，如咳嗽；二是桔梗、甘草、薄荷、牛蒡子利咽散结法对应的风热郁结咽喉证，如咽痛、咽痒；三是金银花、连翘清解法对应的热毒证，如发热、咽喉、扁桃体红肿热痛、疔疖疮疡等；四是竹叶清气利小便作用对应的气分热下移小肠证，如小便淋漓涩痛；五是芦根清气生津法对应的气热津伤证，如咽干、口干等。

（四）银翘散成药应用

通过银翘散还衍生出了许多种中药制剂，比如银翘解毒丸、银翘解毒颗粒、银翘解毒片等。药理学研究还发现，银翘散具有良好抗炎效果，因此还广泛应用于咽炎、耳道炎、急性感染性心内膜炎、疱疹性口腔炎等多种炎性疾病。

（田望旺）

第二节　当归芍药散的应用

当归芍药散出自东汉张仲景所著《金匮要略》中著名的妇人三篇，书中原载两条：一是"妇人怀娠，腹中疞痛，当归芍药散主之"；二是"妇人腹中诸疾痛，当归芍药散主之"。可见，当归芍药散是仲圣为"妇人腹痛"而设，由当归、芍药、川芎、泽泻、茯苓、白术6味药组成，其中当归、川芎、芍药为血分药，有补血活血之功；泽泻、茯苓、白术为气分药，有健脾化湿利水之作用，具有养血调肝、健脾利湿、通畅血脉、和血利水之功效，主治妊娠腹中疼痛诸证。其中白芍重用为主药，是因为它得天独厚地兼具了本方调血行、泄水浊、止腹痛的全部功用。

从临床实践看，这种证象反映什么样的病机呢？是血滞水停证，其证候本质是血气与水气的失和。中医认为，人体血与水关系密切，血主要由营气和津液所组成，津液和调，变化而赤是为血。瘀血内停，脉络瘀滞，水积脉中而外渗，水气停聚或泛溢为患，指出血液运行不畅则出现水病，即"血不利则为水"。正如清代唐容川在《血证论》中指出的"血积既久，亦能化为痰水"，"瘀血化水，亦发水肿"，"瘀血流注，亦发肿胀者，乃血变成水之证"，明确指出瘀血与水相互胶结为害的病理机制。

明白了这些道理后，我们就能理性地将本方应用于具有血气与水气失和病机的诸多疾病，也就是说，只要符合这种病机，无论男女都可用当归芍药散治疗。如妇科中宫颈炎、带下病、慢性盆腔炎、月经不调、卵巢囊肿，以及杂病中的心源性水肿、肝硬化腹水、下肢深静脉血栓形成、慢性静脉功能不全、淋巴水肿、血栓闭塞性脉管炎、血栓性浅静脉炎、胸腹腔积液、特发性水肿等，和骨折、血管炎、脑血管病、浆膜腔积液等各科疾病引发的水肿。

一、临床应用举隅

（一）盆腔炎

盆腔炎是女性上生殖道及其周围的炎症，主要包括子宫内膜炎、输卵管炎、输卵管卵巢脓肿、盆腔腹膜炎等，类属于中医"腹痛"、"带下"、"癥瘕"等范畴。

梁某，37岁。近两年来间断少腹疼痛，经期及劳累后腹痛加重，近半年明显加重，且感小腹阴冷隐痛，白带不断，色黄量多，味臭，每于经前加重，妇科查体：阴道壁潮红，有大量黏稠分泌物，色黄有味，子宫前位，双侧附件对合良好，压痛（+），未及包块。西医诊断为"慢性盆腔炎"，门诊治疗月余无明显效果。中药曾服完带汤、右归丸等20余剂，仍无效果。来诊时除上述症状外，伴见神疲乏力，面色萎黄，头晕昏重，面赤口干，纳差，腰骶酸困，小便短赤，大便秘结。舌红，苔黄腻，脉细滑数。

中医诊断：妇人腹痛、带下病。辨证：血水失和，湿热下注。

方选：当归芍药散加味。白芍18g，当归15g，川芎9g，白术12g，茯苓15g，泽泻15g，红藤18g，败酱草18g，鱼腥草18g，茜草10g，乌贼骨15g。

每日1剂，水煎，早晚分服。

患者连服6剂，腹痛减，带下明显减少。效不更方，继服3周后，腹痛消失，带下及二便均正常，余症消失。

【按语】本例患者属气血壅滞，水湿凝聚，湿热下注，水湿瘀热聚于下焦，致带下色黄量多，腰骶酸困。当归芍药散加味，既清利湿热之邪，又行化瘀滞之血。加红藤、败酱草、鱼腥草清毒祛痰；茜草活血化瘀止痛；乌贼骨收涩止带而不留瘀。诸药配伍，与证相合，故取得理想疗效。

应用当归芍药散治疗妇科炎性腹痛及带下病时，应本着辨证选方的原则，偏于热者合大黄牡丹皮汤；带下色黄有异味者加红藤、败酱草、鱼腥草清热散瘀；偏寒瘀者加吴茱萸、小茴香温经散寒，逐瘀止痛；疼痛甚者加延胡索行气止痛；月经有血块者加益母草、桃仁、红花；兼有气虚者加黄芪、党参。

（二）慢性心功能不全

尹某，女，56岁，患者双下肢肿胀2个月，伴乏力，头昏，胸闷气短，偶然出现夜间平卧憋醒，纳少腹胀，小便不利，大便偏秘，2日1行，舌质淡暗，边有瘀点，舌根苔白腻，脉弦缓。查体见双下肢水肿以足踝部为甚，漫肿，按之凹陷难复，皮色如常，测血压为120/75mmHg。

辨证：气虚血瘀，脾虚湿胜。治法：补气活血，健脾利湿消肿。

方选：当归芍药散合生脉饮加味。白芍15g，当归10g，川芎10g，白术15g，茯苓15g，泽泻15g，太子参15g，麦冬10g，五味子6g，葶苈子15g，枳壳10g，牛膝10g，泽兰15g，大腹皮10g，车前子（包煎）20g，丹参20g。

水煎服，每日1剂，早晚分服。

二诊：服药7剂后，水肿消退，患者自诉胸闷气短明显缓解，夜间平卧未再憋醒，继予当归芍药散加党参片30g，黄芪30g，桂枝15g，善后。

【按语】本病例证辨为心衰，心衰又称心水，《金匮要略·水气病脉证并治》曰："心水者，其身重而少气，不得卧，烦而躁，其人阴肿。"患者确诊为心衰，血瘀证明显，合于"血不利则为水"，常因心气不足而为瘀为水，故治疗以活血利水、补气行气、温阳化气为主。笔者临床运用此方随症加减治疗各型心系病证血瘀水停型，效果良好。

（三）卵巢囊肿摘除术

刘某，女，47岁，8年前行双侧卵巢囊肿摘除术后出现双下肢肿胀，逐年加重。目前患者双下肢水肿，左下肢明显，每日下午、夜间加重，晨起减轻，皮色暗，无胸闷、憋气，夜间可平卧入睡，纳可，眠可，二便调，舌质紫暗，边有齿痕，苔薄白，脉沉细。查体：双下肢胫前呈凹陷性水肿，彩超提示下肢深静脉血栓形成。

中医诊断：水肿。辨证：血瘀水停。治法：益气活血，化瘀利水。

方选：当归芍药散合当归四逆汤加减。白芍15g，当归10g，川芎10g，白术15g，茯苓15g，泽泻15g，黄芪30g，生地黄10g，桃仁6g，红花6g，赤芍12g，甘草片6g，川芎10g，怀牛膝9g，泽兰15g，鸡血藤20g。

水煎服，每日1剂，早晚分服。

二诊：服药14剂后，患者自诉下肢水肿逐渐减轻，半年后回访，水肿基本消失。

【按语】本案是手术原因造成淋巴管阻塞，合并下肢深静脉血栓形成，表现为下肢水肿。辨证为瘀血阻络、营血回流受阻之候。患者下肢粗肿、肿胀为血行不畅，脉络滞塞不通，营血回流受阻，水津泛溢肌肤之征。病在血分，病机关键为"血不利则为水"，而其宗为"气行则血行"。故给予活血化瘀、补气行气、利水之品。诸药合用则血利、脉通、水化，诸症消退。

（四）痛经

凡在经期或经行前后，出现周期性小腹疼痛，或痛引腰骶，甚至剧痛晕厥者，称为痛经，也称为"经行腹痛"。

王某，女，24岁，未婚，痛经病史3年余，近半年由于精神压力大，经期腹痛难忍，影响工作，经量少，血色黯，时夹带血块，伴腰背酸楚，四肢发凉，眼睑颜面浮肿，形体肥胖，面色无华，色苍白，舌质淡暗，苔薄白而润，脉沉细。

方选：当归芍药散加味。当归、川芎、茯苓、泽泻各 15g，白芍 18g，白术、桂枝、徐长卿、泽兰、五灵脂、蚕沙各 10g，艾叶 6g，吴茱萸 3g，益母草 15g，生姜 4 片，大枣 20g。

每次经前 1 周服至经后 1 周，服药 3 个周期后，经顺痛止，诸症悉除。

上方加杜仲、川断、桑寄生、黄芪，服药 20 剂以巩固疗效，随访 1 年未见反复。

【按语】痛经以未婚者多，痛经分为不荣而痛，不通而痛。患者经量少，血色黯，时夹带血块，为经血阻滞不行之痛经，腰背酸楚，四肢发凉，眼睑颜面浮肿，形体肥胖，面色无华，色苍白，舌质淡暗，苔薄白而润，脉沉细，此为寒湿凝滞，治以温经散寒，化瘀止痛。增吴茱萸、艾叶温经散寒，调气止痛，故收效甚佳。

（五）外科术后腹痛

黄某，男，38 岁，6 个月前因急性阑尾炎并发腹膜炎肠梗阻，经住院手术治疗。半年后出现腹痛、腹胀，反复发作，严重时影响正常的生活和工作。

西医诊断：术后肠粘连，转中医治疗。

方选：当归芍药散加减。赤白芍各 15g，川芎 10g，当归 10g，白术 10g，茯苓 15g，泽兰 10g，泽泻 15g，莪术 6g，牡蛎 20g，浙贝母 10g，川木瓜 10g，制乳没各 10g，延胡索 15g，蒲黄 10g，五灵脂 10g，大黄 6g，牡丹皮 10g，桃仁 10g，薏苡仁 15g，冬瓜仁 15g。

每日 1 剂，水煎服，早晚分服。

连续服用 20 余剂，病情稳定未再复发。

【按语】患者因急性阑尾炎并发腹膜炎肠梗阻手术治疗，后出现肠粘连，导致腹痛、腹胀反复发作。局部梗阻，肠腑不利，气血瘀滞成积，血不通则痛，气不畅则胀，血不利则为水，法以行气活血，利水消积，故予当归芍药散，加制乳没、延胡索、蒲黄、五灵脂以加强活血作用，加浙贝母、川木瓜以化痰散结，气血水液运行顺畅，诸症全消。

（六）更年期水肿

夏某，女，49 岁，颜面双手及足胫水肿，查心肺肝肾功能正常，曾服双氢克尿噻、谷维素等无显效。刻诊：颜面足胫水肿，按之凹陷，双手紧胀感。伴烦躁失眠，胸闷心悸，月经已 5 个月未行。舌质淡，苔薄白，脉沉。

诊为水肿。辨证：气滞血瘀，水湿内停。

方选：当归芍药散合五苓散加味。当归、白芍、白术、茯苓各 15g，泽泻 18g，猪苓、泽兰、桂枝各 10g，益母草 3g。

7 剂，水煎服，每日 1 剂，早晚分服。

二诊　药后水肿明显减轻，继服 7 剂，水肿消失，但仍心烦失眠，胸闷心悸，又用当归芍药散合百合地黄汤治疗：当归、知母、泽泻各 10g，白芍、白术、荆芥、百合、生地黄各 15g，女贞子、墨旱莲各 20g。

半余月，诸症消失。

【按语】水肿为更年期妇女的常见症，《金匮要略·水气病脉证并治》有"经为血，血不利则为水"，明确指出，妇女经血不利可致水停。故此证病机为血瘀经闭，水液布化失常。

先予当归芍药散合五苓散，健脾活血利湿，再加益母草、泽兰活血利水，水肿消失后改用当归芍药散合百合地黄汤、二至丸调肝补肾以治本。

二、体会

（一）注重血、水的辨证

应用当归芍药散时要把握两点：一方面有瘀血，其中用了当归、川芎、芍药3味血分药，其证当有血液运行瘀滞，即循环障碍现象，月经不调本身就是血液运行瘀滞的表现；另一方面有水停，其中用了泽泻、茯苓、白术3味水分药，其证必有水液潴留存在。最明显的表现为面目及四肢水肿，其次是空腔脏器内的体液停留。所以，临床应用时可不局限于妇科，心脑血管疾病也常用。

本方针对点是调和血水，即畅血行而泄水浊。内科病中，气血水失和常常互兼，针对气血失和用当归四逆汤，与治疗气水失和用苓桂术甘汤相比，当归四逆汤证的循环障碍侧重于血管因素，而当归芍药散证的循环障碍更侧重于微循环，且侧重于血液成分的异常。

我们要体现师古而不泥古、治病必求于本的学术思想及中医异病同治的治疗特色，同时，也丰富和发展了经方的运用范围。

（二）注意辨别急腹证

在临床上当归芍药散只用于妇科腹痛和内科腹痛，即腹肌松弛无抵抗，表现为腹痛绵绵，或痛而微胀满拘急。

（三）芍药的作用

方中芍药一味，在临床应用中，不拘泥于用白芍，赤芍亦常用之。养血柔肝、缓急止痛选白芍，清热凉血、祛瘀止痛择赤芍。血贵乎和，贵乎活，贵乎养；湿宜于燥，宜于利，宜于渗。

（田望旺）

第三节 当归四逆汤的应用

当归四逆汤来源于《伤寒论》，原文载："手足厥寒，脉细欲绝者，当归四逆汤主之。"该方由当归三两、桂枝三两（去皮）、白芍三两、细辛三两、甘草二两（炙）、通草二两、大枣二十五枚等七味药组成。方中当归补血虚之本，又能温通血脉；白芍助当归以益阴血；桂枝、细辛温经散寒；并佐通草以通利血脉，炙甘草、大枣合桂枝"辛甘化阳"而助心胸之阳，合白芍"酸甘化阴"而资阴血。诸药合用，可养血通脉，温经散寒。

临床上手足厥逆一症，寒热虚实皆可出现。本方证所针对的病机较为单纯，为血虚寒凝。即血虚受寒，寒邪凝滞血脉，气血运行不畅，四肢失于温养，因而以手足厥寒，脉微欲绝为特征。由于血液是流行之物，凝于何处，即见何处见症，可表现出多种不同的临床表现，如若寒入络脉，可出现腰、股、腿、足疼痛，也可指趾麻木、疼痛、胀肿，甚至红紫苍白互见，发展为阴毒脱疽，故近代也用于雷诺病。如若寒凝于腹络则脘腹冷痛，凝于胞宫则经行腹痛、月经不调、不孕。所以应用时重点需要注意寒凝部位的不同。

一、临床应用举隅

（一）寒凝心脉之胸痹

杨某，男，66 岁，干部，有冠心病病史 12 年，平素经常感胸前区憋闷不适，入冬遇冷刺激更易发作，常自服丹参滴丸、阿司匹林治疗。1 周前受寒后出现胸中憋闷，有紧缩感，伴胸痛，并向左肩、臂、颈或咽部放射，神疲体倦，纳呆便溏，舌质淡，苔薄白，脉沉细弦。心电图检查：ST 段水平下降，T 波倒置，提示心脏供血不足。

初步诊断　西医诊断：冠心病。中医诊断：胸痹。辨证：阳衰气虚，寒凝心脉。治法：温阳益气，散寒通脉。

方用当归四逆汤加黄芪 30g，川芎 10g，瓜蒌 15g，薤白 6g。

水煎服，日服 1 剂。

进服 2 剂后，胸部憋闷明显减轻，7 剂痛止，大便成形。1 周后，精神转佳，饮食增加，手足转温。继服 3 周后诸症皆除。

【按语】此病多发于 40 岁以上中老年人。古人认为男子五八，气始衰，气虚则血运无，心血不足，脉道失充，更加复感寒邪，寒邪乘虚入侵，客于厥阴，积于胸中，以致胸阳不运，经脉痹阻。当归四汤证与本证病机相符，故可取得较好疗效。

（二）糖尿病周围神经病变

祝某，女，69 岁。糖尿病病史 10 年，平时服用格列齐特、二甲双胍等药，病情控制尚理想，查空腹血糖为 8.5mmol/L。近 3 年多来出现双侧足趾针刺样痛，足背如有冰敷感，遇天冷则趾指忽而苍白，忽而青紫，且有胀麻伴针刺样痛，历数小时方缓慢恢复，且症状日重，兼乏力、心悸，面少色泽，舌质暗红，瘀斑，舌苔白，脉沉细。查肌电图提示双侧腓总神经运动及感觉传导速度均明显减慢。

辨证：气血亏耗，血虚寒凝，失于温养。治法：温经散寒，养血通脉。

方选：当归四逆汤加味。当归 10g，桂枝 10g，细辛 3g，白芍 15g，通草 5g，黄芪 30g，地龙 10g，牛膝 10g，鸡血藤 15g，木瓜 10g，吴茱萸 3g，生姜 3 片，甘草 6g，大枣 10g。

水煎服，日服 1 剂。

【按语】本病发生乃因消耗日久，气血不足，久病入络，经脉失养，加之寒凝血脉，血行不畅，血瘀贯穿其病变始终。治疗上宜益气补血，活血通脉。方中取黄芪、当归、白芍、大枣相配以益气补血。当归、桂枝、通草、细辛相合活血温经通脉，其中以细辛易生姜，大温祛寒以通利血脉。以味辛苦之吴茱萸从上达下。加生姜从内发表，以通散阴阳阻隔。地龙增强走窜通经之功。甘草调和诸药。全方配伍协调，使气血得补，经脉畅通，自觉症状明显改善。

（三）甲状腺功能减退症

原发性甲状腺功能减退症起病可以隐蔽和难以捉摸。本病患者由于代谢降低，缺乏肾上腺能冲动，出现毛发稀疏，皮肤干燥、粗糙、鳞状剥落和增厚，表情迟钝，声哑，讲话慢，怕冷显著。由于玻璃酸和硫酸软骨素的黏多糖浸润使面部和眶周肿胀，体重中度增加。

赵某，男，45岁，近1年患者感神疲乏力，嗜睡，畏寒肢冷，面色㿠白，双眼袋凸现，纳差，时感头昏，视物模糊，背部如冷水浇灌，四肢厥冷，息微脉虚，舌淡白。

辨证：阳虚阴盛，气虚血滞。治法：温经散寒，养血通脉。

方选：当归四逆汤加味。全当归15g，川桂枝10g，白芍10g，细辛3g，炙黄芪30g，制附子10g，鹿角片15g，大枣10枚，木通6g，甘草6g。

水煎服，日服1剂。

服药7剂后身体渐觉暖和，四肢手脚转温。续用本方调理15日。嘱甲状腺片维持用药，2个月后查甲状腺功能6项，除TSH稍高于正常值外，余值均在正常范围，患者自感良好。

【按语】从中医辨证，甲状腺功能减退者多属心肾阳虚寒凝，临床见畏寒怕冷，四肢厥冷，困惫乏力，嗜睡纳差，息微脉弱等。因而在西药维持的基础上，发挥中药"益火之源，以消阴翳"的作用，遂投当归四逆汤温经散寒、养血通脉，再加上炙黄芪、制附子补肾回阳，补偏救弊，恢复阴阳之动态平衡，故收满意的疗效。

（四）带状疱疹神经痛

带状疱疹及带状疱疹后神经痛是临床较常见的疾病，而带状疱疹后神经痛的异常性疼痛和痛觉超敏的治疗困难。带状疱疹消退以后半年或更长时间仍持续神经痛者并非少见。

杨某，男，33岁，1个月前患带状疱疹，经中西药治疗疱疹结痂后仅有色素沉着；但其部位仍疼痛难忍。刻诊：左胁肋部呈阵发性刺痛，局部皮肤紧束感，喜温热，坐卧不安，四肢发冷，面色无华，舌质淡，苔薄白，脉沉细无力。

辨证：气血不足，阴寒凝滞，余毒未尽，经络不通。治法：养血散寒，解毒通络。

方选：当归四逆汤加味。当归12g，赤芍15g，白芍20g，桂枝10g，细辛3g，蜂房8g，延胡索15g，全蝎4g，蜈蚣2条，大枣12g，通草5g，甘草6g，柴胡10g。

水煎服，日服1剂。

治疗1个月后，疼痛消失。

【按语】本例带状疱疹后神经痛，因气血不足，阴寒凝滞，余毒未尽，经络不通，气血运行不畅所致。运用当归四逆汤加减治疗本病，根据发病部位不同，可酌加引经药：头部加白芷、川芎；上肢加葛根、桑枝、羌活；胸腹部加柴胡、龙胆草；腰部加杜仲；下肢加牛膝、地龙。疼痛严重者加全蝎4g，蜈蚣2条。

（五）闭塞性脉管炎

刘某，男，56岁，双足趾阵发性疼痛麻木，行走不便2月余。患者面色黄，形寒肢冷，气短乏力，精神疲惫，曾在外院诊断为"闭塞性脉管炎"，服中药其效不显，故来我院就诊。查双足趾触之冰冷，皮色苍白，趾端瘀紫，足背动脉未明显扪及，患处麻木疼痛，舌淡苔白，脉沉细。

辨证：血虚寒凝，经脉瘀阻。治法：益气活血，温经散寒，通络逐瘀。

方选：当归四逆汤加味。当归、桂枝、水蛭、地龙、独活各15g，赤芍20g，通草、细辛、甘草各10g，鹿角霜、制附片、大枣各18g，黄芪50g，路路通30g。

服药 5 剂后疼痛麻木减轻，足趾稍温，效不更方，守方随症加减继服，同时嘱其加强患肢活动和功能锻炼，自我按摩，促进体力与功能恢复。

【按语】闭塞性脉管炎，属中医"脱疽"范畴，病因尚不明了。本案证属血虚寒凝，经脉瘀阻，与当归四逆汤证病机十分合拍。方中重用黄芪益气养血，鹿角霜、制附片温经散寒通阳，水蛭、地龙、路路通活血通络逐瘀，独活祛风散寒。合而成方共奏益气活血，温经散寒通络止痛之功，症状改善明显。

二、体会

上述病例，尽管发病部位及临床表现不同，但其病机不离血虚寒凝，只要抓住血虚寒凝这一相同的发病机制，在温经养血活血，通脉散寒止痛这一治疗原则指导下，灵活运用本方，并随证加减，均获满意疗效。另外，临床应用本方时注意以下几个问题：

本证既为寒凝，为何不用姜附？这是基于病机和药性两点。本方名当归四逆，当归为补血圣品，冠于四逆前，说明此四逆非气郁厥逆或阳衰阴盛厥逆，而是血虚所致之厥逆。治疗这种厥逆，只能养血温通。如内有久寒，宜用性味辛苦之吴茱萸从上达下，加生姜从内发表，以通散阴阳阻隔，对于寒凝肝经，更是无不效应。附片、干姜，辛热燥烈，为纯阳之品，恐劫阴耗血，更适合于阳衰阴盛之厥逆。

当归养血用当归身，补血活血用全当归，破血用当归尾。一般用 10g，当大便秘结时可以用到 15g，它有润肠通便作用，患者若平素易溏泄，改丹参代替。

痛证是临床常见的自觉症状之一，也是中医急证之一。祖国医学对于痛证有其独特的理论体系和治疗措施。其一不通则痛，治以温经通络止痛。其二不荣则痛，治以补虚养荣止痛。其三缓急和络止痛。当归四逆汤七药，辛甘并举，酸甘并用，通补兼施，急缓兼顾，是包含温经通络止痛、补虚养荣止痛与缓急和络止痛三法的一张止痛良方。

现代药理学证实当归中的有效成分阿魏酸钠能使血流增快，能明显抑制血小板聚集，也能使已聚集的血小板解聚率提高，亦可使血小板减少；桂枝中的桂皮醛有扩张中枢和外周性血管作用，能增强血液循环；细辛具有明显的抗氧化作用，能有效地减少脂质过氧化作用，能避免有害物质对组织细胞结构和功能的破坏作用。当归四逆汤可显著延长小鼠凝血时间、凝血酶时间，显著降低大鼠全血黏度，抑制动静脉旁路血栓形成，降低大鼠血小板凝聚性，有显著的活血化瘀作用。

（田望旺）